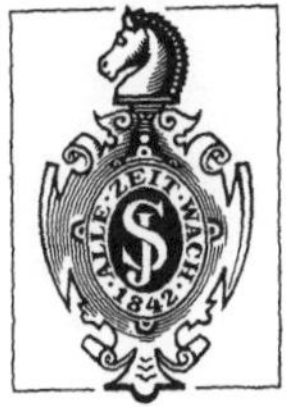
ALLE · ZEIT · WACHT
SJ
1842

V. Ewerbeck W. Friedl (Hrsg.)

Chirurgische Therapie von Skelettmetastasen

Eine interdisziplinäre Standortbestimmung

Mit 105 Abbildungen und 45 Tabellen

Springer-Verlag
Berlin Heidelberg New York
London Paris Tokyo
Hong Kong Barcelona
Budapest

Dr. Volker Ewerbeck
Sektionen Orthopädische Onkologie
und septische orthopädische Chirurgie
Stiftung Orthopädische Universitätsklinik
Schlierbacher Landstraße 200a
W-6900 Heidelberg
Bundesrepublik Deutschland

Priv.-Doz. Dr. Wilhelm Friedl
Sektion Unfallchirurgie und Wiederherstellungschirurgie
Chirurgische Universitätsklinik
Im Neuenheimer Feld 110
W-6900 Heidelberg
Bundesrepublik Deutschland

ISBN-13: 978-3-540-54781-5   e-ISBN-13: 978-3-642-77082-1
DOI: 10.1007/978-3-642-77082-1

Die Deutsche Bibliothek – CIP-Einheitsaufnahme
Chirurgische Therapie von Skelettmetastasen : eine interdisziplinäre Standortbestimmung ; mit 45 Tabellen /
V. Ewerbeck ; W. Friedl (Hrsg.). - Berlin ; Heidelberg ; New York ; London ; Paris ; Tokyo ; Hong Kong ;
Barcelona ; Budapest : Springer, 1992
    NE: Ewerbeck, Volker [Hrsg.]

Satz: Fotosatz-Service Köhler, 8700 Würzburg
25/3130-5 4 3 2 1 0 – Gedruckt auf säurefreiem Papier

Vorwort

Knochenmetastasen sind Zeichen eines fortgeschrittenen Erkrankungsstadiums verschiedener bösartiger Erkrankungen. Durch drohende und eingetretene pathologische Frakturen besteht ein erheblicher Leidensdruck. Bei der Behandlung dieser Patienten müssen alle palliativen Therapiemöglichkeiten eingesetzt werden.

Im Rahmen des Tumorzentrums Heidelberg/Mannheim wird sowohl auf der Ebene der Grundlagenforschung, der klinischen Forschung, aber auch in der klinischen Patientenversorgung eine enge Zusammenarbeit zwischen den verschiedenen Disziplinen gefördert. Als beispielhaft erscheint uns die fruchtbare Kooperation zwischen Chirurgen und Orthopäden auf diesem beide Disziplinen betreffenden Gebiet. Unter Nutzung des kompetitiven Denkens der beiden Fächer ist es möglich, alle Entwicklungen der operativen Behandlung von Knochenmetastasen optimal zum Nutzen der Patienten einzusetzen.

In diesem Verhandlungsband ist es gelungen, unter Beteiligung namhafter Vertreter verschiedener Disziplinen die wesentlichen Aspekte der Entstehung, der Diagnose und der interdisziplinären Therapie von Knochenmetastasen darzustellen. Die operativen Behandlungsmöglichkeiten werden durch die konservativen Behandlungsverfahren ergänzt.

Ziel ist es, einen Schritt von der Individualentscheidung zur standardisierten Indikationsstellung und Therapie bei Patienten mit Knochenmetastasen voranzukommen.

Prof. Dr. med. H. Cotta
Direktor der Stiftung Orth. Univ.-Klinik Heidelberg

Prof. Dr. med. Ch. Herfarth
Vorsitzender des Tumorzentrums Heidelberg/Mannheim
Ärztlicher Direktor der Chir. Univ.-Klinik Heidelberg

Inhaltsverzeichnis

Autorenverzeichnis

BECKER, W., Prof. Dr.; Chefarzt der Orthopädischen Klinik, Volmarstein, Postfach 2 80, W-5802 Wetter 2

BOHNDORF, K., Priv.-Doz. Dr.; Klinik für Radiologische Diagnostik der RWTH Aachen, Pauwelsstraße 30, W-5100 Aachen

CLAUDI, B., Dr.; Chirurgische Klinik und Poliklinik der Technischen Univ. München, Ismaninger Straße 22, W-8000 München 80

DITTMER, H., Priv.-Doz. Dr.; Städtisches Krankenhaus Frankfurt, Chirurgische Klinik, Gotenstraße 6–8, W-6000 Frankfurt/Main 80

DRAENERT, K., Dr. habil.; Institut der Histomorphologischen Arbeitsgruppe München, Gabriel-Max-Straße 3, W-8000 München 90

DRAENERT, Y., Dr.; Institut der Histomorphologischen Arbeitsgruppe München, Gabriel-Max-Straße 3, W-8000 München 90

EBLE, M. J., Dr.; Radiologische Univ.-Klinik, Nuklearmedizin, Im Neuenheimer Feld 400, W-6900 Heidelberg

EWERBECK, V., Dr.; Stiftung Orthopädische Univ.-Klinik, Leiter der Sektion orthopäd. Onkologie, Schlierbacher Landstraße 200 a, W-6900 Heidelberg 1

FRIEDL, W., Priv.-Doz. Dr.; Chirurgische Klinik der Univ.-Heidelberg, Im Neuenheimer Feld 110, W-6900 Heidelberg 1

GEORGI, P., Prof. Dr.; Radiologische Univ.-Klinik, Nuklearmedizin, Im Neuenheimer Feld 400, W-6900 Heidelberg 1

GOEBEL, W. E., Dr.; Neurochirurgische Abteilung der Chirurgischen Klinik, Ismaninger Straße 22, W-8000 München 80

GRADINGER, R., Prof. Dr.; Orthopädische Klinik und Poliklinik der Technischen Universität München, Ismaninger Straße 22, W-8000 München 80

GUMPPENBERG, S. von, Dr.; Chirurgische Klinik und Poliklinik der Technischen Universität München, Ismaninger Straße 22, W-8000 München 80

HERRMANN, R., Prof. Dr.; Abt. für Onkologie, Department für
Innere Medizin, Kantonsspital Basel, Petersgraben 4,
CH-4031 Basel

KALISCH, R., Dr.; Krankenhaus Neukölln, Unfallchirurgie,
Rudower Straße 48, W-1000 Berlin 47

KAUFFMANN, G. W., Prof. Dr.; Ärztlicher Direktor der Abteilung
Radiologie, Radiologische Univ.-Klinik, Im Neuenheimer Feld
110, W-6900 Heidelberg 1

KINZL, L., Prof. Dr.; Ärztlicher Direktor der Abteilung für Unfall-,
Hand-, Plastische und Wiederherstellungschirurgie, Chir.
Univ.-Klinik und Poliklinik, Steinhövelstraße 9, W-7900 Ulm

KREMPIEN, B., Prof. Dr.; Pathologisches Institut der
Univ.-Heidelberg, Im Neuenheimer Feld 220,
W-6900 Heidelberg 1

KRISTEN, K., Prof. Dr. Dr.; Mund-Kiefer-Gesichtschirurgie mit
Poliklinik, Im Neuenheimer Feld 400, W-6900 Heidelberg 1

KÜSTER, H. H., Dr.; Institut der Histomorphologischen
Arbeitsgruppe München, Gabriel-Max-Str. 3,
W-8000 München 90

MANEGOLD, Ch., Priv.-Doz. Dr.; Abteilung Innere Medizin,
Thoraxklinik Heidelberg-Rohrbach der LVA Baden,
Amalienstraße 5, W-6900 Heidelberg

MUTSCHLER, W., Prof. Dr. Dr.; Chirurgische Univ.-Klinik und
Poliklinik, Steinhövelstraße 9, W-7900 Ulm

NOELDGE, G., Dr.; Abt. Röntgendiagnostik der Univ.-Klinik
Freiburg, W-7800 Freiburg i. Br.

PEISS, J., Dr.; Klinik für Radiologische Diagnostik der RWTH
Aachen, Pauwelsstraße 30, W-5100 Aachen

RICHTER, G. M., Priv.-Doz. Dr.; Abt. Radiodiagnostik der
Univ.-Klinik Heidelberg, Im Neuenheimer Feld 110,
W-6900 Heidelberg

RIEDEN, K., Priv.-Doz. Dr.; Radiologische Univ.-Klinik,
Nuklearmedizin, Im Neuenheimer Feld 400,
W-6900 Heidelberg 1

ROEREN, T., Dr.; Abt. Radiodiagnostik der Univ.-Klinik Heidelberg,
Im Neuenheimer Feld 110, W-6900 Heidelberg

SABO, D., Dr.; Chirurgische Univ.-Klinik und Poliklinik,
Steinhövelstraße 9, W-7900 Ulm

SCHULTE, M., Dr.; Chirurgische Univ.-Klinik und Poliklinik,
Steinhövelstraße 9, W-7900 Ulm

SPRING, W., Dr.; Städtisches Krankenhaus Frankfurt, Chirurgische
Klinik, Gotenstraße 6–8, W-6000 Frankfurt/Main 80

VOSS, H., Dr.; Krankenhaus Neukölln, Unfallchirurgie, Rudower
Straße 48, W-1000 Berlin 47

WALKER, N., Prof. Dr.; Klinik Markgröningen, Chefarzt der
Orthopädie II, Kurt-Lindemann-Weg 10, W-7145 Markgröningen
WANNENMACHER, M., Prof. Dr. Dr.; Ärztlicher Direktor der
Abteilung Klinische Radiologie, Im Neuenheimer Feld 400,
W-6900 Heidelberg 1
WUISMAN, P., Dr.; Klinik und Poliklinik für Allgemeine Orthopädie,
Albert-Schweitzer-Straße 33, W-4400 Münster

Einführung

V. Ewerbeck

Trotz der unübersehbar großen Zahl von betroffenen Patienten stößt das Thema der Behandlung von Skelettmetastasen auf eher eingeschränktes Interesse. Es ist ein unerfreuliches Thema: Die Existenz der Metastase beweist gewissermaßen das Versagen der Medizin. Sie führt zu der Erkenntnis unseres Unvermögens, Gesundheit zu ermöglichen, der Metastasenpatient ist in aller Regel inkurabel.

Die Konfrontation des behandelnden Arztes mit dem Metastasennachweis kann zwei diametral entgegengesetzte Versuchungen zur Folge haben, vor denen es gilt, auf der Hut zu sein:

- Die Versuchung zur therapeutischen Resignation, zur gleichsam rational begründbaren Lethargie.
- Die Versuchung, das Gefühl der Machtlosigkeit und des potentiellen Versagens durch inadäquaten Aktivismus zu Lasten des Patienten zu kompensieren.

Zwischen beiden Extremen gilt es einen sinnvollen Mittelweg zu finden. Angesichts der Gewißheit, das Ziel der Gesundheitsvermittlung nicht erreichen zu können, ist dies ein hoher Anspruch.

Der vorliegende Band soll helfen bei der Definition, was wir erreichen wollen, und was wir bieten können. In diesem Zusammenhang muß zwangsläufig das Schlagwort der „Lebensqualität" fallen, welches nicht zufällig in einer Zeit „erfunden" wurde, als das damals so bezeichnete technokratische Weltbild ins Wanken geriet. Es wird uns immer wieder auf unmittelbar einleuchtende Weise gelingen, für Metastasenpatienten Lebensqualität zu ermöglichen. In zahlreichen Fällen bewegen wir uns aber in einer Grenzzone zwischen Erfolg und Mißerfolg.

Durch die erhebliche Erweiterung einiger Beiträge des zugrundeliegenden interdisziplinären Symposiums wurde versucht, über den üblichen Rahmen eines kurzlebigen Verhandlungsbandes hinauszugehen. Dem Leser soll nicht nur die Gelegenheit gegeben werden, zu erfahren, welche aktuellen Therapiemöglichkeiten situationsangepaßt gegeben sind. Wir waren zusätzlich bemüht, die Wahl der vorgeschlagenen therapeutischen Verfahren umfassend zu begründen.

Durch die Kombination von wissenschaftlichen Hintergrundinformationen, der Darstellung des diagnostischen wie therapeutischen „state of the art" unter Einbeziehung praxisbezogener Tips und der Präsentation klinischer Ergebnisse hoffen wir, dem Ziel einer interdisziplinären Standortbestimmung nahezukommen und so gelegentlich Entscheidungshilfen bieten zu können.

I. Pathologie

Zur Pathogenese und Diagnostik von Knochenmetastasen und Tumorosteopathien

B. Krempien und Ch. Manegold

Knochenmetastasen sind eine häufige Komplikation der Tumorkrankheit. Durch Knochenschmerzen, pathologische Frakturen, Hyperkalzämie und Beeinträchtigung der Hämatopoese können sie erhebliche klinische Bedeutung erlangen.

Knochenmetastasen wurden bislang fast ausschließlich in fortgeschrittenen Stadien diagnostiziert und durch Bestrahlung behandelt. Eine Chemotherapie ist nur wirkungsvoll, wenn der Primärtumor auf diese Behandlung anspricht. In den letzten Jahren hat die chirurgische Behandlung frakturierter oder frakturgefährdeter Knochen mit Metastasenbefall beträchtliche Fortschritte gemacht. Als eine weitere komplementäre Behandlungsform bietet sich heute eine Osteoprotektion durch eine pharmakologische Osteolysehemmung mit Bisphosphonaten an. Durch ihren frühzeitigen Einsatz bei Patienten, die an Knochenmetastasen erkrankt sind oder durch die Entwicklung von Knochenmetastasen bedroht sind, könnte diese Behandlungsform die Therapie von Knochenmetastasen abermals deutlich verändern.

In der Häufigkeit der Metastasenbildung steht das Skelett nach den Filterorganen Lunge und Leber an dritter Stelle. Diagnostisch und therapeutisch ist dabei von Bedeutung, daß Tumoren mit gleicher Häufigkeit der Metastasierung unterschiedlich häufig das Skelett befallen (Tabelle 1). So zeigen mehr als 80% der Frauen, die am Mammakarzinom versterben, Knochenmetastasen [1]. Für das kleinzellige Bronchialkarzinom werden 20–40% [33], für das

Tabelle 1. Häufigkeit von Skelettmetastasen. (Nach Nystrom et al. 1977)

Primärtumor	Häufigkeit [%]
Mammakarzinom	50–85
Prostatakarzinom	50–75
Bronchialkarzinom	30–50
Nierenzellkarzinom	30–50
Schilddrüsenkarzinom	39
Pankreaskarzinom	5–10
Kolorektale Karzinome	5–10
Magenkarzinom	5–10
Leberzellkarzinom	8
Ovarialkarzinom	2–6

kolorektale Karzinom jedoch weniger als 10% genannt [2, 37]. Es ist unzureichend bekannt, welche pathogenetischen Faktoren für die unterschiedliche Inzidenz verantwortlich sind.

Auffällig ist weiterhin, daß das Skelett nicht gleichförmig und diffus, sondern in seinen verschiedenen Abschnitten ungleichmäßig und zumeist herdförmig von Metastasen betroffen ist. Der Stammskelettypus (Abb. 1) mit Befall der Wirbelsäule, des Beckens, der Rippen, des Sternums, des Schädels und der proximalen Epi- und Metaphysen von Humeri und Femora ist der häufigste Metastasierungstypus [42]. Der Befall der peripheren Extremitätenknochen und des Periosts ist wesentlich seltener. Die Metastasen im Stammskelett entstehen vor allem über den von Batson [4] beschriebenen vertebralen Venenplexus.

Die Mehrzahl aller Knochenmetastasen entwickelt sich aus Metastasen des Knochenmarks. Die Knochenreaktionen entstehen erst sekundär im Verlauf des intramedullären Tumorwachstums, da die Tumorzellen lokale Umbauvorgänge des Skeletts auslösen können. Die klinischen Folgen der Tumordissemination in das Skelett sind Folge des lokal gesteigerten Knochenumbaus. Folge der tumorinduzierten Umbauvorgänge ist die Tumorosteopathie. Tumorosteopathien können sich auf unterschiedliche Weise entwickeln. Die im Markraum wachsenden Tumorzellen können das Remodelling des Knochens nach Art einer high turnover Osteopathie beeinflussen und die Knochenstruktur lokal vollständig verändern (Abb. 2). Die Tumorzellen können innerhalb der Markräume die Bildung eines atypischen, geflechtartigen und häufig unzureichend mineralisierten Knochens auslösen, der die ursprüngliche und trajektoriell ausgerichtete Spongiosa als Gerüst nutzt, ohne sie zu zerstören (Abb. 3). Neben einer osteoblastischen Knochenbildung gibt es auch metaplastische Ossifikationen von Tumorstroma, an denen Osteoblasten nicht beteiligt sind (Abb. 4, 5). Durch eine tumorinduzierte gesteigerte osteoblastische oder metaplastische Knochenbildung kann ein ungemein dichter, sklerosierter „Elfenbeinknochen" entstehen (Abb. 6). Osteolytische Metastasen können Löcher in den kortikalen oder spongiösen Knochen fressen (Abb. 7, 8) und pathologische Frakturen auslösen (Abb. 9, 10). An die Möglichkeit, daß auch ein diffuser osteoporotischer Knochenschwund die Folge einer Metastasierung in das Knochenmark sein kann, wird häufig nicht gedacht. Zwischen den verschiedenen Osteopathien sind alle Übergangsformen möglich. Im Verlauf der Metastasenkrankheit kann eine Osteopathie ihren Charakter durchaus ändern. Eine besondere Form stellt schließlich die osteoneutrale Knochenmetastase dar, bei der Tumorzellen den Markraum ausfüllen, ohne den benachbarten Knochen zu alterieren (Abb. 11). Da für alle bildgebenden Verfahren allein die reaktiven Knochenveränderungen diagnostisch wegweisend sind, kann die osteoneutrale Metastase weder radiologisch noch scintigraphisch nachgewiesen werden.

Während die Tumorosteopathie ein lokaler Prozeß ist, der durch die im benachbarten Knochenmark wachsenden Tumorzellen ausgelöst wird, entsteht die Hyperkalzämie bei der Tumorkrankheit durch die humorale Aktivität von intra- und extraossär gelegenem Tumorgewebe, das systemisch auf den

Knochenstoffwechsel (und die Nierenfunktion) einwirkt. Eine direkte metastatische Skelettzerstörung ist keinesfalls erforderlich, um eine Tumorhyperkalzämie auszulösen. An der Entstehung von Tumorosteopathien und Hyperkalzämie sind Osteoklasten wesentlich beteiligt (Abb. 12). Mehrere osteolytische Faktoren sind beschrieben worden, die von Tumorzellen oder tumoraktivierten Makrophagen gebildet werden können und lokal oder systemisch Osteoklasten aktivieren und ihre Neubildung auslösen (Tabelle 2). Der therapeutische Einsatz osteoklastenhemmender Substanzen wie der Bisphosphonate ist daher rational gut begründet und hat einen Fortschritt in der Behandlung von Tumorosteopathien, Skelettdestruktionen und Tumorhyperkalzämien gebracht. Ihr frühzeitiger therapeutischer Einsatz kann die Progression der Tumorosteopathien und die Entwicklung von Komplikationen, die eine radiologische oder chirurgische Therapie erfordern, verringern.

Offenkundig werden Tumorzellen sehr früh im Verlauf einer Tumorkrankheit in das Knochenmark eingeschwemmt. So gilt das Mammakarzinom als ein früh und primär systemisch metastasierender Tumor. Durch immunzytologische Untersuchungen am Knochenmark von Tumorpatienten können Tumorzellen bereits in der subklinischen Phase des Metastasierungsprozesses im Markaspirat nachgewiesen werden [11, 30, 40, 41]. Der stark verzögerte Blutstrom in den weiten Knochenmarksinus erleichtert es den Tumorzellen, wie bereits v. Recklinghausen [38] dargelegt hat, am Sinusendothel zu haften. Immunzytologische Befunde sprechen dafür, daß im Knochenmark die im Blut zirkulierenden Tumorzellen angereichert werden. Unbekannt ist, wie häufig sich aus Tumoreinzelzellen, die in das Knochenmark gelangt sind, Metastasen entwickeln. Der Zeitraum, der zwischen der Ansiedlung von Tumorzellen im Markraum und dem Auftreten klinisch symptomatischer Knochenmetastasen liegt, ist sicher außerordentlich variabel. Er liegt zwischen wenigen Monaten und vielen Jahren.

Von den Tumorzellen, die in die Knochenmarksinus eingeschwemmt werden, können offenbar nur wenige die Blutbahn verlassen, in das Knochenmark eindringen, dort überleben und zu Metastasen heranwachsen.

Tabelle 2. Tumorassoziierte osteoklastenstimulierende Faktoren

---

Systemische Faktoren

Parathyroid hormone-related protein
Transforming growth factor-alpha
Interleukin-1
Tumor necrosis factor
1,25(OH)$_2$ Vitamin D$_3$

Lokale Faktoren

Lymphotoxin
Prostaglandin E
Pro-cathepsin D

Das Mikroenvironment aus Knochengewebe und Knochenmark bietet bestimmten Tumorzellen offenbar einen Wachstumsvorteil, da bei entsprechendem Rezeptorstatus und der Fähigkeit, osteotrope Faktoren zu bilden oder deren Bildung zu induzieren, es zu einer sich verstärkenden Wechselwirkung zwischen den eingewanderten Tumorzellen, den Zellen des Knochengewebes und des Knochenmarks kommen kann.

Die Häufigkeit, mit der Tumorzellen immunzytologisch im Knochenmarkaspirat nachgewiesen werden können und die relative Seltenheit, mit der klinisch symptomatische Knochenmetastasen auftreten, sprechen für diese Annahme. Knochenstoffwechsel, Knochenmatrix und Knochenmark spielen bei der Entstehung von Knochenmetastasen eine wichtige Rolle, da sie chemotaktisch wirksame Faktoren und Wachstumsfaktoren bereitstellen können [23–25, 35, 36]. Daher könnte der lokale Knochenstoffwechsel bereits bei der frühen Entwicklung von Mikrometastasen im Knochenmark eine wichtige Rolle spielen. Es darf vermutet werden, daß eine pharmakologische Beeinflussung des Knochenstoffwechsels durch antiosteolytische Substanzen die Inzidenz von Mikrometastasen im Knochenmark und ihr Größenwachstum vermindern kann.

Die Knochenmatrix dient nicht nur als Stützgewebe und als Mineralspeicher. Sie kann auch als solide Phase von Wachstumsfaktoren angesehen werden.

Mit der Entwicklung von Knochenmetastasen soll sich die Prognose eines Tumorleidens beträchtlich verschlechtern [8, 9, 16, 17, 33, 34]. Da mit der Entwicklung von Knochenmetastasen eine kurative Therapie nicht mehr möglich ist und da die Therapie fortgeschrittener Tumorosteolysen klinisch nur wenig erfolgreich sein kann, ist eine frühzeitige diagnostische Sicherung der Knochenmetastasen dringend erforderlich. Nach den Befunden von Galasko [18] ist die osteoklastäre Skelettdestruktion nur in der Frühphase der Metastasenbildung für die Entstehung der Tumorosteopathien im Skelett von Bedeutung. In der Spätphase sollen auch Tumorzellen das Skelett zerstören. Ein effektiver Schutz des Skeletts durch Osteoklastenhemmer wird daher v.a. in der Frühphase wirksam sein und setzt daher eine frühe diagnostische Sicherung der Metastasen im Knochenmark voraus. Der frühe diagnostische Nachweis von Tumorzellen im Knochenmark in der subklinischen Phase der Metastasierung böte überdies die Möglichkeit, das Skelett durch osteoklastenhemmende Bisphosphonate mit langer Halbwertzeit im Knochengewebe langfristig und vorbeugend gegen Tumorzerstörung zu schützen. Eine wirkungsvolle prophylaktische Skelettprotektion gegen Tumorosteolysen ließ sich im Tierexperiment mit Bisphosphonaten nachweisen (Krempien et al. 1988, 1989). Um eine Osteoprotektion mit Bisphosphonaten klinisch einzusetzen, wäre es jedoch erforderlich, die Risikopatienten frühzeitig diagnostisch zu erfassen, die durch die Entwicklung von Knochenmetastasen bedroht sind.

Der metastatische Tumorbefall des Skeletts kann durch röntgenologische, scintigraphische und bioptische Verfahren gesichert werden. Röntgenologisch und scintigraphisch wird der von Tumorzellen induzierte lokale Knochenumbau erfaßt [3, 5, 13]. Knochenmetastasen lassen sich durch diese Verfahren indessen erst nachweisen, wenn beträchtliche Umbauvorgänge und Zerstörungsprozesse am Knochen abgelaufen sind. So werden Osteolysen in den Wirbelkörpern erst bei einem Durchmesser ab 1,5 cm sichtbar [7]. Der scintigraphische Befund ist unspezifisch und bringt lediglich eine Knochenbildung zur Darstellung [16, 17]. Beide Verfahren erfassen die fortgeschrittene Metastasierung in das Skelett, nicht aber die frühe Phase der Tumordissemination.

Die Beckenkammbiopsie ist von den 3 bislang klinisch routinemäßig eingesetzten Untersuchungsmethoden das Verfahren mit der höchsten Spezifität. Sie erfaßt auch rein osteolytische und osteoneutrale Metastasen im Knochengewebe, die radiologisch und scintigraphisch nicht diagnostiziert werden können. Die Beckenkammstanze ist eine wenig invasive Methode, die bilateral, ambulant und auch wiederholt durchgeführt werden kann [27, 28]. Obwohl die Beckenkammstanze grundsätzlich auch kleinste Tumorherde im Knochenmark erfassen kann, bringt auch sie i. allg. erst im fortgeschrittenen Tumorstadium positive Befunde. Die durch die Stanze gewonnene Gewebemenge ist klein, die Tumordissemination im Knochenmark in der Frühphase der Metastasierung offenkundig zu gering, um bioptisch erfaßt zu werden. Auch der bioptische Nachweis von Tumormetastasen in der Beckenkammbiopsie ist daher Ausdruck eines klinisch bereits fortgeschrittenen Tumorleidens (Manegold u. Krempien 1988). Die mittlere Größe der bioptisch im Knochenmark des Beckenkammes nachgewiesenen Metastasen beträgt nach eigenen Befunden beim Mammakarzinom 4,6 mm, beim kleinzelligen Bronchialkarzinom sogar 12,5 mm.

Um die Tumordissemination in das Knochenmark bereits in der subklinischen Phase des Metastasierungsprozesses zu erfassen, sind deshalb neue diagnostische Wege zu beschreiten. Eine Verbesserung der Tumordiagnostik am Knochenmark wird durch den Einsatz immunzytologischer Verfahren am Knochenmarkaspirat mit monoklonalen Antikörpern gegen Intermediärfilamente und Tumormarker erwartet, da hierbei auch Tumoreinzelzellen und Mikrometastasen aus dem Markaspirat nachgewiesen werden können, die sonst der Diagnostik entgehen. Die mit dieser Methode bislang erhaltenen Befunde zeigen, daß z. B. beim Mammakarzinom in allen Tumorstadien der Tumorzellnachweis gegenüber der konventionellen histologischen Untersuchung deutlich gesteigert werden kann [30, 32, 43]. Stahel et al. [41] haben beim Bronchialkarzinom gleichfalls eine Zunahme der Inzidenz positiver Untersuchungsbefunde gegenüber der konventionellen bioptisch-histologischen Methodik beobachtet.

Problematisch erscheint in diesem Zusammenhang der für den immunzytologischen Nachweis von Tumorzellen im Knochenmark häufig gewählte Begriff der Mikrometastase. Nach Fidler [14] bestehen Mikrometastasen aus Tumorzellen, die nach erfolgreicher Extravasation durch Proliferation kleine Tumorherde formen, deren Durchmesser 2–3 mm nicht überschreitet [15, 20]. Der Nachweis von Tumoreinzelzellen, wie er in immunzytologischen Untersuchungen am Knochenmark geführt wird, erfüllt die diagnostischen Kriterien einer Metastasenbildung nicht.

Die klinische Bedeutung dieser immunzytologischen Befunde am Knochenmark von Tumorpatienten ist allerdings offen. Das Auftreten von Tumorzellen im Knochenmark beweist, daß die Phase der hämatogenen Tumorzelldissemination begonnen hat. Damit ist eine der wichtigsten Voraussetzungen für die subklinisch ablaufende Metastasierung gegeben. Es ist aber nicht geklärt, ob der Nachweis von Tumorzellen im Knochenmarkaspirat bereits als erstes Zeichen einer noch subklinischen Metastasierung in den Markraum des Skeletts betrachtet und gewertet werden darf oder ob es sich nicht vielmehr um ein passageres Phänomen einer Tumorzellausschwemmung in die Zirkulation handelt, wie sie Gullino u. Liotta [21] als Tumorzellshedding beschrieben haben. Möglicherweise werden die im Blute kreisenden Tumorzellen in den weiten Knochenmarksinus angereichert, aus denen sie durch Punktion des Knochenmarks aspiriert werden. Dafür sprechen eine Reihe von Untersuchungen: nach den Befunden von Mansi et al. (1989) wird ein immunzytologisch positiver Knochenmarkbefund nach der operativen Entfernung des Primärtumors wieder negativ; die Untersuchungen von Schlimok et al. [40] lassen für das kolorektale Karzinom einen engen Zusammenhang zwischen dem Tumorstadium und dem immunzytologischen Knochenmarkbefund erkennen; auch Diel et al. [12] haben für das Mammakarzinom eine enge Korrelation zeigen können. Da zwischen dem Entnahmeort des Markaspirats und dem Ort einer späteren Metastasenbildung im Skelett offensichtlich kein Zusammenhang besteht, kann es sich bei der Mehrzahl der immunzytologisch nachgewiesenen Tumorzellen nicht um Aspirate aus okkulten Mikrometastasen handeln.

Ungeklärt ist auch, ob dieser Befund eines Tumoreinzelzellnachweises im Knochenmark für verschiedene Tumoren eine unterschiedliche prognostische Bedeutung besitzt. Es erscheint denkbar, daß beim Mammakarzinom der Nachweis von Tumoreinzelzellen im Knochenmark Risikopatienten kennzeichnet, die frühzeitig im Verlauf ihrer Tumorkrankheit Knochenmetastasen entwickeln werden. Mansi et al. [32] haben beim Mammakarzinom gezeigt, daß bei positivem Befund des Knochenmarks Knochenmetastasen häufiger und früher klinisch in Erscheinung treten als bei Patienten mit einem negativen immunzytologischen Knochenmarkbefund. Im Gegensatz dazu sprechen die von Schlimok et al. [39, 40] für das Kolonkarzinom mitgeteilten Zahlen dafür, daß es sich bei diesem Tumor um ein passageres Phänomen handelt, da der Tumorzellnachweis mit ca. 40 % mit der klinisch zu erwartenden Metastasenhäufigkeit nicht in Übereinstimmung steht und Tumoreinzelzellen beim Mammakarzinom von den Autoren immunzytologisch nicht häufiger nachgewiesen werden, obwohl gerade dieser Tumor eine außerordentlich hohe Inzidenz von Skelettmetastasen aufweist.

Die Frage, ob mit dem Auftreten von Skelettmetastasen sich die Prognose eines Tumorleidens verschlechtert, wird klinisch i. allg. bejaht. Die Frage aber, ob sich *durch* das Auftreten von Knochenmetastasen die Prognose verschlechtert, muß indessen verneint werden. Patienten mit ausschließlich ossärer Metastasierung sind selten und haben eine ungewöhnlich lange Überlebenszeit [30]. Die Mehrzahl aller Tumorpatienten hat neben Knochenmetastasen eine Vielzahl weiterer Organmetastasen, die das Leben der Patienten bedrohen. Das Auftreten von Knochenmetastasen ist indessen häufig das erste klinische Symptom eines bis dahin subklinisch abgelaufenen Metastasierungsprozesses.

Die von verschiedenen Arbeitsgruppen mitgeteilten immunzytologischen Befunde am Knochenmarkaspirat haben die Erwartung geweckt, daß es mit Hilfe dieses Verfahrens schon in der subklinischen Phase der Metastasierung gelingen könnte, Risikopatienten zu erfassen, die durch die Entwicklung von Knochenmetastasen bedroht sind. Sollte sich diese Erwartung für das Mammakarzinom bestätigen, dann könnte der immunzytologische Nachweis von Tumorzellen im Knochenmark zumindest für diesen Tumor eine wichtige Indikation für eine frühzeitige prophylaktische Gabe osteoprotektiver, antiosteolytischer Substanzen sein.

Literatur

1. Abrams HL, Spiro R, Goldstein N (1950) Metastasis in carcinoma: analysis of 100 autopsied cases. Cancer 3:47–58
2. Bacon HE, Jackson SC (1953) Visceral metastases from carcinoma of the distal colon and rectum. Surgery 33:495
3. Bachman AL, Sproul EE (1955) Correlation of radiographic and autopsy findings in suspected metastases in spine. Bull NY Acad Med 31:146–148
4. Batson O (1940) The function of the vertebral veins and their role in the spread of metastases. Ann Surg 112:138–149
5. Bokström I (1953) Principles of vertebral tomography. Acta Radiol [Suppl] 103
6. Carter RL (1982) Some aspects of the development of micrometastases, with a note on their detection in tissues. Lapis K, Jeney A, Price MR (eds) Kugler, Amsterdam
7. Charkes ND (1972) Radioisotope scanning of roentgenographically occult disorders of bone. ACE Symposium series. Clin Uses Radionucl 27:101–113
8. Citrin DL, Furnival CM, Bessent RG (1976) Radioactive technetium phosphate bone scanning preoperative assessment and follow-up study of patients with primary cancer of the breast. Surg Gynecol Obstet 143:360–364
9. Clamon GH, Edwards WR, Hamous JE, Scupham RK (1984) Patterns of bone marrow involvement with small cell lung cancer. Cancer 54:100–102
10. Coombes RC, Dearnaley DP, Buckman R, Jones JM, Ormerod MG, Sloane JP, Powles TJ, Gazet JC, Ford HT, Neville AM (1982) Detection of bone metastases in patients with breast cancer. Invasion Metastasis 2:177–184
11. Coombes RC, Redding WW, Stoane JP, Ormerod MG, Powles TY, Neville AM (1984) Detection of micrometastases in breast cancer. Res ASCO 455
12. Diel I, Kaufmann M, Kaul S, Krempien B, Görner R, Bastert G (1990) Prognostische Bedeutung eines Tumorzellnachweises im Knochenmark von Patienten mit Mammacarcinom. Geburtsh Frauenheilkd 50:923–928
13. Edelstyn GA, Gillespie PJ, Grebbell FS (1967) The radiological demonstration of osseous metastasis – experimental observations. Clin Radiol 18:158–162
14. Fidler IJ (1987) Review: biologic heterogeneity of cancer metastases. Breast Cancer Res Treat 9:12–26
15. Frei III E (1977) Rationale for combined therapy. Cancer 40:569–573
16. Galasko CSB (1975a) The significance of occult skeletal metastases detected by skeletal scintigraphy in patients with otherwise apparently "early" mammary carcinoma. Br J Surg 62:694–696
17. Galasko CSB (1975b) The value of scintigraphy in malignant disease. Cancer Treat Rev 2:225–272

18. Galasko CSB (1976) Mechanism of bone destruction in the development of skeletal metastases. Nature 263:507–508
19. Galasko CSB (1986) Skeletal metastasis. Clin Orthop Rel Res 210:18–30
20. Georgii A (1984) Rundtischgespräch über diagnostische Probleme der Metastasierung. Verh Dtsch Ges Pathol 64:164–185
21. Gullino PM, Liotta LA (1981) Cell shedding by tumors.Weiss L, Gilbert HA (eds) Hall, Boston, MA
22. Hagemeister FB, Buzdar AU, Luna MA, Blumenschein GR (1980) Causes of death in breast cancer. A clinicopathologic study. Cancer 46:162–167
23. Krempien B, Guo J, Büchele R (1989a) Regulation of the cellular compartment of bone and bone marrow by factors of the microenvironment. J Bone Miner Res 4 [Suppl]:168
24. Krempien B, Manegold C, Büchele R (1989b) Experimental model of osteolytic bone metastases and its value in a prophylactic treatment of tumor induced osteolysis with the bisphosphonate Cl_2MBP. Calcif Tissue Intern [Suppl]
25. Krempien B, Diel I, Jöckle-Kretz B, Büchele R, Andre L (1984) Das Walker Carcino-Sarkom 256 als Modell für die Entwicklung von Knochenmetastasen. Untersuchungen zum Einfluß des Knochenstoffwechsels auf die Entwicklung von Knochenmetastasen. Verh Dtsch Ges Pathol 68:211–216
26. Krempien B, Wingen F, Eichmann T, Müller M, Schmähl D (1988) Protective effects of a prophylactic treatment with the bisphosphonate 3-amino-1-hydroxypropane-1,1-bisphosphonic acid on the development of tumor osteopathies in the rat: experimental studies with the Walker carcinosarcoma 256. Oncology 45:41–46
27. Manegold C, Krempien B, (1983) Die Beckenkammnadelbiopsie – wertvolle Methode in der Diagnostik von Knochen- und Knochenmarkerkrankungen. Dtsch Ärztebl 80:1–5
28. Manegold C, Krempien B (1984) Beckenkammnadelbiopsie in der Diagnostik von Knochen- und Knochenmarkerkrankungen. Indikation, Technik und Aussagekraft. DMW 109:954–956
29. Manegold C, Krempien B, Schwechheimer K, Kaufmann M (1986) Cytokeratin antibodys in the early detection of bone marrow involvement in breast cancer. J Cancer Res Clin Oncol 111[Suppl]:71
30. Manegold C, Krempien B, Kaufmann M, Schwechheimer K, Schettler G (1988) The value of bone marrow examination for tumor staging in breast cancer. J Cancer Res Clin Oncol 114:425–428
31. Manegold C, Krempien B, Mall G, Drings P (1989) Möglichkeiten und Grenzen der Beckenkammbiopsie in der Diagnostik von Knochenmetastasen bei soliden Tumoren. Pathologe 10:118–124
32. Mansi JL, Berger U, Easton D, McDonnell T, Redding WH, Gazet JC, McKinna A, Powles TJ, Coombes RC (1987) Micrometastases in bone marrow in patients with primary breast cancer: evaluation as an early predictor of bone metastases. Br Med J 295:1092–1097
33. Matthews MJ (1976) Problems in morphology and behavior of bronchopulmonary malignant disease. In: Israel L, Chahanian P (eds) Lung cancer: natural history, prognosis, and therapy. Academic Press, New York, pp 23–62
34. Mendoza CB, Moore GE, Crosswithe LM, Sandberg AA, Wayne AL (1969) Prognostic significance of tumor cells in bone marrow. Surg Gynecol Obstect 129:483–488
35. Martin TJ (1988) Humoral hypercalcaemia of malignancy. Bone Min 4:83–89
36. Mundy GR, Ibbotson KJ, D'Souza SH, Simpson EL, Jakobs JW, Martin TJ (1980) The hypercalcaemia of cancer: clinical implications and pathogenic mechanisms. N Engl J Med 310:1718–1727
37. Nystrom JS, Weiner JM, Meffelfinger-Juttner (1977) Metastatic and histologic presentation in unknown primary cancer. Sem. Oncol. 4:53–65
38. v. Recklinghausen FD (1891) Die fibröse oder deformierende Ostitis, die Osteomalacie und die osteoplastische Carcinose in ihren gegenseitigen Bedingungen. Festschrift für Rudolf Virchow. Reimer, Berlin

39. Schlimok G, Funke J, Holzmann B, Göttlinger G, Schmidt G, Häuser H, Swierkot S, Warnecke HH, Schneider B, Koprowski H, Riethmüller G (1987) Micrometastatic cancer cells in bone marrow: In vivo detection with anti-cytokeratin and in vivo labeling with anti-17-1A monoclonal antibodys. Proc Natl Acad Sci USA 84:8672–8676
40. Schlimok G, Funke J, Bock B, Schweibeuer B, Witte J, Riethmüller G (1990) Epithelial tumor cells in bone marrow of patients with colorectal cancer: immunocytochemical detection, phenotypic characterisation and prognostic significans. J Clin Oncol 8:831–837
41. Stahel RA, Mabry M, Skarin AT, Speak J, Brenal SD (1985) Detection of bone marrow metastases in small-cell lung cancer by monoclonal antibodies. J Clin Oncol 3:455–461
42. Uehlinger E (1981) Sekundäre Knochengeschwülste. In: Schinz HR, Baensch WE, Frommhold W, Glauner R, Uehlinger E, Wellauer J (Hrsg) Lehrbuch der Röntgendiagnostik. Thieme, Stuttgart New York, S 702–752
43. Untch M, Eiermann W, Barth R, (1986) Immunocytochemical detection of tumor cells in bone marrow in breast cancer patients at time of primary therapy. J Cancer Res Clin Oncol [Suppl 68] 111:68

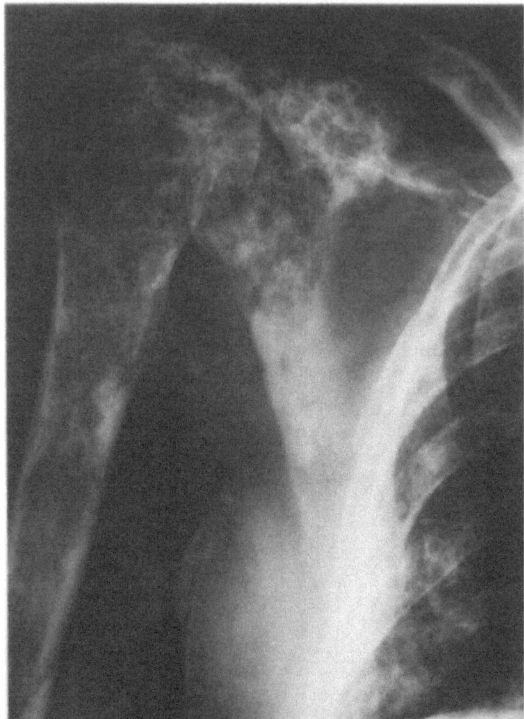

Abb. 1. Radiologische Darstellung einer Metastasierung vom Stammskelettypus mit zahllosen osteolytischen und osteoblastischen Metastasen in Rippen, Klavikula und Humerus. 48 Jahre alte Frau mit Mammakarzinom

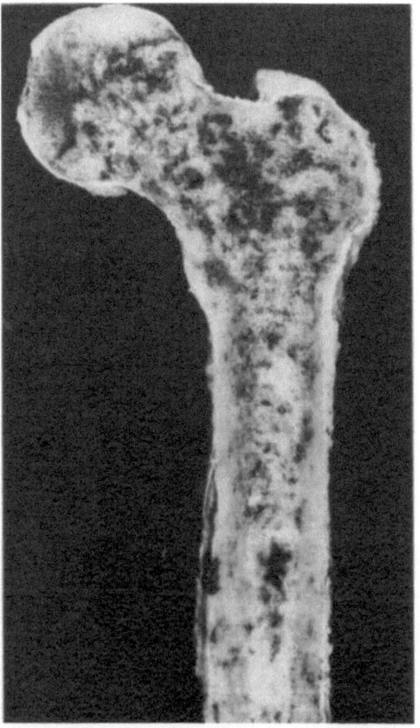

Abb. 2. Ausgedehnte konfluierende Karzinose des Femurs mit pagetoider Struktur- und Formveränderung des Femurs. 69 Jahre alter Mann mit metastasierendem Prostatakarzinom

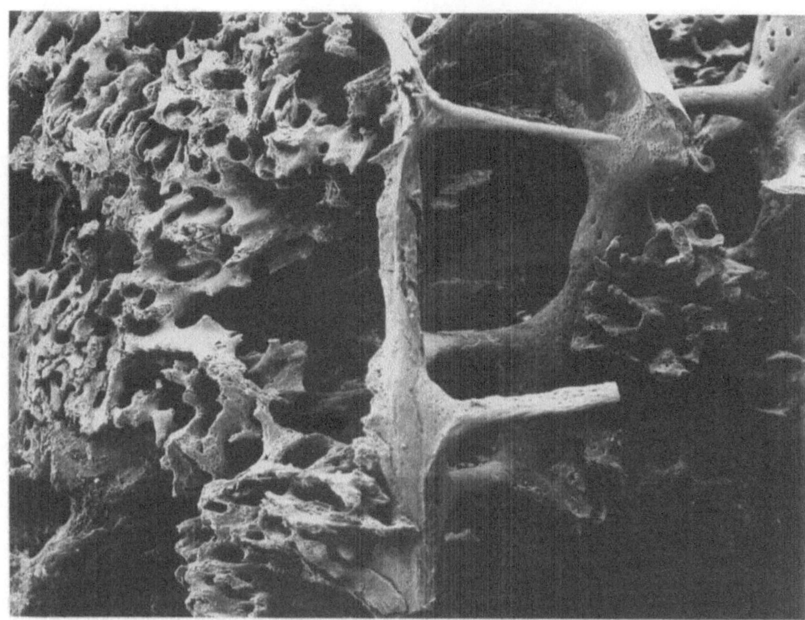

Abb. 3. Spongiosa des Os ileum mit geflechtartigen Auflagerungen von Tumorknochen durch die osteoblastische Metastase eines Pankreaskarzinoms. 42 Jahre alter Mann. Rasterelektronenmikroskopische Aufnahme nach Ablösung des nichtmineralisierten Gewebeanteils durch Natriumhypochlorit. Vergrößerung 40fach

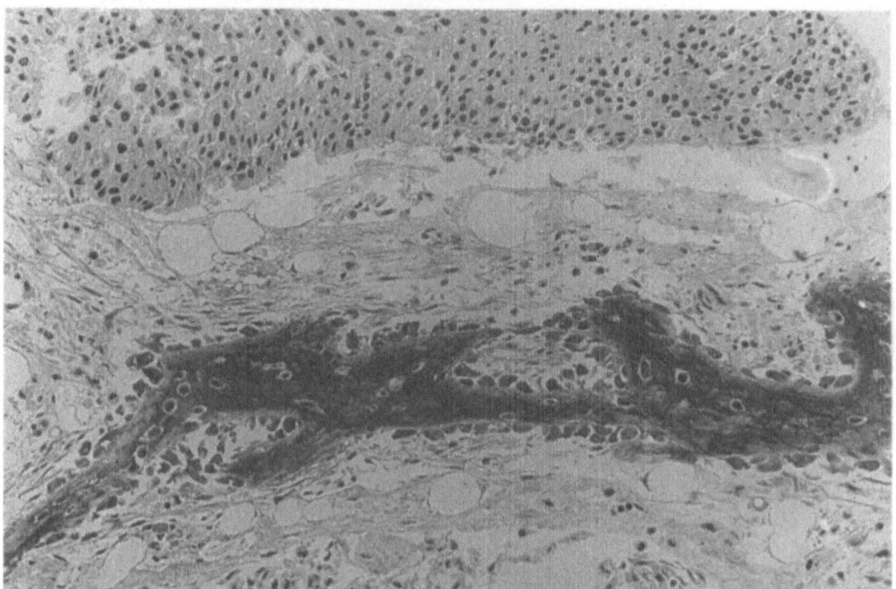

Abb. 4. Osteoblastenaktivierung durch Tumorzellen eines nicht verhornenden Plattenepithelkarzinoms. Bronchialkarzinom, 54 Jahre alter Mann. Unentkalkter Knochenschnitt, Masson-Goldner, Vergrößerung 75fach

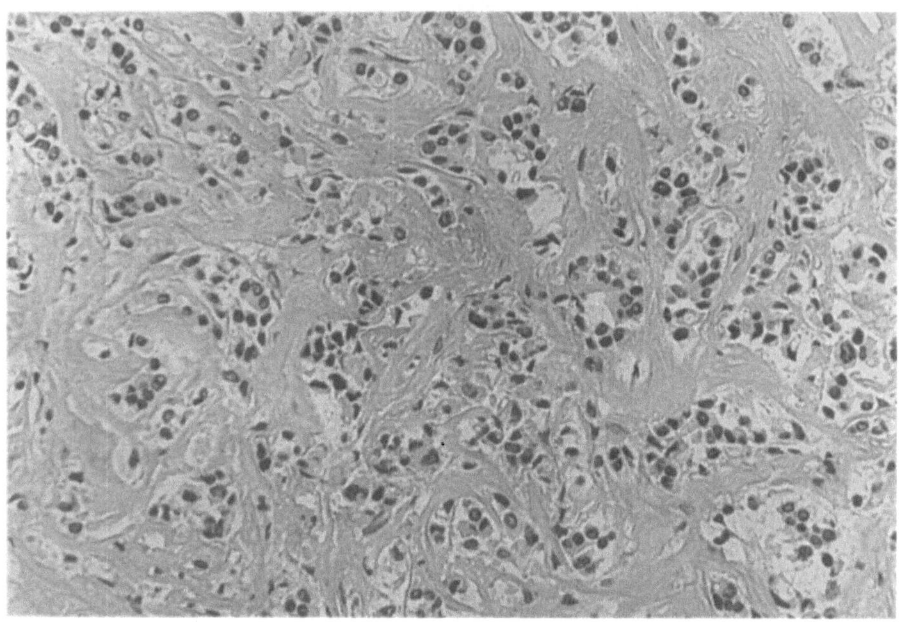

▲
Abb. 5. Metaplastische Ossifikation von Tumorstroma ohne Beteiligung von Osteoblasten. Metastase eines Mammakarzinoms. Masson-Goldner,Vergrößerung 75fach

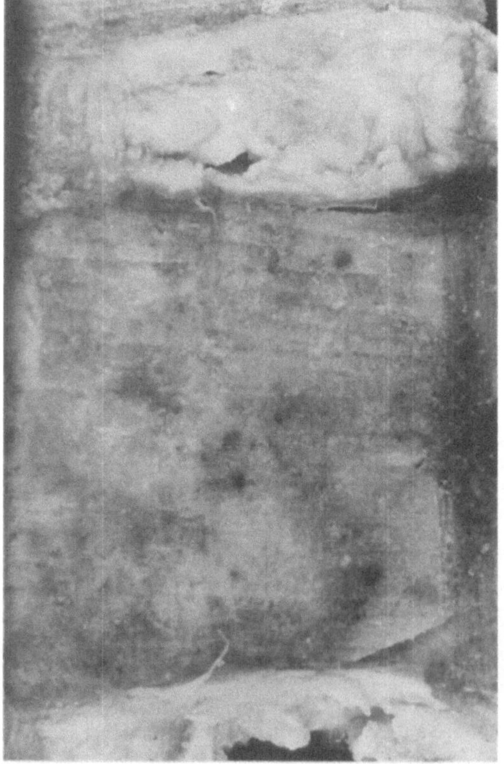

Abb. 6. Elfenbeinartig sklerosierter Knochen eines Wirbelkörpers mit nicht erkennbarer Trabekelstruktur bei metastisierendem Mammakarzinom

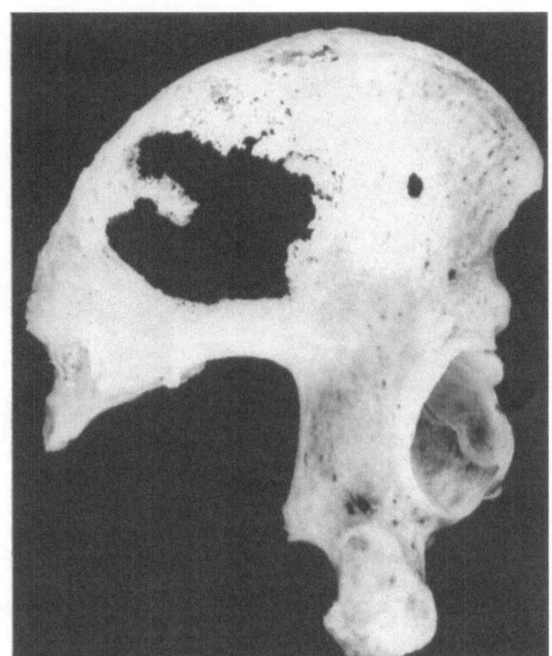

Abb. 7. Große und unregel-
mäßig begrenzte osteolytische
Metastase im rechten Os ileum.
50 Jahre alte Frau mit
Mammakarzinom.
Mazerationspräparat

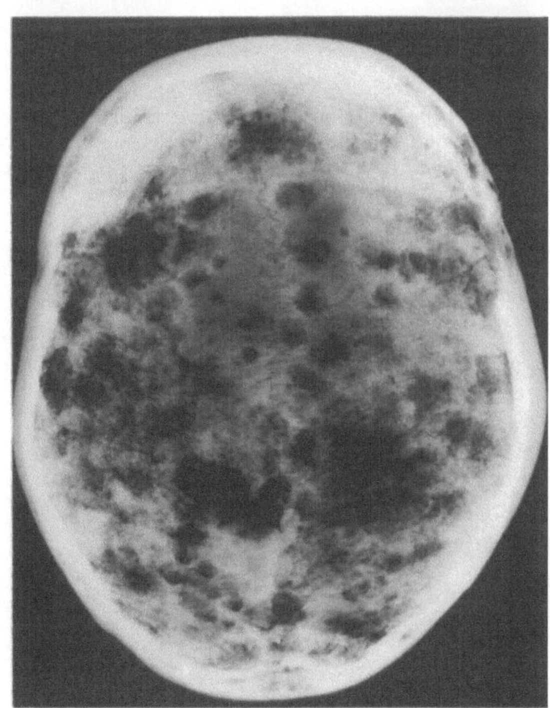

Abb. 8. Röntgenaufnahme
einer Kalvarie mit zahlreichen
konfluierenden osteolytischen
Metastasen eines Mamma-
karzinoms bei einer 34 Jahre
alten Frau

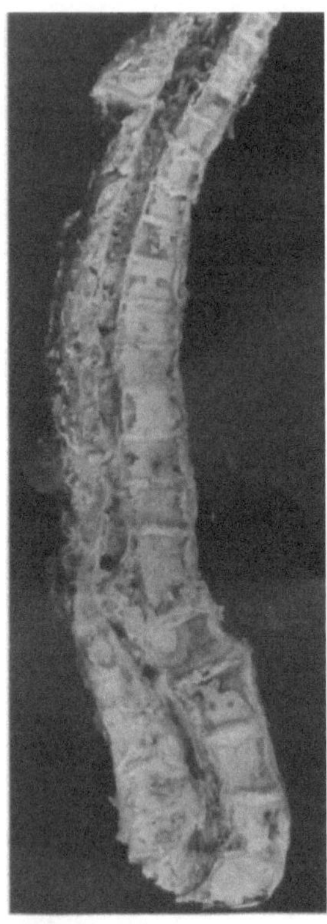

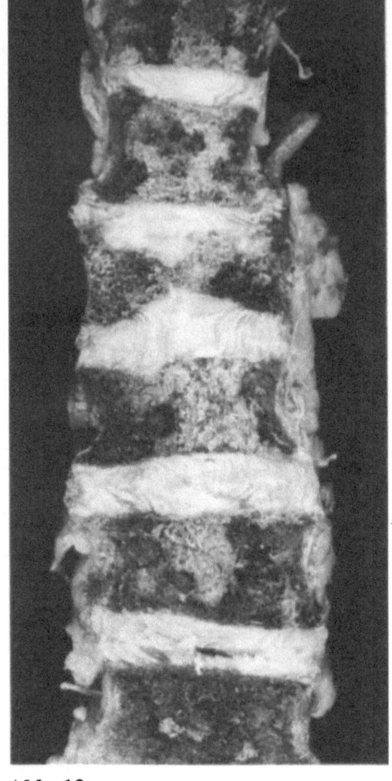

Abb. 9   **Abb. 10**

Abb. 9. Diffuse Karzinose der gesamten Wirbelsäule mit ausgedehnten anämischen Infarkten und Spondylolisthesis zwischen Brust- und Lendenwirbelsäule infolge Tumordestruktion eines Wirbelkörpers und Kompression des Rückenmarks. 52 Jahre alter Mann mit kleinzelligem Bronchuskarzinom

Abb. 10. Dichtstehende osteolytische Metastasen in allen Wirbelkörpern mit beträchtlicher Höhenminderung und Kompressionsfraktur. 60 Jahre alte Frau mit metastasierendem Mammakarzinom

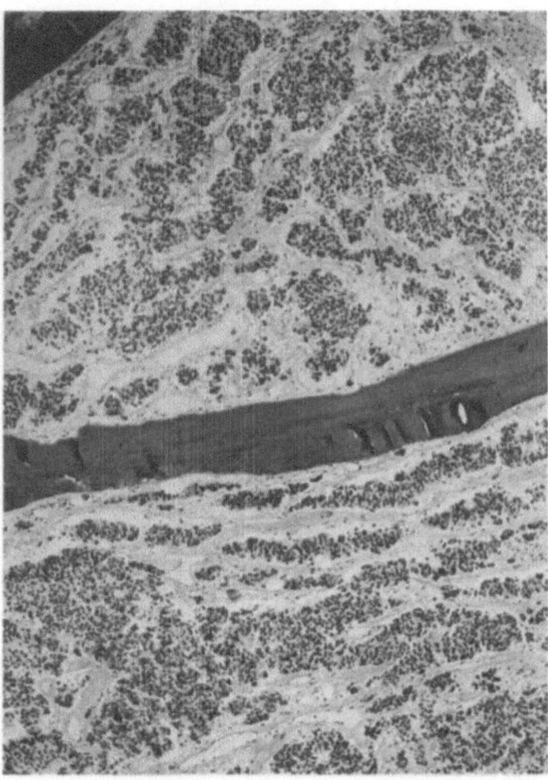

Abb. 11. Vollständige Okkupation der Knochenmarkräume durch ein kleinzelliges Bronchuskarzinom bei einem 37 Jahre alten Mann; sog. osteoneutrale Metastase ohne begleitende Tumorosteopathie. Unentkalkter Knochenschnitt, Masson-Goldner, Vergrößerung 45fach

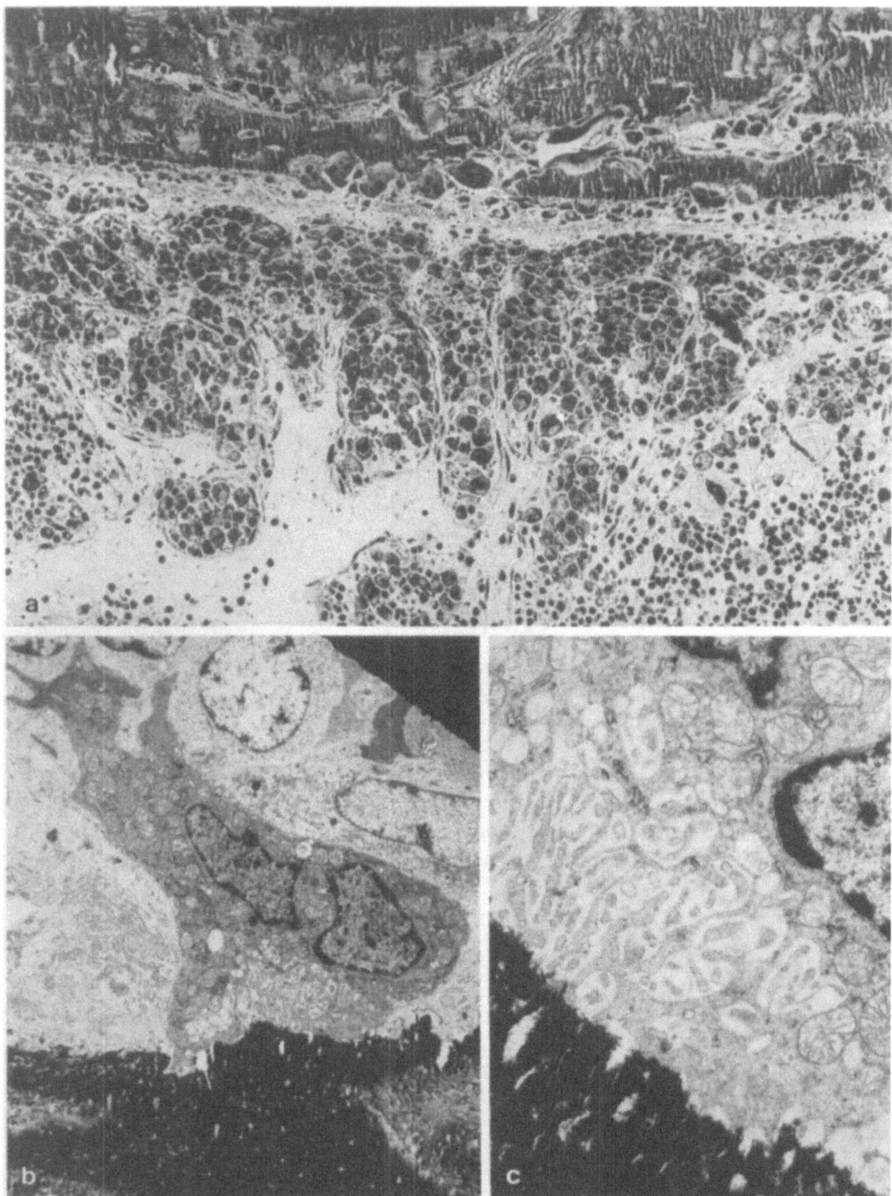

Abb. 12a–c. a Osteolytischer Tumorherd 6 Tage nach intraossärer Injektion von Zellen des Walkerkarzinosarkoms 256 B. Aktivierung von Osteoklasten durch den Tumor mit breitflächiger osteolytischer Arrosion der Kortikalis. Unentkalkter Knochenschnitt, Masson-Goldner, Vergrößerung 60fach. **b, c** transmissionselektronenmikroskopische Darstellung der tumoraktivierten Osteoklasten mit ausgedehntem „ruffled border" und osteolytischer Knochendestruktion; einzelne Mikrosequester zwischen den Membranfalten des Bürstensaums. Vergrößerung 5600- und 10 200fach

Histomorphologische Befunde
zur Verbundosteosynthese

K. Draenert, Y. Draenert und H. H. Küster

Die Kombination von Knochenzement mit einer Osteosynthese, nach den Prinzipien der AO (Arbeitsgemeinschaft für Osteosynthesefragen), wurde 1962 von Müller [3] vorgeschlagen. Die Kombination zweier Werkstoffe ist von der Baukonstruktion her bekannt: Beim Stahlbeton nimmt der Stahl die Zug- und der Beton, aufgrund seiner besonderen Materialeigenschaften, Druckkräfte auf. Die Prinzipien dieser Verbundkonstruktion finden sich in der Bauweise der Stützorgane wieder: Die zugfeste kollagene Fibrille sorgt im Verbund mit der druckfesten apatitbewehrten Grundsubstanz für die mechanische Festigkeit der Knochen.

Die korrekt operierte Verbundosteosynthese [9] erfüllt in der Regel die Anforderung im Hinblick auf die Druck-, Zug- und Biegebeanspruchung; das Osteosynthesematerial nimmt dabei die Zug- und Biegekräfte auf, während der Knochenzement in der Markhöhle die Druckkräfte übernimmt. Die klinischen Anwendungsmöglichkeiten der Kombination von Knochenzement und Osteosyntheseverfahren wurden von Oest [4–6] ausführlich diskutiert. Oest beschränkte die klinische Anwendung auf die stabile Fixation von Spontanfrakturen und Brüchen bei ausgeprägter Osteoporose; zu den spontan auftretenden Frakturen zählten in erster Linie pathologische Frakturen in der Folge von Knochenmetastasen [7]. Einen festen Platz unter den Operationsverfahren räumte Scheuba [10, 11] der Verbundosteosynthese als Palliativoperation bei Knochentumoren ein, um einer pathologischen Fraktur vorzubeugen. Parrish u. Murray [8] behandelten in erster Linie die eingetretene pathologische Fraktur mit dem Verbund aus Knochenzement und Osteosynthesematerial. Das Vorgehen bei der Versorgung dieser Frakturen hat sich seit Müller [3] nicht verändert: Nach der Entfernung des Tumorgewebes wird der Defekt mit Knochenzement überbrückt und mit einer Osteosynthese stabilisiert.

Das Verankerungsverfahren, welches aus der Endoprothetik übernommen wurde, erfordert nicht nur eine andere Operationstechnik, das Implantat wird vielmehr auch biomechanisch in anderer Weise beansprucht. Es gibt jedoch noch kaum befriedigende humanpathologische Befunde, um eine Aussage darüber zu machen, inwieweit Operationstechnik und Verankerung des Osteosynthesematerials optimiert sind und inwieweit die meist sehr viel größeren Zementmassen eine andere biologische Reaktion hervorrufen.

1975 wurde am Kantonsspital Liestal das Krankengut der Patienten kontrolliert, bei denen eine Verbundosteosynthese durchgeführt worden war. Die

Tabelle 1. Ergebnisse der klinischen Durchsicht des Krankengutes

Pat.	w/m	Alt. OP	Diagnose	Grund-krankh.	Impl. Z.	Beanspr.	Kompl.
1 E. Br.	w	68 J	O'S-Frakt.	Parese (Tabes)	23 J	Gehwagen	–
2 L. N.	w	52 J	Meta Fe	Mamma-Ca.	2,5 J	voll gehf.	–
3 H. Br.	w	73 J	Meta HK	Mamma-Ca.	2 M	volle Bew.	–
4 F. Ge.	w	64 J	Meta Fe	Mamma-Ca.	7,5 M	an Stöcken	ROst4W
5 M. H.	w	70 J	Meta Fe	Adeno-Ca.	5 W	im Gehw.	–
6 H. S.	m	69 J	Meta HK	Oatcell-Tu.	5 M	Arm voll ben.	–
7 L. Gr.	w	69 J	Meta FE	Mamma-Ca.	8 M	Gehstützen	–
8 F. R.	w	61 J	Femur Tu	Spindel-Sa.	11 M	an Stöcken	SpaPro
9 L. Gs.	w	69 J	Femurbruch	Unfall	12 J	voll gehf.	–
10 F. Pf.	w	58 J	Femurbruch	Unfall	6 J	voll gehf.	–
11 H. J.	m	unbek.	Femurbruch	Unfall	5/7 J	voll gehf.	5 J Met

Untersuchung erfolgte unter dem prospektiven Gesichtspunkt, daß die meist sehr alten Patienten in den folgenden Jahren z. T. in der Klinik sterben werden und damit, bei Einverständnis der Angehörigen, eine histologische Untersuchung des Verfahrens möglich würde. Aufgrund der sehr sorgfältigen Kontakthaltung war es möglich, in den Jahren bis 1984 drei humanpathologische Präparate aus dieser Serie von 11 Verbundosteosynthesen zur histologischen Aufarbeitung zu bekommen. Die Implantate waren zwischen 2 1/2 und 7 Jahren eingesetzt. Eine weitere Patientin konnte über 23 Jahre klinisch nachkontrolliert werden. Eine Sektion konnte bei dieser Patientin jedoch nicht erreicht werden.

Die Präparate wurden makroskopisch und röntgenologisch auf Mammographiefilmen dokumentiert und anschließend nach einer präparativen Planung mit einer Großflächensägeschnittechnik zu Serienblöcken von 3 mm Dicke aufgearbeitet. Die Auswertung erfolgte in topographisch-anatomisch exakt reproduzierbarer Lokalisation in einer dreidimensionalen histologischen Serienschnittdokumentation. Von den Blöcken wurden Seriensägeschnitte und Schliffe hergestellt. Die Querschnitte und frontalen Längsschnitte wurden in der Auflichttechnik inMosaikrastern dokumentiert und anschließend zusammengesetzt.

Die Ergebnisse der klinischen Durchsicht des Krankengutes und der Nachuntersuchung von 1975 sind in Tabelle 1 zusammengestellt.

Vor der Besprechung der pathologisch-histologischen Ergebnisse sei das klinische Ergebnis einer Patientin referiert, bei der 19 Jahre nach der Operation eine Röntgenkontrolle mit Schichtung des operierten Oberschenkels durchgeführt werden konnte und die insgesamt 23 Jahre den Eingriff überlebte. Aufgrund einer Teilparese des rechten Beines erlitt die Patientin zwischen ihrem 59. und 68. Lebensjahr insgesamt 3 schwere Femurfrakturen am selben Bein. Die letzte Fraktur wurde mit einer Verbundosteosynthese versorgt, wonach es zu keiner weiteren Oberschenkelfraktur mehr gekommen war, obgleich die Patientin 14 Jahre nach der Operation erneut stürzte und sich dabei den Unterschenkel des teilparetischen Beines brach. Die Verbundosteosynthese war intakt geblieben. Auf dem Röntgenbild konnte 19 Jahre nach der Operation ein stabil fixiertes intramedulläres Implantat festgestellt werden, welches fest knöchern integriert war. Die Kompakta des Femur war papierdünn, das zentrale Knochenzementimplantat jedoch durch stabile Knochentrabekel senkrecht gegen seine Oberfläche abgestützt. An keiner der Schrauben konnten Zeichen der Lockerung gefunden werden. Auf den Schichtaufnahmen war deutlich zu erkennen, daß sich zwischen Implantat und Knochenrinde eine Markhöhle ausgebildet hatte.

Humanpathologisches Präparat I

7 Jahre nach der Mammaamputation war bei der Patientin eine Tumormetastase subtrochantär im linken Femur aufgetreten. Das Tumorgewebe wurde mit einem Stückresektat entfernt und die Gehfähigkeit mit einer Verbundosteosynthese wiederhergestellt. 2 1/2 Jahre blieb die Patientin beschwerdefrei, danach wurde eine Spazierstockprothese eingesetzt. Das Präparat vom proximalen Femur konnte histologisch aufgearbeitet werden. Die Übersicht ließ erkennen, daß sich die gesamte mediale Abstützung wieder neu aufgebaut hatte. Die Kondylenplatte war insgesamt gedriftet, jedoch war die Schraubenfixation distal im Femur absolut stabil, und es fand sich ein Knochenzement-Metall-Kontakt zwischen Schraube, Zement und der Knochenrinde. Das übrige Implantat war breit bindegewebig umscheidet (Abb. 1 und 2).

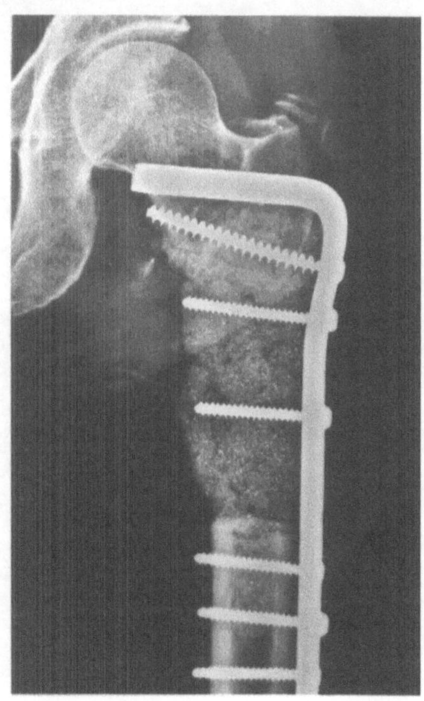

Abb. 1. Stückresektion des proximalen Femurs zur Behandlung einer Mammakarzinommetastase und Verbundosteosynthese mit Rechtwinkelplatte und Knochenzement; postoperativer Befund des linken Femurs

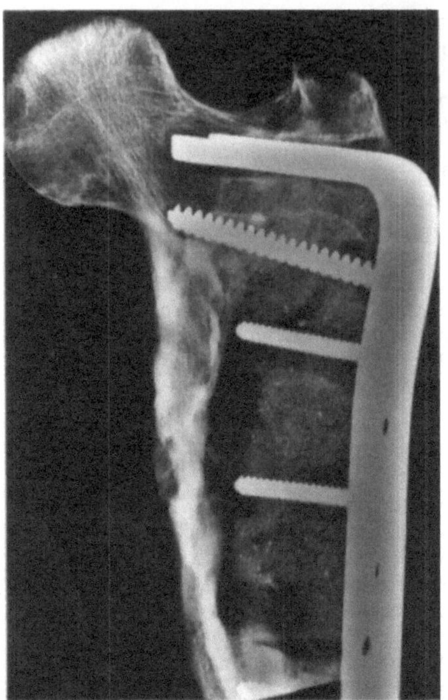

Abb. 2. Histologisches Präparat 2 1/2 Jahre nach der Verbundosteosynthese. Die Verbundosteosynthese hatte ausgereicht, um medial eine neugebildete knöcherne Abstützung aufbauen zu lassen. Die Vergleiche zeigen, daß es zu einer erheblichen Drift und zu einem Shiften des Implantats gekommen war (vgl. Abb. 1). Im proximalen Bereich war mit dem Knochenzement keine stabile Verbundosteosynthese erreicht worden

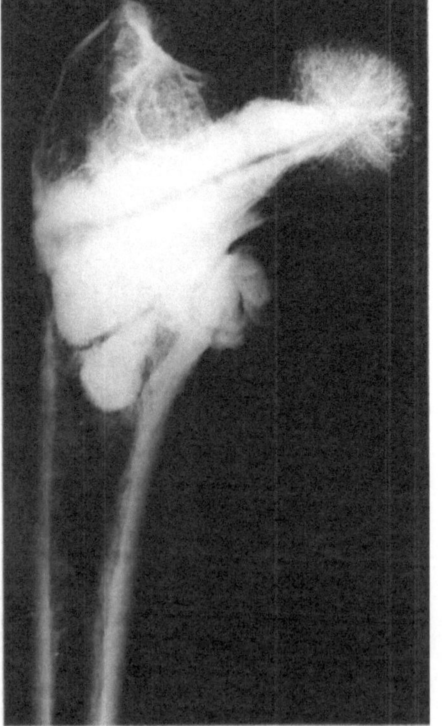

Abb. 3. Versorgung einer pertrochantären Femurfraktur nach einem Unfall mit einer Verbundosteosynthese mit 130°-Winkelplatte; Zustand nach Metallentfernung. Das Metall war im Bereich des Übergangs des äußeren zum mittleren Drittel in der Klinge gebrochen und wurde 2 Jahre nach der Operation entfernt. Der Patient konnte jedoch nach Metallentfernung das Bein ohne Beschwerden belasten. Er starb 7 Jahre nach der Erstoperation, und das Präparat konnte histologisch aufgearbeitet werden

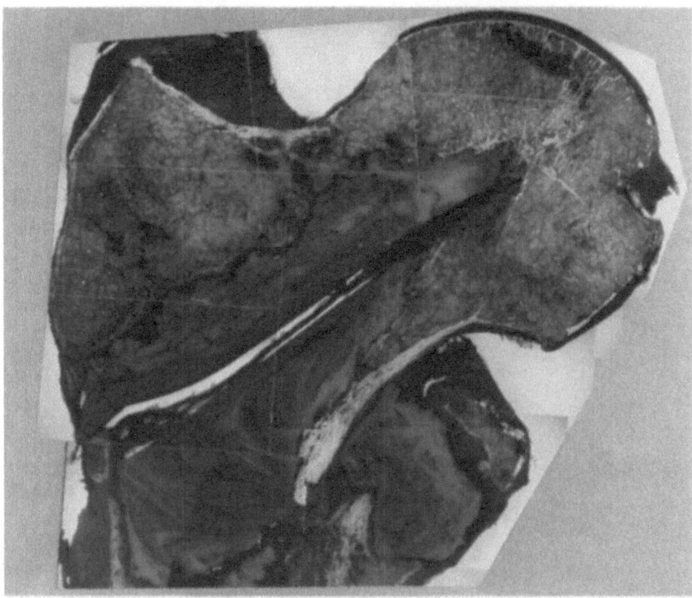

Abb. 4. Frontalschnitt durch das in Abb. 3 dargestellte Präparat. Auf dem Frontalschnitt erkennt man eine stabile knöcherne Abstützung des Rotationszentrums des Hüftkopfes durch das intramedulläre Zementimplantat. Das Klingenbett ist z. T. von Bindegewebe aufgefüllt, die Fraktur ist jedoch nicht verheilt. Zwischen den Fragmentenden kann man deutlich den Durchtritt von Knochenzement erkennen, der der Heilung im Wege steht. Entlang des Zementimplantates erkennt man nach lateral einen breiten Spalt mit Bindegewebsbildung. Im Bereich des tragenden Anteils des sphärischen Sektors sind stabile knöcherne, bindegewebsfreie Abstützungen dargestellt. Das übrige Implantat ist von Bindegewebe umgeben und im Bereich des Frakturspaltes gebrochen. Abgesprengte Fragmente (medial; Trochanter minor) sind ebenfalls nicht verheilt. Der Knochen ist jedoch proximal und distal normal durchblutet, die Gefäße kommen schön zur Darstellung

Humanpathologisches Präparat II

Bei dem Patienten war als Folge eines Unfalles eine pertrochantäre Femurfraktur auf der rechten Seite mit einer Verbundosteosynthese fixiert worden. 2 Jahre nach der Operation war es zum Klingenbruch gekommen, weswegen das Metall entfernt worden war (Abb. 3). Der Patient konnte nach Metallentfernung ohne Beschwerden das Bein belasten. 7 Jahre nach der Operation verstarb der Patient, und das Präparat konnte histologisch aufgearbeitet werden. Die frontale Übersicht ließ erkennen, daß das Zementimplantat, welches die Klinge der Winkelplatte vollständig umgeben hatte, im Bereich des Kopfzentrums stabil knöchern abgestützt war, daß sich jedoch um die gesamte übrige Zirkumferenz des Implantates mit Zunahme nach lateral und distal eine Bindegewebsscheide gebildet hatte. Die mediale Abstützung der Fraktur war durchdrungen von Knochenzement, und hier hatte sich periostal eine unvollständige Knochenmanschette um das Implantat gebildet. Lateral war eine knöcherne Überbrückung zustandegekommen (Abb. 4).

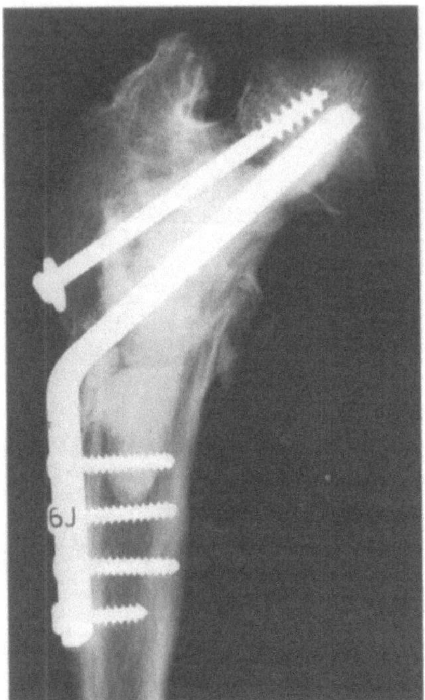

Abb. 5. Versorgung einer pertrochantären Fraktur mit einer Verbundosteosynthese, bestehend aus einer 130°-Winkelplatte, einer Spongiosazugschraube und Knochenzement. Die Fraktur ist 6 Jahre nach der Operation knöchern verheilt. Austritt von Knochenzement zwischen den Fragmentenden ist auf dem Röntgenbild nicht zu erkennen. Eine Lockerung der Schrauben ist nicht offensichtlich, auch die Klinge zeigt stabilen Sitz

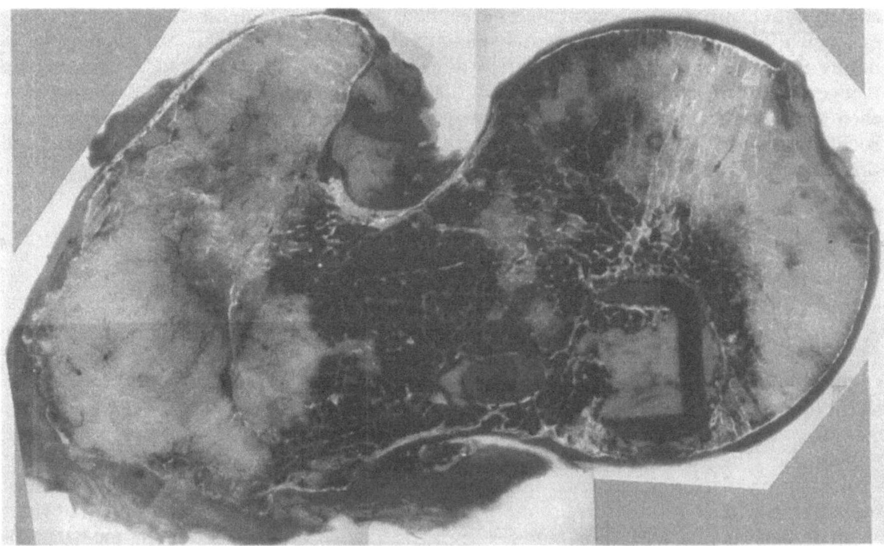

Abb. 6. Querschnitt knapp unterhalb des Rotationszentrums durch das proximale Femur. Sowohl die Klinge als auch die Zugschraube sind schräg geschnitten. Sowohl die Klinge, als auch der Kern der Schraube sind nur teilweise in Knochenzement eingebettet, sie zeigen jedoch stabile knöcherne Kontakte, die bindegewebsfrei direkt entlang dem Metall ausgebildet sind. Auch tief in den Zement sind Knochenzement-Knochen-Kontakte bindegewebsfrei dargestellt. Das übrige Mark ist normal durchblutet, die Gefäße sind sehr schön zu erkennen

Humanpathologisches Präparat III

Bei der Patientin war im Alter von 58 Jahren eine pertrochantäre Fraktur mit einer Verbundosteosynthese versorgt worden (Abb. 5). 6 Jahre nach dem Unfall verstarb die Patientin, und
das Femurpräparat konnte histologisch aufgearbeitet werden. Es wurden horizontale Seriensägeschnitte hergestellt. Die Querschnitte waren im Mosaikrasterverfahren wieder zusammengesetzt worden. Im Röntgenbild war der Übergang der Knochenstruktur bis tief in das
Implantat hinein zu erkennen. Die Schrauben zeigten keine Zeichen der Lockerung. Im
Gegensatz zu anderen Schraubenosteosynthesen im spongiösen Bereich war die proximale
Spongiosaschraube stabil implantiert, ohne Zeichen der Auslockerung. In der Schnittebene
in Höhe der Fovea capitis knapp unterhalb des Spongiosaschraubengewindes waren Klinge,
Knochenzement und Schraubenkern getroffen. Metall und Knochenzement zeigten binde-
gewebsfreie Knochenkontakte (Abb. 6). Im Gegensatz zu anderen Winkel- und Kondylen-
plattenosteosynthesen war um die Klinge kein Bindegewebe und keine kompaktisierte
Knochenscheide ausgebildet. Das Metall-Knochenzement-Implantat war stabil knöchern
integriert.

Auch in den nachfolgenden Schnittebenen änderte sich an diesen Befunden nichts. Die
Abb. 7 zeigt die Schnittebene am Unterrand der Fovea capitis. Der Kern der Spongiosaschraube ist hier vollständig mit Knochenzement eingebettet und dieser in bindegewebsfreiem Knochenkontakt integriert. Die Detailvergrößerungen aus der Abb. 6 (s. Abb. 8)
zeigen typische Abstützungen mit geschlossenen Knochen-Implantat-Kontakten, unterbrochen von Gefäßmarkräumen. Im Klingenbett war gut zu erkennen, daß der Knochen in
Richtung der resultierenden Kraft tief in den Zement eingewachsen war. Auch hier waren
direkte Knochen-Zement-Kontakte, unterbrochen von Gefäßmarkräumen, ausgebildet.

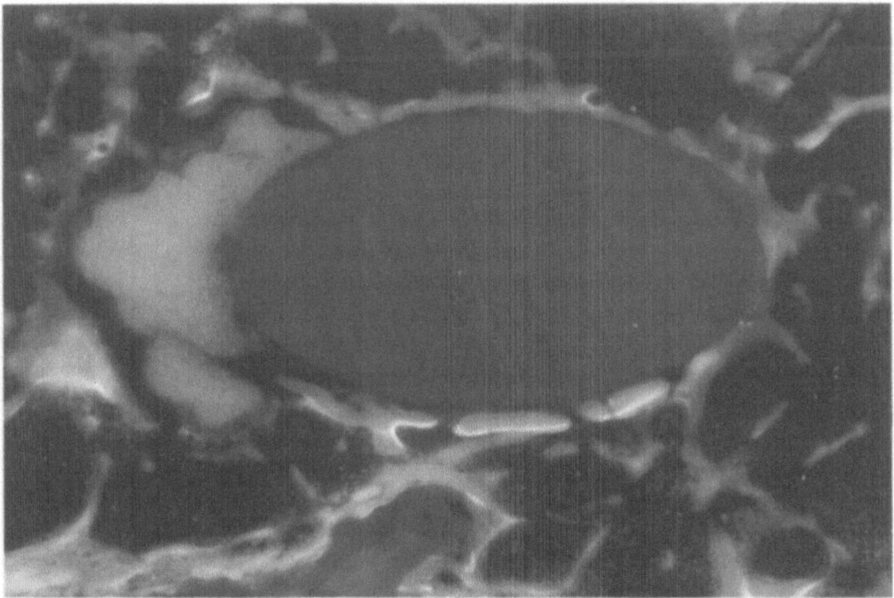

Abb. 7. Detailvergrößerung aus der Abb. 6 mit schrägem Querschnitt des Schraubenkerns.
Der Schraube ist nur z. T. Knochenzement angelagert; sie ist teilweise in bindegewebsfreiem
knöchernen Kontakt, zum großen Teil jedoch bindegewebig abgescheidet und umgeben von
einem normalen Knochenmark. Die Spongiosa um den Schraubenkern ist nicht versteift und
daher nicht deformationsstabil

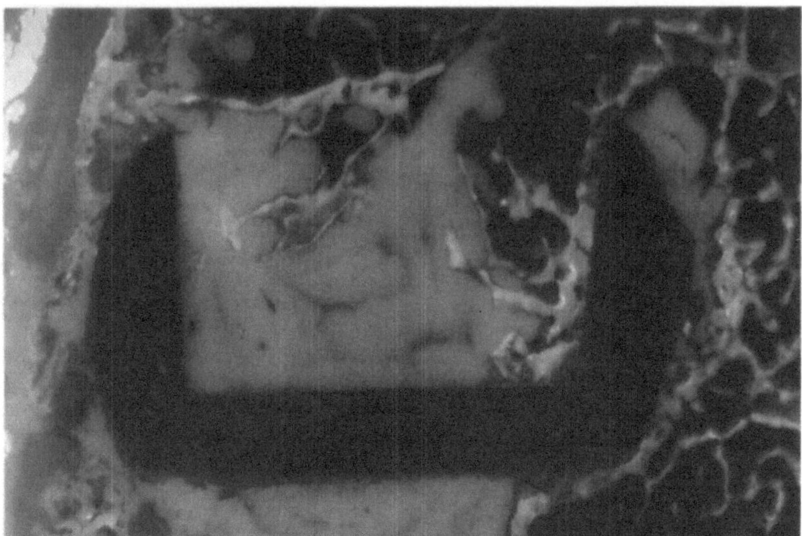

Abb. 8. Detailvergrößerung eines Querschnittes knapp unterhalb des Schnittes der Abb. 6. Das Klingenbett ist in diesem Bereich teilweise in Knochenzement eingebettet. Von proximal hat sich Knochen bis tief in den Zement bindegewebsfrei abgestützt und ist auch entlang der freien Oberfläche dem Klingenbett aufgewachsen. Der Knochen ist vital, was an den Resten der gelben Label deutlich zu erkennen ist; diese hatten sich im postoperativen Verlauf gebildet

Die oberste Plattenschraube konnte noch in direktem Kontakt zum Zement dargestellt werden. Sie war jedoch nicht vollständig von Zement umgeben. Das Zementimplantat war hier breit bindegewebig gegen den umgebenden Knochen abgesetzt, stand aber im geschlossenen Kontakt zum Metall. Die Schraube selbst war von einem dünnen Bindegewebsseptum vom knöchernen Lager getrennt. Zeichen der fortschreitenden Resorption waren nicht zu erkennen. Die Tetrazyklinmarkierung, die auf allen Präparaten dargestellt werden konnte, war aufgrund der fehlenden klinischen Angaben leider nicht zuzuordnen.

Diskussion

Setzt man voraus, daß die Indikation der Verbundosteosynthese bei hochgradig osteoporotischen Knochen, bei der Behandlung der pathologischen Fraktur aufgrund von Knochentumoren oder Metastasen und bei Trümmerfrakturen hochbetagter Patienten durch kein anderes Operationsverfahren ersetzt werden kann, so erstaunt es, daß außer der Arbeitsgruppe Ritter u. Grünert [9] keine systematischen Untersuchungen über die Verankerung dieser Osteosynthese und über ihre Operationstechnik gemacht wurden. Die tierexperimentellen Untersuchungen von Szyszkowitz [13] wiesen auf die Probleme der medullären Revaskularisation hin, gingen jedoch wenig auf die Unterschiede zwischen der Technik einer Prothesenverankerung und einer Osteosynthese verbunden mit Knochenzement ein. Große klinische Studien [1] zeigten, daß dieses Opertionsverfahren gute und sehr gute Ergebnisse hatte. Trotzdem wurden außer experimentellen Studien an Leichenknochen, die die höhere Festigkeit der Verbundosteosynthesen bewiesen [2, 12], keine systematischen Untersuchungen zur Verbesserung und Optimierung der Technik durchgeführt. Vergleicht man Operationsverfahren mit Aufgaben und Applikationstechnik bei den Prothesen, so ist die Aufgabe des Knochenzementes bei der Verbundosteosynthese im wesentlichen dieselbe, nämlich, das Ausfüllen des Defektes zwischen Implantat und Knochen, wobei die Kraftübertragung dann als optimal gelten kann, wenn das Metallimplantat intramedullär vollständig von Knochenzement umgeben und über den Knochenzement quer im umgebenden Knochen verankert ist. Die Wirkung der Schraubenverankerung ist dabei im wesentlichen die eines Dübels. Die Schraube kann nur dann optimalen Halt bieten, wenn sie allseitig vom Dübel (Knochenzement) umgeben ist und nach allen Richtungen quer im umgebenden Knochen verankert ist. Die Verbundosteosynthese hat hierbei einige Schwierigkeiten zu überwinden, die bei der Prothesenverankerung nicht vorhanden sind. Einmal handelt es sich meistens um Frakturen. Auf die Notwendigkeit der Vermeidung von Knochenzementinterpositionen (Abb. 5) hatten bereits Ritter u. Grünert [9] hingewiesen. Dies ist jedoch nicht immer leicht. Die Vorbereitung des Zementbettes stößt ebenso auf Schwierigkeiten wie die adäquate Applikation des Zementes. Eine weitere Schwierigkeit besteht darin, daß es selten möglich ist, während der plastischen Phase der Zementverarbeitung optimal eine Metallage zu applizieren. Analog zur Prothesenverankerung kann schließlich eine optimale Querverankerung nur dann erreicht werden, wenn es gelingt die Markhöhle zu beiden Seiten der Fraktur und auch gegen die Frakturspalte und Defekte abzudichten. Unter diesen Gesichtspunkten können alle hier gezeigten Operationsergebnisse als mehr oder weniger mäßig bis schlecht bezeichnet werden. Es muß daher Scheuba [10] Recht gegeben werden, daß es sinnvoll ist, die Verbundosteosynthesen als Palliativoperationen vor dem Auftreten und nicht wie Parrish u. Murray [8] nach Eintreten der pathologischen Fraktur durchzuführen. Es kann palliativ eine weit bessere Osteosynthese ausgeführt werden.

Daß trotz der unvollständigen und wenig entwickelten Operationstechnik ein relativ hoher Grad an Stabilität bei den sehr brüchigen Knochen der alten und hochbetagten Patienten erreicht werden konnte, sollte Anlaß sein, von seiten der Grundlagenforschung die Voraussetzungen für eine Optimierung dieser Operationstechnik zu schaffen, insbesondere im Hinblick darauf, daß der Knochenzement für Antibiotika und Zytostatika als „Drug Delivery System" einer modernen Konzeption der Grundlagenforschung gerecht wird.

Schlußfolgerungen

- Die Verbundosteosynthese ist für spezielle Indikationen ein Operationsverfahren der Wahl.
- Die Operationstechnik der Verbundosteosynthese ist schwieriger als die Implantationstechnik einer Prothese.

– Trotz relativ schlechter Operationstechnik wird mit dem Verbund aus Knochenzement und Metall ein relativ hohes Maß an Stabilität erreicht.
– Die Bedeutung des Knochenzementes als „Drug Delivery System" zur Prophylaxe von Infektionen und zur Behandlung von Tumoren wird aufgrund der Grundlagenforschungsergebnisse zunehmen.

Literatur

1. Brüggemann H, Muhr G (1981) Ergebnisse bei der Verbundosteosynthese in Experiment und Klinik. Zentralbl Chir 106:649–658
2. Lintner P, Burri C, Hutzschenreuter P (1976) Untersuchungen zur Deformationsstabilität von Platten- und Verbundosteosynthesen des Femurschaftes. Helv Chir Acta 43:759–763
3. Müller ME (1962) Die Verwendung von Kunstharzen in der Knochenchirurgie. Arch Orthop Trauma Surg 54:513–522
4. Oest O (1968) Palliativoperationen bei Knochenmetastasen. Mel Med Mitt 42 (Suppl II)
5. Oest O (1970a) Verbundosteosynthesen in mechanischer und funktioneller Sicht. Verh Dtsch Orthop Ges 57:367–374
6. Oest O (1970b) Präventivbehandlung pathologischer Frakturen. Hefte Unfallheilkd 106:168–172
7. Oest O, Müller K, Hupfauer W (1975) Die Knochenzemente. Enke, Stuttgart
8. Parrish FF, Murray JA (1970) Surgical treatment for secondary neoplastic fractures. J Bone Joint Surg 52-A:665–686
9. Ritter G, Grünert A (1974) Biomechanische Untersuchungen zur Stabilität von Schenkelhalsfrakturen mit Verbundosteosynthesen. Arch Orthop Unfallchir 79:153–161
10. Scheuba G (1965) Osteosynthese pathologischer Frakturen. Zentralbl Chir 90:1737–1741
11. Scheuba G (1969) Die operative Behandlung der pertrochantären Oberschenkelfraktur mit Palacos. Hefte Unfallheilk 69:361–368
12. Schoettle H, Sauer HD, Jungbluth KH (1977) Stabilitätsmessungen bei Osteosynthesen am proximalen Femur. Arch Orthop Unfallchir 89:87–100
13. Szyszkowitz R (1971) Einbau und Abbau von Knochenzement im Tierversuch. Arch Orthop Unfallchir 71:71–94

II. Diagnostik

Magnetresonanztomographie in der Diagnostik von Skelettmetastasen

J. PEISS und K. BOHNDORF

Einleitung

Nachdem in den letzten 8 Jahren die Wertigkeit der MRT bei Fragestellungen in fast allen Körperregionen ausgiebig untersucht worden ist, hat sich in der täglichen Praxis neben den weiterhin dominierenden Untersuchungen des zerebrospinalen Systems die Anwendung am Skelett, an Gelenken und peripheren Weichteilen durchgesetzt. Während kalkhaltige Strukturen auf Grund des Fehlens von Protonen selbst nur ungenügend und signallos dargestellt werden, können Fett, Knochenmark, Knorpel, Muskeln, Ligamente, Flüssigkeit und Nerven in bisher nicht gekannter Kontrast- und Ortsauflösung direkt visualisiert werden.

Untersuchungstechnik und Strategie bei Verdacht auf Skelettmetastasen

Die Untersuchungstechnik von tumorösen Skelettveränderungen basiert auf T1- und T2-gewichteten Spinecho-(SE-)sequenzen, wobei das Vorgehen bei primären und sekundären Knochentumoren prinzipiell gleich ist. T1-gewichtete SE-Sequenzen sind durch relativ kurze Echo-(TE) und Repetitionszeiten (TR) charakterisiert (z. B. TE = 15 ms, TR = 600 ms). Dagegen zeichnen sich T2-gewichtete SE-Sequenzen durch relativ lange Echo- und Repetitionszeiten (z. B. TE = 90 ms, TR = 2200 ms) aus. Die Nachteile einer T2-gewichteten Spinechosequenz bestehen in einer im Vergleich zur T1-gewichteten SE-Sequenz relativ langen Meßzeit, einer hierdurch bedingten vermehrten Anfälligkeit für Bewegungsartefakte sowie einem relativ schlechten Signal-Rausch-Verhältnis. Als Alternative zur T2-gewichteten SE-Sequenz kommt daher eine T2-gewichtete Gradientenecho-(GE-)sequenz in Betracht, z. B. FLASH mit einem Flipwinkel von 40°, einer relativ langen Repetitionszeit von 300–500 ms und einer Echozeit zwischen 12 und 20 ms [3]. Zur Basisdiagnostik von Knochenmarkveränderungen speziell der Wirbelsäule wurde von Krauss u. Tiling [12] eine FLASH-GE-Sequenz (Flipwinkel 40°, TR 500 ms, TE 17 ms) empfohlen, die in der überwiegenden Anzahl der Untersuchungen die T2-gewichtete SE-Sequenz überflüssig macht. GE-Sequenzen bieten zwar im Vergleich zu T2-gewichteten SE-Sequenzen den Vorteil der Meßzeitverkürzung, nachteilig ist jedoch eine im Vergleich zu SE-Sequenzen erhöhte Anfälligkeit für Fluß- und Bewegungsartefakte sowie für Magnetfeldinhomogenitäten. Zur Reduzierung der Fluß- und Bewegungsartefakte empfiehlt sich daher eine Vorsättigung der artefaktverursachenden Region, z. B. der prävertebralen Halsweichteile bei der Darstellung der Halswirbelsäule.

Eine Verbesserung des Kontrastes zwischen Tumorgewebe und umgebendem Fett- und Muskelgewebe wird durch die Anwendung von STIR (Short TI Inversion Recovery)-Sequenzen ermöglicht [6]. Bei diesem Verfahren wird das Signal des Fettgewebes selektiv unterdrückt, während das Signal von Flüssigkeit, Ödem umd Tumorgewebe verstärkt wird.

Im Falle einer sich nach extraossär ausdehnenden Skelettmetastase ist zur besseren Abgrenzung der extraossären Tumorkomponente von den umgebenden Weichteilen und von einem möglichen peritumoralen Ödem eine zusätzliche T1-gewichtete SE-Sequenz nach intravenöser Applikation von Gd-DTPA (0,1 mmol/kg KG) indiziert. Alternativ kommt eine T1-betonte FLASH-GE-Sequenz, z. B. mit einem Flipwinkel von 90° (TR 40 ms, TE 10 ms), nach Gd-DTPA i.v. in Betracht [7].

Kontrastverhalten und Morphologie von Skelettmetastasen

Die Signalintensität des normalen Knochenmarks wird durch das Ausmaß der Verfettung bestimmt und ist somit alters- und lokalisationsabhängig. Infolge der physiologischen, mit dem Alter zentripetal fortschreitenden Verfettung des Knochenmarkes ist beim Erwachsenen das blutbildende Mark auf Wirbelsäule, Rippen, Becken, Sternum sowie proximale Humerus- und Femurmetaphysen reduziert [4, 13]. Das Fettmark zeichnet sich durch kurze T1- und mittlere T2-Zeiten aus und verfügt daher über eine hohe Signalintensität im Vergleich zur Muskulatur in T1- und T2-gewichteten Spinecho-(SE-)sequenzen. Nach Strahlentherapie kommt es, besonders an der Wirbelsäule mit ihrem hohen Anteil an hämatopoetischem Mark, zu einer Zunahme der Signalintensität des Knochenmarks in T1-gewichteten Sequenzen innerhalb der Feldgrenzen [14]. Dies wird durch eine therapiebedingte zunehmende Verfettung des Knochenmarks, die etwa 3–6 Wochen nach Einleitung der Radiatio beginnt, erklärt [18].

Im Vergleich zum Fettmark besitzt das blutbildende Mark eine längere T1- und eine kürzere T2-Zeit. Dies führt zu einer Signalintensitätsminderung in den T1- und T2-gewichteten SE-Sequenzen. Da auch das blutbildende Mark einen Fettgehalt von bis zu 50% aufweist, liegt in T1-gewichteten SE-Sequenzen eine im Vergleich zu pathologischen Prozessen relativ hohe Signalintensität vor. Aus diesem Grunde bilden sich Skelettmetastasen in T1-gewichteten Sequenzen im Vergleich zum umgebenden Knochenmark in der Regel hypointens ab (Abb. 1). Ausnahmen sind wegen der paramagnetischen Eigenschaften von Melanin und Methämoglobin melaninhaltige Metastasen maligner Melanome sowie hämorrhagisch imbibierte Metastasen, die

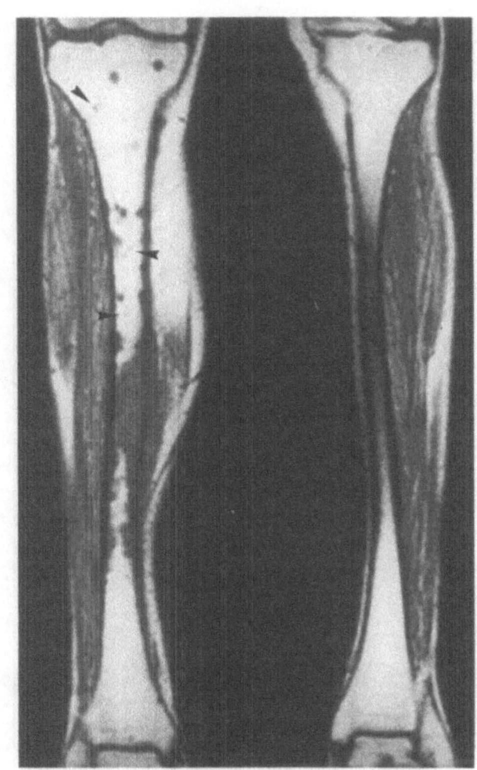

Abb. 1. MRT beider Tibiae in koronarer Schnittführung, T1-gewichtete SE-Sequenz (TR/TE = 500/20 ms): multiple hypointense Herde im Knochenmark der linken Tibia im Sinne von Metastasen eines bekannten nichtkleinzelligen Bronchialkarzinoms. Auch kleinste Herde (< 3 mm) sind erkennbar (*Pfeile*)

bei dieser Meßanordnung signalreicher zur Darstellung kommen. Das Signalverhalten von Skelettmetastasen in T2-gewichteten SE-Sequenzen ist abhängig von ihrem Verkalkungsgrad. Rein osteolytische Metastasen sind wegen der hohen Zelldichte und der hiermit verbundenen höheren Protonendichte im Vergleich zum umgebenden Knochenmark in der T2-gewichteten Sequenz als signalreiche Areale zu erkennen. Wegen der die T2-Zeit verkürzenden Eigenschaft von Melanin und Methämoglobin ist bei melaninhaltigen Metastasen maligner Melanome sowie, abhängig vom Alter der Hämorrhagie, bei eingebluteten Metastasen eine reduzierte Signalintensität im T2-gewichteten Bild möglich. Osteoplastische Metastasen zeigen in Abhängigkeit von Osteosklerose und korrelierender Minderung der Protonendichte eine Reduktion der Signalintensität.

In FLASH-Sequenzen mit verlängerter Repetitionszeit und einem Flipwinkel von 40° erscheint das normale Knochenmark im Vergleich zu SE-Sequenzen signalarm (Abb. 2). Als Ursache des Signalverlusts werden lokale Magnetfeldinhomogenitäten in Verbindung mit Chemical-shift-Einflüssen angenommen, wobei die unterschiedlichen Gewebesuszeptibilitäten von spongiösem Knochen, blutbildendem Mark und Fettmark zu einer Aufhebung des Gesamtsignals führen sollen [12]. Eine maligne Infiltration des Knochenmarks

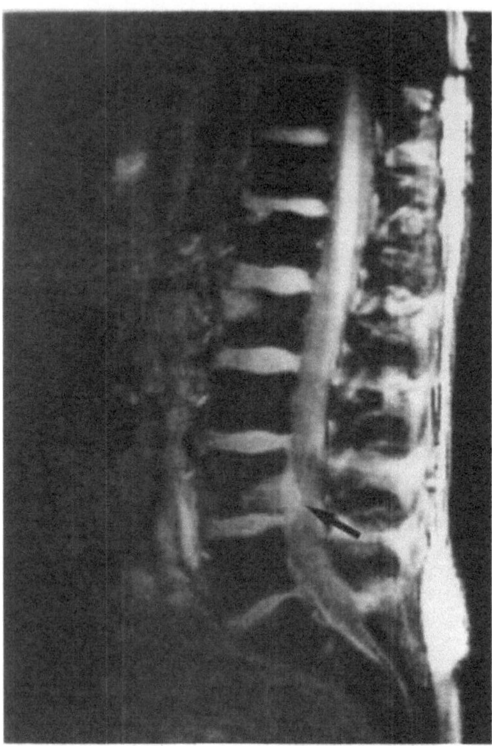

Abb. 2. FLASH-GE-Sequenz im Bereich der LWS (Flipwinkel: 40°. TR/TE = 100/13 ms): multiple Metastasen eines kleinzelligen Bronchialkarzinoms, die in dieser Sequenz hyperintens zur Darstellung kommen. Deutliche Vorwölbung einer Metastase des 4. LWK in den Spinalkanal (*Pfeil*). Das normale Knochenmark ist in dieser Sequenz stark hypointens

mit Zerstörung der Spongiosa führt zu einer Aufhebung der lokalen Magnetfeldinhomogenitäten. Dies resultiert in einer starken Signalintensitätszunahme (Abb. 2), wobei homogen verkalkte Metastasen ausgenommen sind. Ein ähnliches Signalverhalten wird in Fettsignal unterdrückenden STIR-Sequenzen beobachtet.

Die Kortikalis ist auf Grund der sehr geringen Protonendichte in allen Sequenzen extrem signalarm. Eine tumoröse Infiltration der Kortikalis stellt sich daher in T2-gewichteten Meßanordnungen als signalreiche Struktur dar. Im Falle einer extraossären Ausdehnung gelingt die Abgrenzung osteolytischer Skelettmetastasen von der angrenzenden Muskulatur in der Regel in der T2-gewichteten SE-Sequenz, da die Osteolyse in dieser Sequenz eine wesentlich höhere Signalintensität als die Muskulatur besitzt. Alternativ kommen T1-gewichtete SE- oder GE-Sequenzen nach intravenöser Applikation von Gd-DTPA in Betracht. Hierbei führt die i. allg. verstärkte Kontrastmittelaufnahme von vitalem Tumorgewebe zu einer Verbesserung des Kontrasts. Dies gilt auch für die Differenzierung von Tumorgewebe und peritumoralen Ödem. Bei der Beurteilung der Ausdehnung von Metastasen in den Spinalkanal sind ebenfalls T1-gewichtete Sequenzen nach Kontrastmittelinjektion von Vorteil (Abb. 3d), da in nativen T2-gewichteten Sequenzen die Abgrenzung von Tumorgewebe und ebenfalls signalreichem Liquor schwierig sein kann. Die

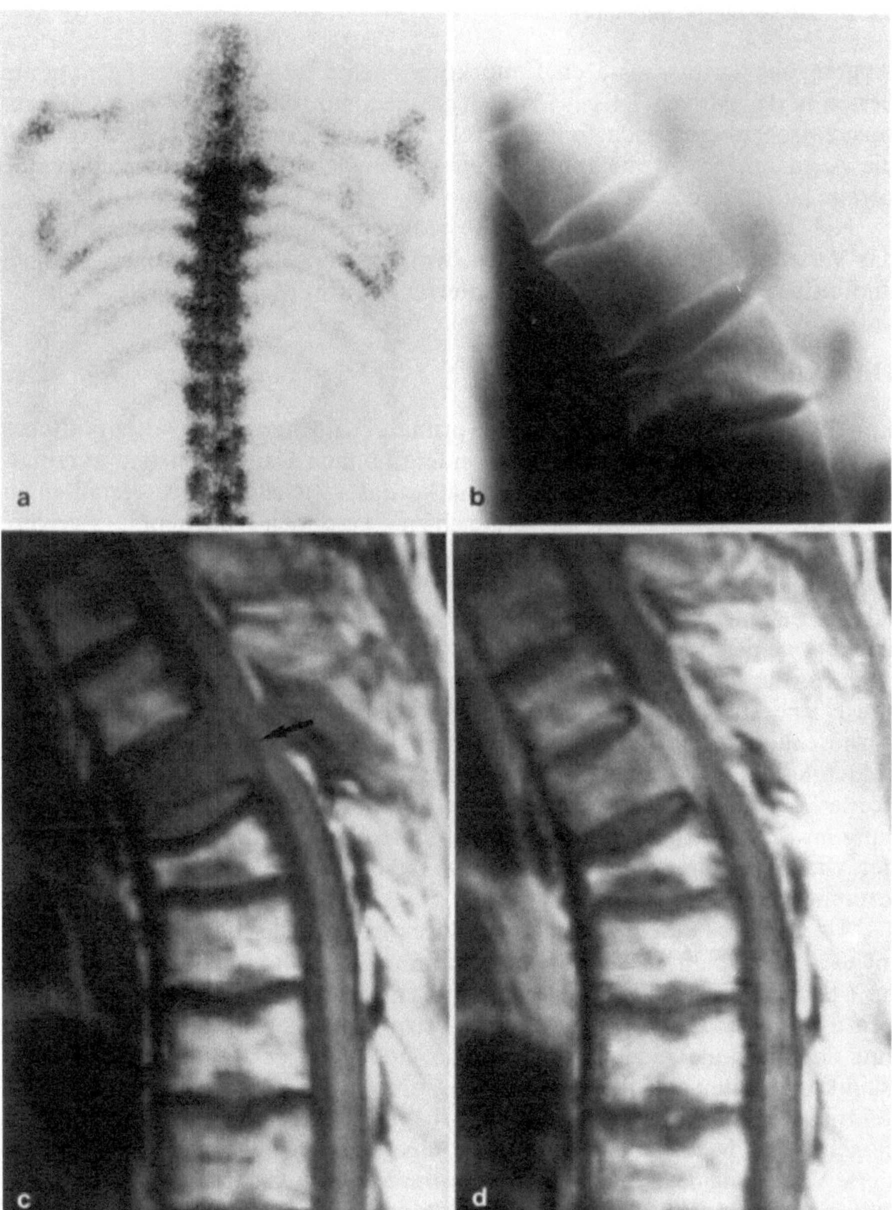

Abb. 3. a–d. Alte Kompressionsfraktur eines BWK und Metastase eines malignen Melanoms im darüberliegenden BWK. **a** Skelettszintigraphie: Aktivitätsanreicherung im Bereich der oberen BWS, die nicht sicher einem bestimmten Wirbelkörper zuzuordnen ist. **b** Seitliche Tomographie: Kompressionsfraktur des 5. BWK, metastasenbedingt? Kein sicherer Nachweis eines metastatischen Befalls von BWK 4. **c** Native T1-gewichtete SE-Sequenz: Der keilförmig komprimierte 5. BWK (s. **b**) ist bei normalem Knochenmarksignal eindeutig als alte Kompressionsfraktur zu erkennen. Jedoch liegt eine vollständige Auslöschung des Knochenmarksignals im 4. Wirbelkörper im Sinne eines metastatischen Befalls mit Vorwölbung in den Spinalkanal vor (*Pfeil*). **d** T1-gewichtete SE-Sequenz nach i.v.-Injektion von Gd-DTPA: Die inhomogene Kontrastmittelanreicherung beweist den tumorösen Befall. Gute Kontrastierung des epiduralen Anteils

Abgrenzung der extraossären Tumorkomponente zum Fettgewebe gelingt am besten in der nativen T1-gewichteten SE-Sequenz, da hier der stärkste Kontrast zwischen signalreichem Fettgewebe und signalarmen Tumor vorliegt. Auf die Ausnahmen von melaninhaltigen und eingebluteten Metastasen wurde bereits hingewiesen.

Neben dem Signalverhalten wird zur Beschreibung von Skelettmetastasen das Verteilungsmuster herangezogen, wobei grundsätzlich zwischen fokalem und diffusem Metastasierungstyp unterschieden werden kann [1].

Differentialdiagnose

Ein für Skelettmetastasen oder für primäre Knochenneoplasmen typisches Signalmuster existiert nicht. Insbesondere können Osteolysen und entzündliche Veränderungen des Knochenmarks das gleiche Kontrastverhalten in T1-gewichteten Sequenzen im Vergleich zum gesunden Knochenmark zeigen. Hier sind zusätzliche, morphologische Kriterien, wie z. B. ein disseminierter Befall mit Betonung des Achsenskeletts, eine Mitbeteiligung der Wirbelbögen oder eine fehlende Beteiligung der Intervertebralräume, notwendig, um die Diagnose einer Skelettmetastasierung wahrscheinlicher zu machen. Dies gilt auch für die Unterscheidung zwischen einer frischen, traumatisch bedingten sowie einer neoplastisch bedingten Wirbelkörperkompressionsfraktur: Die Auslöschung des normalen Knochenmarksignals in der T1-Wichtung wird in beiden Fällen gefunden, sie ist nicht spezifisch für eine pathologische Wirbelkörperfraktur neoplastischer Genese [19]. Andererseits gelingt die Differenzierung im Falle einer mehr als 12–24 Monate alten Kompressionsfraktur: Bei der alten Fraktur ist das Knochenmarksignal normal, und eine Neoplasie kann ausgeschlossen werden (Abb. 3c).

Als Differentialdiagnose einer solitären osteoplastischen Metastase kommen eine Kompaktainsel oder ein Osteom in Betracht, da alle diese Läsionen im T1- und im T2-gewichteten Bild signalarm erscheinen. Bei multiplen Läsionen dieser Art muß neben multiplen osteoplastischen Skelettmetastasen an eine Osteopoikilie gedacht werden. Hier helfen bei der Differentialdiagnose Klinik und unterschiedliches Verteilungsmuster der Veränderungen weiter.

In der T1-Wichtung signalreiche Läsionen können melaninhaltigen oder eingebluteten Metastasen entsprechen, eine umschriebene, rundlich konfigurierte Verfettung des Knochenmarkes kann jedoch eine ähnliche Morphologie aufweisen. Hier gelingt die Differenzierung mittels T2-gewichteter Sequenzen.

Klinische Bedeutung

Die MRT ist beim Nachweis von pathologischen Veränderungen und somit auch Metastasen des Knochenmarks hoch sensitiv und der konventionellen Röntgenaufnahme überlegen [17] (Abb. 3, 4). Eigene Erfahrungen weisen außerdem auf eine Überlegenheit der MRT im Vergleich zur Computertomographie hin (Abb. 4).

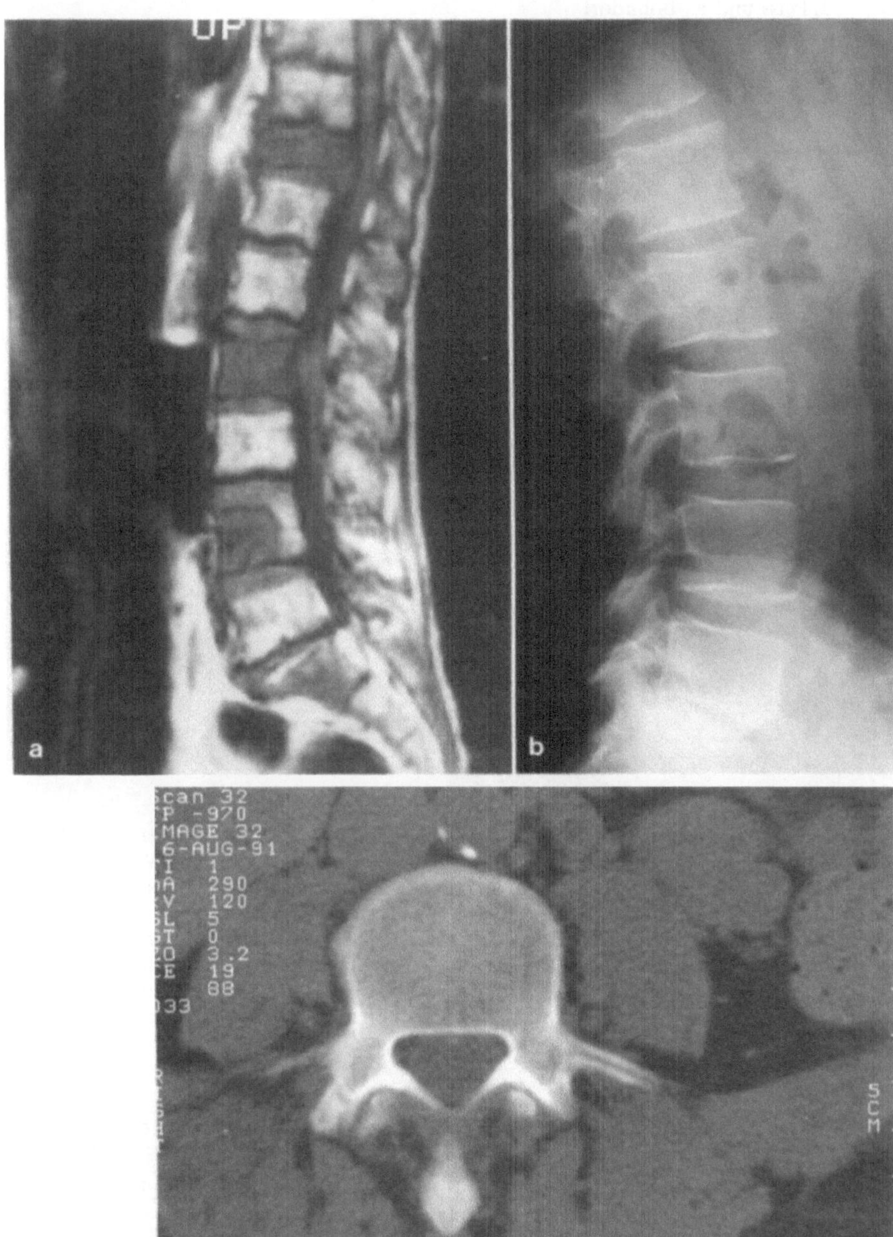

Abb. 4 a–c. Metastasierendes Plattenepithelkarzinom des Hypopharynx. **a** T1-gewichtete Aufnahme der LWS: Pathologische Kompressionsfraktur des 11. BWK mit Impression des Duralsackes. Außerdem Nachweis von hypointensen Wirbelmetastasen in LWK 2, 4 sowie in S1. **b** LWS seitlich: kein Nachweis von Metastasen im Bereich der LWS. **c** CT in Höhe von LWK 4: nur punktförmige, hypodense Areale, die schwer von einer Osteoporose zu unterscheiden sind, kommen zur Darstellung. Kein eindeutiger Metastasennachweis

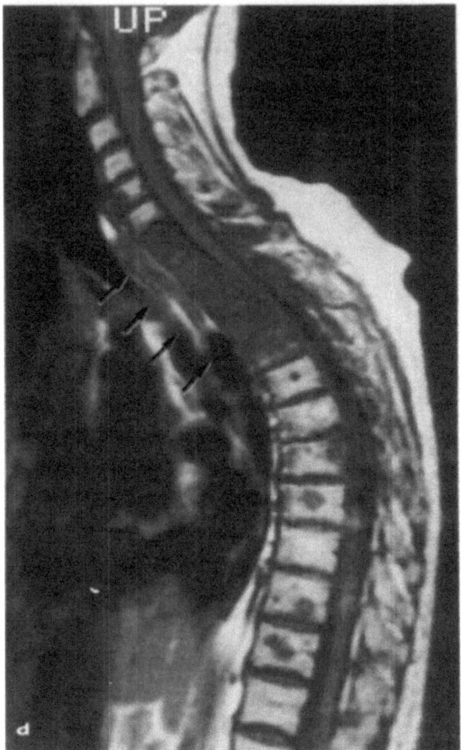

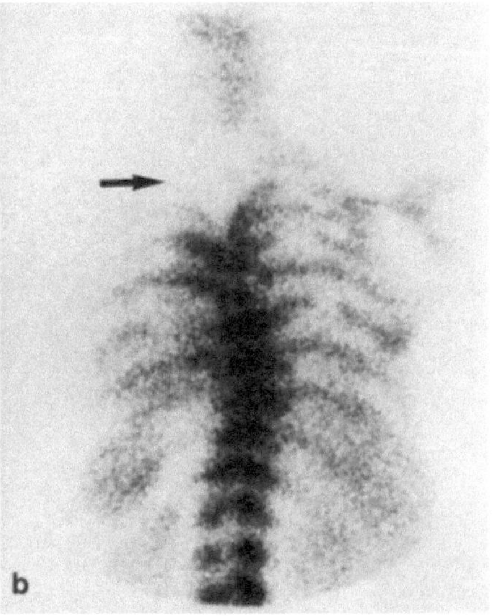

Abb. 5a, b. Metastasierendes Mammakarzinom, Zustand nach Radiatio im HWS/BWS-Übergang. Erneute Metastasierung? **a** T1-gewichtete Untersuchung von HWS und BWS: Vollständige Auslöschung des Knochenmarksignals im Bereich mehrerer Wirbelkörper des cervikothorakalen Übergangs im Sinne von Metastasen (*Pfeile*). Zusätzlich Nachweis von multiplen kleinen Metastasen der übrigen Wirbelsäule. **b** Knochenmarkszintigraphie: Lediglich Nachweis einer unscharf abgrenzbaren Minderbelegung im cervikothorakalen Übergang (*Pfeil*). Keine Differenzierung zwischen radiatiobedingter Minderbelegung und Metastasen möglich. Auch die in der MRT nachgewiesenen kleineren Metastasen können nicht erkannt werden

In mehreren Studien wurde eine der Skelettszintigraphie überlegene Sensitivität der MRT beim Nachweis von Skelettmetastasen nachgewiesen [1, 8, 10]. In einer retrospektiven Studie von Frank et al. [8] wurde beobachtet, daß in 28% der Fälle (n = 106) die MRT bei negativem szintigraphischen Befund eine maligne Infiltration nachweisen konnte. Nur bei einem Patienten lag bei pathologischem szintigraphischem Befund eine unauffällige MRT vor. Die Gründe für die höhere Sensitivität der MRT bei der Diagnostik von Skelettmetastasen liegen einerseits in der höheren Kontrast- und Ortsauflösung der MRT und andererseits in der Tatsache, daß eine szintigraphische Aktivitätsanreicherung im Falle einer Osteolyse vom Eintritt einer osteoplastischen Reaktion des umgebenden Knochengewebes abhängig ist. Das Phänomen eines negativen szintigraphischen Befundes bei osteolytischer Infiltration ist insbesondere beim Plasmozytom bekannt geworden, so daß die diagnostische Überlegenheit der MRT hier besonders deutlich wird [5]. Unter den soliden Tumoren ist v. a. beim metastasierten Neuroblastom eine ähnliche Problematik zu erwarten, da hier insbesondere bei Befall der Metaphysen der langen Röhrenknochen in hohem Ausmaß von falsch-negativen Befunden in der Skelettszintigraphie ausgegangen werden muß [11]. Auch im Vergleich zu der für das Neuroblastom spezifischen mIBG-Szintigraphie zeigt die MRT eine höhere Sensitivität beim Nachweis einer Knochenmarkmetastasierung [2].

Eine Verbesserung der nuklearmedizinischen Diagnostik bringt der zusätzliche Einsatz der Knochenmarkszintigraphie unter Verwendung von ^{99m}Tc-markierten Mikrokolloiden oder ^{99m}Tc-markierten monoklonalen Antikörpern, die gegen Granulozyten und reife Zellen der Granulopoese gerichtet sind [9, 15]. Wie eigene Erfahrungen zeigen, ist die Knochenmarkszintigraphie zumindest an der Wirbelsäule durch falsch-positive Befunde in der Nähe von Deck- und Bodenplatten von Wirbelkörpern bei Osteochondrose belastet [3]. Die MRT zeigt in diesen Fällen, daß die metastasenverdächtigen Auslöschungen in der Knochenmarkszintigraphie fokalen Verfettungen entsprechen. Auch reicht die Ortsauflösung der Knochenmarkszintigraphie häufig nicht aus, kleine Befunde von 3 – 8 mm Durchmesser zu zeigen (Abb. 5). Die Knochenmarkszintigraphie ist im Gegensatz zur MRT nicht in der Lage, bei Zustand nach Strahlentherapie zwischen radiatiobedingter fehlender Hämatopoese und maligner (Re)infiltration zu differenzieren.

Bei Wirbelmetastasen mit epiduraler Ausdehnung hat die MRT im Vergleich zur alleinigen Myelographie die Vorteile, sowohl die vertebtrale als auch den paravertebrale Tumorausdehnung darzustellen. Außerdem können zusätzliche Metastasen und das Myelon komprimierende Raumforderungen, die jenseits eines myelographischen Kontrastmittelstops gelegen sind, nachgewiesen werden [16].

Trotz der Überlegenheit der MRT bleibt die Skelettszintigraphie wegen ihrer Fähigkeit, das gesamte Skelettsystem in einem Untersuchungsgang darzustellen, und der zur Zeit noch zu geringen Verbreitung von MRT-Anlagen die primäre Methode beim Staging von soliden Tumoren. An zweiter Stelle stehen gezielte konventionelle Röntgenaufnahmen des Skeletts.

Eine notwendige Indikation zur MRT ergibt sich u. E. bei:
1. unklarem szintigraphischen Befund oder Diskrepanz zwischen szintigraphischem und konventionell-radiologischen Befund;
2. Diskrepanz zwischen negativem szintigraphischen und positivem klinischen Befund,
3. Metastasen im Bereich der Wirbelsäule mit neurologischer Symptomatik.

Literatur

1. Algra PR, Tissing H, Bloem JL, Arndt JW, Falke THM, Verboom L (1989) MRI and bone scintigraphy in the detection of vertrabral metastases. Radiology 173:142
2. Benz-Bohm G, Gross-Fengels W, Widemann B, Linden A (1990) Knochenmarkmetastasierung bei Neuroblastom: MRT im Vergleich zur Knochenmarkzytologie und mIBG-Szintigraphie. Fortschr Röntgenstr 152:523–527
3. Bohndorf K (1991) MR-Tomographie des Skeletts und der peripheren Weichteile. Springer, Berlin Heidelberg New York Tokyo
4. Custer RP, Ahlfeldt FE (1932) Studies on the structure and function of bone marrow. J Lab Clin Med 17:960
5. Daffner RH, Lupetin AR, Dash N, Deeb ZL, Sefczek RJ, Schapiro RL (1986) MRI in the detection of malignant infiltration of bone marrow. AJR 146:353–358
6. Dwyer AJ, Frank JA, Sank VJ, Reinig JW, Hickey AM, Doppman JL (1988) Short-TI inversion-recovery pulse sequence: analysis and initial experience in cancer imaging. Radiology 168:827–836
7. Erlemann R, Reiser M, Peters PE, Vasallo P, Härle A (1988) Rationeller Einsatz von Flash-Sequenzen im Staging von Knochen- und Weichteiltumoren. Fortschr Röntgenstr 149:178–183
8. Frank JA, Ling A, Patronas NJ, Carrasquillo JA, Horvath K, Hickey AM, Dwyer AJ (1990) Detection of malignant bone tumors: MR imaging vs scintigraphy. AJR 155:1043–1048
9. Hotze A, Löw A, Mahlstedt J, Wolf F (1984) Kombinierte Knochenmark- und Skelettszintigraphie bei ossären und myelogenen Erkrankungen. Fortschr Röntgenstr 140, 6: 717–723
10. Kattapuram SV, Khurana JS, Scott JA, El-Khoury GY (1990) Negative scintigraphy with positive magnetic resonance imaging in bone metastases. Skeletal Radiol 19:113–116
11. Kaufman RA, Thrall JH, Keyes JW, Brown ML, Zakem JF (1978) False negative bone scans in neuroblastoma metastatic to the ends of long bones. AJR 130:131–135
12. Krauss B, Tiling R (1988) Gradienten-Echo-Sequenzen mit verlängerter Repetitionszeit in der Diagnostik von Knochenmarksveränderungen der Wirbelsäule. Digit Bilddiagn 8:65–69
13. Kricun ME (1985) Red-yellow marrow conversion: its effect on the location of solitary bone lesions. Skeletal Radiol 14:10–19
14. Ramsey RG, Zacharias CE (1985) MR imaging of the spine after radiation therapy: easily recognizable effects. AJR 144:1131–1135
15. Reske SN, Karstens JH, Gloeckner W, Steinsträsser A, Schwarz A, Ammon J, Buell U (1989) Radioimmunoimaging for diagnosis of bone marrow involvement in breast cancer and malignant lymphoma. Lancet 11:299–301
16. Smoker WRK, Godersky JC, Knutzon RK, Keyes WD, Norman D, Bergman W (1987) The role of MR imaging in evaluation metastatic spinal disease. AJR 149:1241–1248
17. Smolarz K, Jungehülsing M, Krug B, Linden A, Göhring UJ, Schicha H (1990) Kernspintomographie des Knochenmarks bei Karzinompatienten mit einer solitären Mehranreicherung im Skelettszintigramm. Nucl Med 29:269–273
18. Stevens SK, Moore SG, Kaplan ID, (1990) Early and late bone-marrow changes after irradiation: MR evaluation. AJR 154:745–750
19. Yuh WTC, Zachar CK, Barloon TJ, Sato Y, Sickels WJ, Hawes DR (1989) Vertebral compression fractures: Distinction between benign and malignant causes with MR imaging. Radiology 172:215–218

Stellenwert der Skelettszintigraphie in der Diagnostik ossärer Metastasen

K. Rieden und P. Georgi

Während die röntgenologische Diagnostik von Knochenmetastasen auf einer morphologischen Strukturanalyse des abgebildeten Knochens beruht, ermöglicht die Skelettszintigraphie eine Funktionsanalyse des Skelettsystems, indem sie Gebiete eines erhöhten Mineralumsatzes aufdeckt. Knochenerkrankungen verschiedenster Genese stellen sich dabei im Skelettszintigramm als Herde vermehrter oder verminderter Nuklidanreicherung dar.

Als Radiopharmaka werden heute ^{99m}Tc-markierte-Diphosphonate verwendet, die Skelettabbildung erfolgt mittels Gamma-Kamera, wobei zur Metastasensuche Ganzkörperszintigramme in ventraler und dorsaler Sicht erforderlich sind, da manche Herde sich, abhängig von ihrer Lage, nur in der ventralen oder dorsalen Projektion darstellen (Abb. 1). Der Anreicherungsmechanismus des Radiopharmakons beruht darauf, daß in den ersten 2–4 h nach i.v. Applikation von üblicherweise 550 MBq (15 mCi) ^{99m}Tc-Methylendiphosphonat ca. 40% der Phosphatmoleküle an den Apatitkristallen des Knochens angelagert werden, während der Rest der Substanz über die Nieren ausgeschieden wird. Nach ca. 2 h erfährt so das gesamte Skelettsystem eine deutliche Aktivitätsanreicherung gegenüber den Weichteilen, wobei infolge der Ausscheidung eines Teils der radioaktiv markierten Substanz Nieren und Harnblase ebenfalls dargestellt sind.

Da ^{99m}Tc ein reiner Gammastrahler ist und die Halbwertzeit ca. 6 h beträgt, ist die Strahlenbelastung der Patienten gering. Sie beträgt bei 15 mCi ^{99m}Tc-MDP für das Knochenmark 0,525 cGy, für die Ovarien 0,195 cGy, für die Testes 0,15 cGy und für die Harnblase 6,6 cGy [3].

Der Grad der Nuklidanreicherung im Knochen ist abhängig von der lokalen Vaskularisation und der Osteoblastentätigkeit. Skelettmetastasen bewirken wie zahlreiche andere maligne, traumatische oder benigne Knochenläsionen eine Störung des Knochenstoffwechsels mit mehr oder weniger ausgeprägter reaktiver oder tumorindizierter Knochenneubildung und führen so zu vermehrter Nuklideinlagerung, sog. „hot spots" (Abb. 1). Andererseits können Knochenmetastasen, insbesondere beim Hypernephrom oder Schilddrüsenkarzinom mit lokalen Minderspeicherungen bzw. Speicherdefekten, sog. „cold lesions" (Abb. 2a, b) einhergehen oder eine normale Aktivitätsverteilung aufweisen, wenn eine reaktive Knochenneubildung fehlt bzw. für den szintigraphischen Nachweis zu gering ist oder wenn infolge schnellen Tumor-

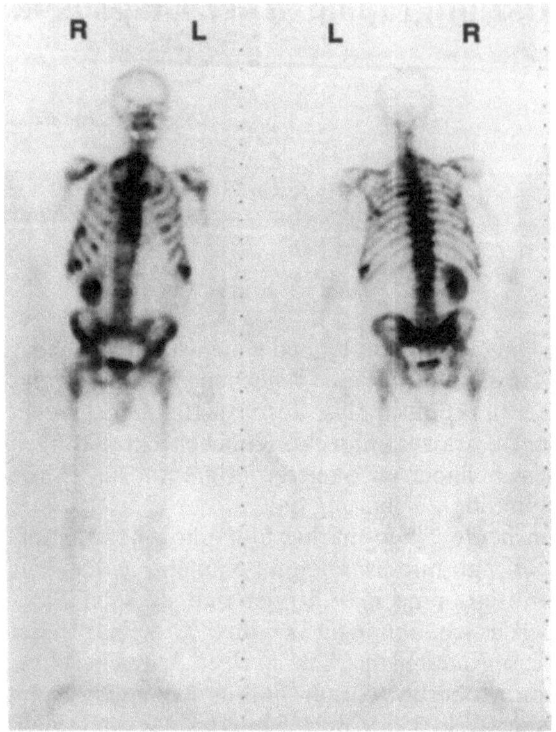

Abb. 1. Ganzkörper-Skelettszintigramm mit 550 MBq ^{99m}Tc-MDP einer Patientin mit Mammakarzinom und ausgedehnter Knochenmetastasierung. Multiple Herde vermehrter Nuklidanreicherung, die sich z.T. nur in der ventralen, z.T. nur in der dorsalen Projektion darstellen

wachstums die neugebildete Knochenmatrix bereits vor ihrer Mineralisation resorbiert wird [1, 4].

Wie wir anhand einer Studie von 2156 Tumorpatienten, die über insgesamt 4773 Skelettabschnitten untersucht wurden, zeigen konnten, ist die Skelettszintigraphie bei einer Sensitivität von 94% als Screeningmethode allen anderen Untersuchungsverfahren überlegen [2]. Durch sie kann eine Störung des Knochenstoffwechsels frühzeitiger erfaßt werden als eine morphologische Änderung durch das Röntgenbild. Die Abb. 3 zeigt eine Patientin mit Mammakarzinom und gemischtförmiger Metastasierung am rechten Sakroiliakalgelenk, bei der das Skelettszintigramm bereits 1 Jahr vor dem Röntgenbild positiv war. Hinzu kommt, daß mit dieser nichtinvasiven Methode geringer

Abb. 2a, b. Skelettszintigramm (a) und Röntgenbild (b) einer Patientin mit Schilddrüsenkarzinom. Osteolytische Metastasierung an LWK 1, sich im Szintigramm als „cold lesion" darstellend

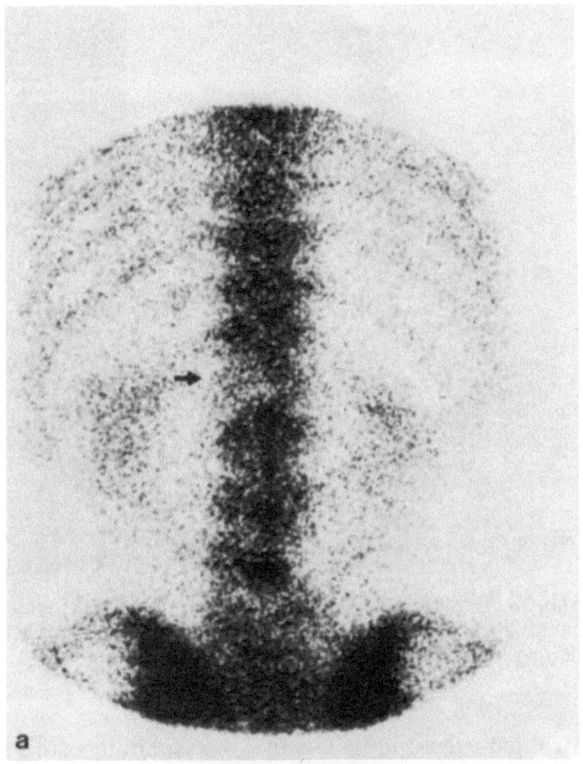

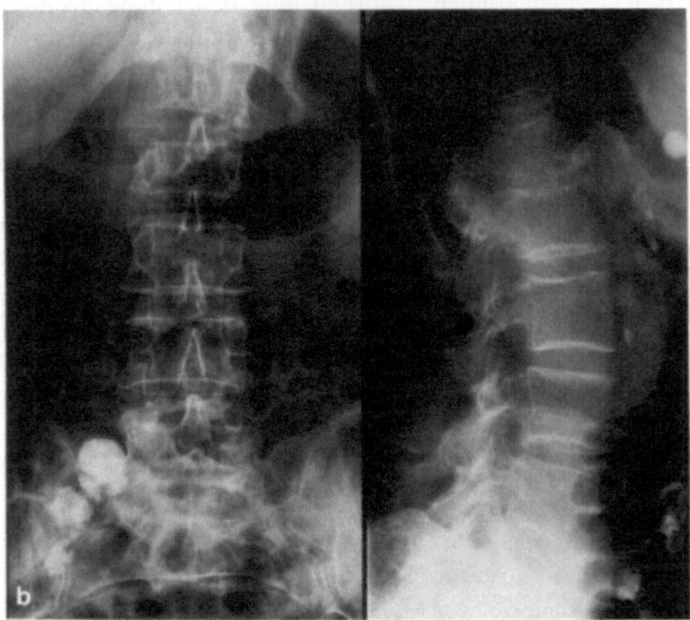

Abb. 2a, b

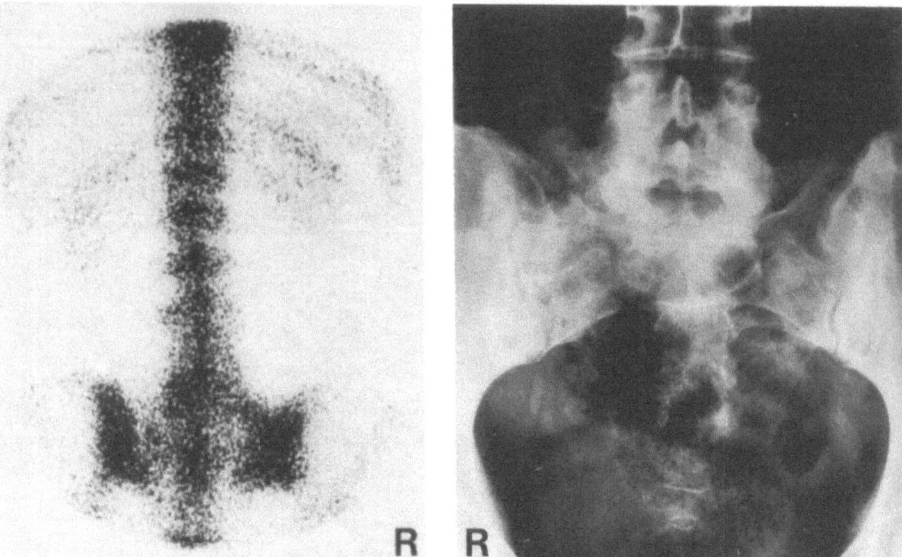

Abb. 3. Vermehrte Nuklidanreicherung am re. Sakroiliakalgelenk 1979. Nach anfänglich unauffälligem Röntgenbild läßt sich 1980 in diesem Bereich eine gemischtförmige Metastasierung abgrenzen

Strahlenbelastung in einem Untersuchungsgang sämtliche Skelettabschnitte erfaßt werden können, während eine Beurteilung größerer Skelettregionen mittels der übrigen bildgebenden Verfahren nur in mehreren zeit- und kostenintensiven Untersuchungsgängen möglich ist.

Ein bekannter Nachteil der Skelettszintigraphie ist ihre geringe Spezifität, da, wie bereits erwähnt, jede Störung des Knochenstoffwechsels – ob benigner, traumatischer oder maligner Genese – zu lokal vermehrter oder verminderter Nuklideinlagerung führen kann. In Tabelle 1 sind Sensitivität und Spezifität der Untersuchungsmethode, d. h. falsch-positive und falsch-negative Ergebnisse in der Metastasendiagnostik dargestellt. Wenngleich gelegentlich Form, Intensität und Lokalisation einer abnormen Aktivitätsanreicherung auf die Genese schließen lassen, ist in jedem Fall die röntgenologische Kontrolle zur artdiagnostischen Abklärung der szintigraphisch auffälligen Skelettabschnitte

Tabelle 1. Skelettszintigraphie bei ossären Metastasen
(2156 Tumorpatienten, 4773 Skelettabschnitte)

Sensitivität 94 %

falsch-positive Befunde in 6 %

falsch-negative Befunde in 4 %

Folgerung: Röntgenologische Kontrollen entsprechender Gebiete bei positivem Scan und schmerzhafte Skelettregionen bei negativem Scan

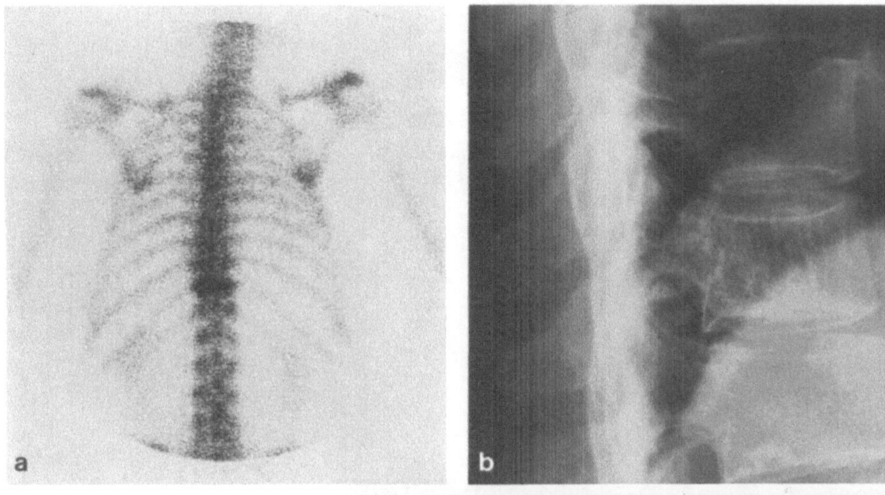

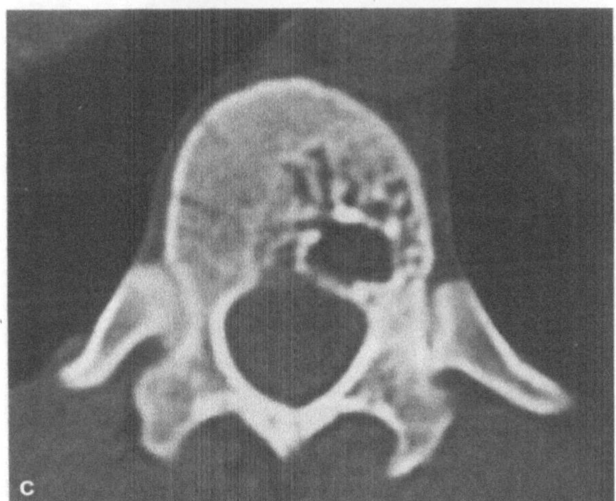

Abb. 4. a Intensive, metastasenverdächtige Aktivitätsanreicherung an BWK 11. **b, c** Röntgenologischer und computertomographischer Nachweis eines Wirbelhämangioms mit strähniger Strukturauflockerung im Röntgenbild und irregulär verteilten, verdickten Knochentrabekeln mit lakunärer Höhlenbildung im CT. Fettgewebstypische Dichte. Demarkierender Sklerosesaum

durchzuführen, um falsche Befundinterpretationen zu vermeiden. Die Abb. 4a–c zeigen das Skelettszintigramm und Röntgenbild einer 46jährigen Patientin mit bekanntem Mammakarzinom, die szintigraphisch eine intensive, metastasenverdächtige Nuklidanreicherung an BWK 11 erkennen ließ, während die daraufhin durchgeführten röntgenologischen und computertomographischen Kontrollen das charakteristische Bild eines Wirbelhämangioms zeigten.

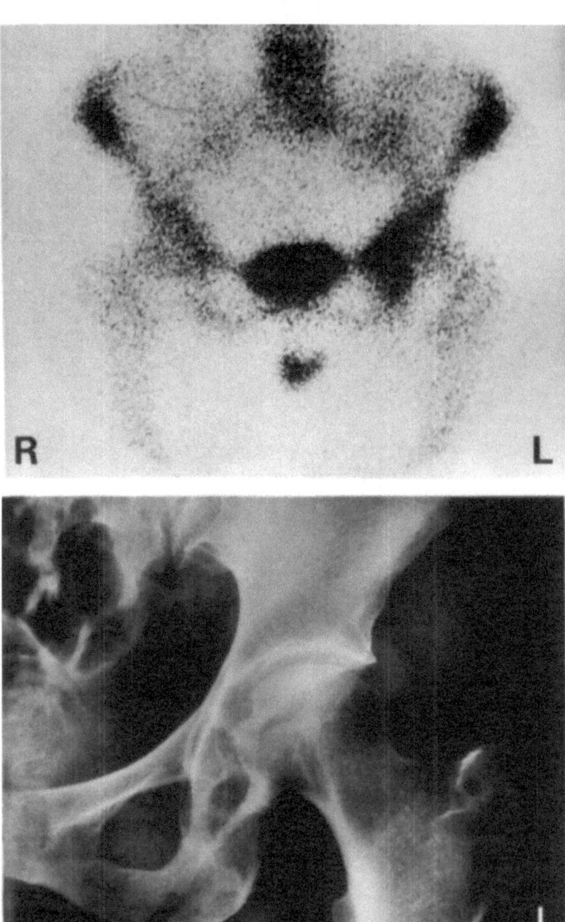

Abb. 5. Szintigraphisch intensive, periartikulär gelegene Nuklidanreicherung, als degenerativ bedingt interpretiert. Die Röntgenkontrolle läßt eine ausgedehnte osteolytische Metastasierung am li. Hüftgelenk erkennen

Probleme in der Metastasendiagnostik können falsch-negative Szintigraphiebefunde, in unserer Studie 4%, bereiten, wobei wir als häufigste Ursache osteolytische Metastasen unterschiedlicher Größe antrafen, die aufgrund einer normalen bzw. nur gering vermehrten oder verminderten Nuklidanreicherung nicht erkannt werden konnten. Eine weitere Ursache falsch-negativer Szintigramme sind sog. Superscans. Aufgrund mangelnder Detailerkennung im Szintigramm ist man bei der Beurteilung vorwiegend auf einen Seitenvergleich bzw. den Vergleich mit benachbarten Regionen angewiesen. Dies führt dazu, daß bei diffuser, das gesamte Skelettsystem durchsetzender kleinfleckiger Metastasierung eine homogene Aktivitätsverteilung ohne fokale Läsion als negativ interpretiert wird. Hinweisend auf diese Superscans kann

Tabelle 2. Initial röntgenologisch nichtverifizierbare Skelettmetastasen (n = 41). Zeitinterval zwischen positivem Szintigraphie- und positivem Röntgenbefund

Zeit (Monate)	Anzahl der Läsionen	Lokalisation der Läsionen
1	1	HWS (17)
2	7	Becken (3), Humerus (2), BWS (2)
3	/	/
4	9	Rippen (3), Becken (2), LWS (2), Femur (1), Sternum (1)
5	/	/
6	8	Becken (3), Femur (2), HWS (1), BWS (1), Rippen (1)
7	/	/
8	3	Rippen (1), Femur (1), Klavikula (1)
9	/	/
10	5	BWS (2), LWS (2), Femur (1)
11	/	/
12	5	HWS (2), BWS (1), Becken (1), Schädel (1)
13	/	/
14	1	LWS (1)
15	/	/
16	/	/
17	/	/
18	2	Becken (1), BWS (1)

eine intensive Skelettdarstellung sein, bei fehlender oder schwacher Aktivität in den Nieren, der Harnblase und den Weichteilen. Schließlich läßt sich ein Teil falsch-negativer Szintigraphiebefunde auf Fehlinterpretationen zurückführen, die bei alleiniger Beurteilung des Szintigramms auftreten können. Wie wichtig die röntgenologische Kontrolle abnormer Nuklidanreicherungen für die Beurteilung szintigraphischer Befunde ist, zeigt das Beispiel des Patienten in Abb. 5, dessen fokale Mehranreicherung am linken Hüftgelenk aufgrund der gelenknahen Lokalisation als degenerativ bedingt interpretiert wurde, während röntgenologisch eine ausgedehnte osteolytische Metastasierung zu erkennen ist.

Gelegentlich ergeben sich Probleme bei pathologischen Mehranreicherungen, die kein röntgenologisches Korrelat aufweisen. Als Ursache kommen geringe Traumen wie Kontusion und Distorsion in Frage; andererseits können initial röntgenologisch nicht bzw. noch nicht verifizierbare Metastasen vorliegen, da Knochenmetastasen, abhängig von ihrer Lokalisation, röntgenologisch häufig erst bei einem Mineralverlust von 30–50% der Knochensubstanz diagnostiziert werden können. Bei fehlender Traumaanamnese ist somit ein pathologischer szintigraphischer Befund, der kein röntgenologisches Korrelat aufweist, solange als metastatisch bedingt anzusehen, bis das Gegenteil bewiesen ist. Wir konnten zwischen positivem Szintigramm und nachfolgend positivem Röntgenbefund Intervalle bis zu 18 Monaten beobachten, wobei die verschiedenen Läsionen auch in einem Individuum zu unterschiedlichen Zeitpunkten röntgenologisch positiv werden können (Tabelle 2).

Tabelle 3. Einsatzgebiete für die Skelettszintigraphie

- Screeningmethode im präoperativen Tumorstaging
- Kontrolluntersuchung in der Tumornachsorge bei High-risk-Patienten
- Abklärung persistierender Skelettbeschwerden bei negativem Röntgenbefund
- Bestimmung der Ausdehnung der Knochenmetastasierung

Zusammenfassend läßt sich feststellen, daß der Skelettszintigraphie in der Metastasendiagnostik eine hohe Wertigkeit und ein breites Einsatzgebiet (Tabelle 3) zukommt, da szintigraphisch ossäre Umbauprozesse im Bereich des gesamten Skelettsystems frühzeitig erfaßt werden können. Aufgrund der mangelnden Spezifität ist zum Ausschluß von Fehldiagnosen die gleichzeitige röntgenologische Kontrolle jeder abnormen Nuklidanreicherung unerläßlich. Auch metastasentypische Herde im Szintigramm stellen, ebenso wie ein szintigraphisch unauffälliger Befund an symptomatischen Skelettabschnitten, eine absolute Indikation zur röntgenologischen Kontrolle dar. Lediglich durch dieses Vorgehen ist die artdiagnostische Zuordnung einer Knochenläsion sowie eine Aussage über deren Lokalisation, Ausdehnung und Stabilität möglich.

Findet sich für eine pathologische Nuklidanreicherung kein röntgenologisches Korrelat, bieten sich für die klinische Verhaltensweise mehrere Alternativen an:

Bei asymptomatischen Patienten ist eine Kontrolle des Knochenszintigramms in 8–10 Wochen sinnvoll, da sich ein positives Szintigramm, das durch ein geringes Trauma ohne röntgenologisches Korrelat hervorgerufen ist, nach Ablauf dieser Zeitspanne normalisieren kann. Persistiert oder intensiviert sich der szintigraphische Befund, sind weitere röntgenologische Kontrollen in einem Zeitraum bis zu 2 Jahren angezeigt.

Bei symptomatischen Patienten und therapeutischer Konsequenz ist die Indikation zur weiteren Abklärung der szintigraphisch auffälligen Skelettregion mittels Computertomographie oder Kernspintomographie gegeben.

Literatur

1. Low JC (1981) The radionuclide scan in bone metastasis. In: Weiss L, Gilbert HA (eds) Bone metastasis. Hall Medical Publ., Boston, pp 231–244
2. Rieden K (1988) Knochenmetastasen – Radiologische Diagnostik, Therapie und Nachsorge. Springer, Berlin Heidelberg New York Tokyo
3. Roedler HD, Kaul A, Hine GJ (1978) Internal radiation dose in diagnostic nuclear medicine. Hoffmann, Berlin
4. Steinbächer M, Rieden K, Biehl H, Georgi P (1987) Das Speicherverhalten von ossären Metastasen des Hypernephroms im ^{99m}Tc-MDP-Knochenszintigramm. Fortschr Röntgenstr 146:555–558

III. Konservative Therapie

Indikation und Ergebnisse zur primären und postoperativen Strahlentherapie bei drohenden und eingetretenen pathologischen Frakturen durch Knochenmetastasen

M. Wannenmacher, K. Rieden und M. J. Eble

Einleitung

Nach erfolgter Knochenmetastasierung und somit hämatogener Ausbreitung einer malignen Erkrankung ist die Prognose für den Patienten zumeist schlecht. Die Primärtumoren sind der Häufigkeit nach in der Brust, der Lunge, der Prostata oder der Niere zu finden. Die Lokalisation der Skelettmetastasen findet sich mit abnehmender Häufigkeit in der Brust-, Lendenwirbelsäule, dem Hüftgelenk, den Röhrenknochen, dem Becken, der Halswirbelsäule und dem Schultergürtel. Für die Prognose ist die Lokalisation des Primärtumors von besonderer Bedeutung. So ist die durchschnittliche Überlebenszeit einer Patientin mit Mammakarzinom oder eines Patienten mit Prostatakarzinom und Knochenmetastasen mit durchschnittlich 20 Monaten am längsten, die Überlebenszeit von Patienten mit Bronchialkarzinom hingegen mit durchschnittlich 4 Monaten signifikant kürzer.

Neben einer systemisch wirksamen Chemo- oder Hormontherapie stellen auch lokale Therapiekonzepte, wie die Operation oder die Radiotherapie eine etablierte und effektive Therapiemöglichkeit dar. Die Behandlung von Knochenmetastasen nimmt in der Strahlentherapie einen wichtigen Platz ein. So werden 10–20% aller Patienten, die an eine Strahlentherapieabteilung überwiesen werden, mit dem Wunsch einer symptomatischen Therapie der Knochenmetastasen vorstellig. Im Vordergrund stehen Schmerzen, Bewegungseinschränkungen, Frakturgefahr oder eine neurologische Symptomatik. Im selteneren Falle einer solitären Knochenmetastase sind „kurative" Strahlendosen zu vertreten. Die Einschätzung einer Palliativdosis bei multipler Metastasierung ist weit schwerer und aufgrund der differenten Symptomatik und Krankheitsprognose der Patienten nur eingeschränkt zu standardisieren.

Zumeist kommen ^{60}Co-Bestrahlungsgeräte zum Einsatz, in seltenen Fällen Linearbeschleuniger mit hochenergetischen Photonen oder Elektronen.

Indikationen

Pathologische Fraktur bzw. Frakturgefahr

Pathologische Frakturen oder frakturgefährdete Läsionen im Extremitätenbereich stellen grundsätzlich eine primär chirurgische Indikation dar. Im Vor-

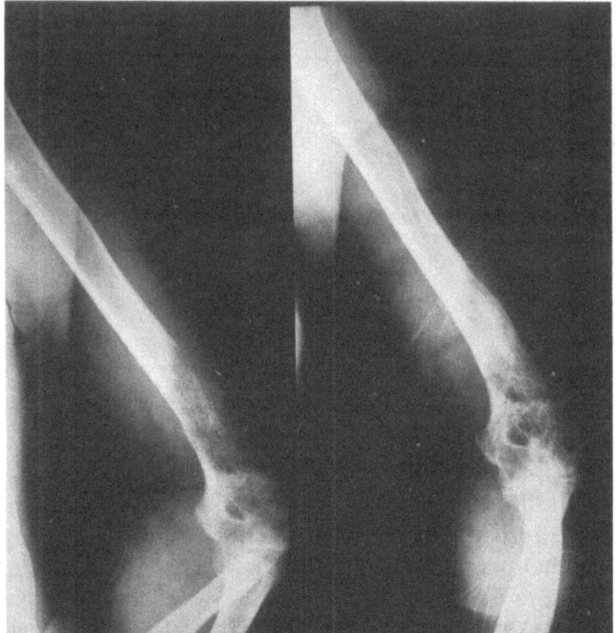

Abb. 1. a Pathologische Fraktur am distalen Humerus bei einer Patientin mit ausgedehnter Knochenmetastasierung eines Mammakarzinoms. **b** Zustand nach 40 Gy und konservativer Frakturbehandlung mit nun deutlicher Rekalzifizierung

dergrund steht hier die Stabilität des Skelettabschnitts, deren unmittelbare Wiederherstellung eine zumeist deletäre Immobilisation verhindert. Die Radikalität ist bei ergänzender Radiotherapie weniger entscheidend für die Prognose. Eingebrachtes Osteosynthesematerial oder Knochenzement stellt für die nachfolgende Strahlentherapie mit höherenergetischen Photonen keine Kontraindikation dar, da dies die Dosisverteilung nur unwesentlich beeinflußt [2]. Die Frakturheilung wird durch die nachfolgende Strahlentherapie nicht verhindert. Eine geringe zeitliche Verzögerung konnte in tierexperimentellen Untersuchungen nachgewiesen werden [8]. Bei Vorliegen einer ausgedehnten Metastasierung verbunden mit einem deutlich reduzierten Allgemeinzustand ist auch die Strahlentherapie in der Lage, in Verbindung mit einer konservativen Frakturbehandlung eine Stabilisierung zu erreichen (Abb. 1).

Neurologische Symptomatik

Metastatische Läsionen der Wirbelsäule, die durch Einwachsen in den Spinalkanal oder bei pathologischen Wirbelkörperfrakturen zu einer Kompression des Rückenmarks geführt haben, sollen primär operiert, anschließend der Bestrahlung zugeführt werden. Liegt keine Myelonkompression mit einer Quer-

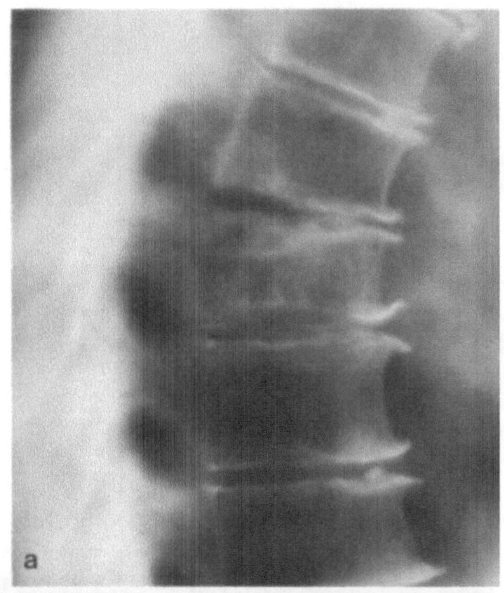

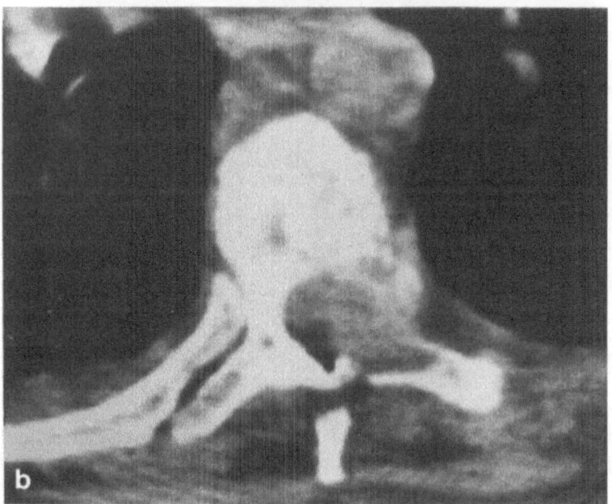

Abb. 2. a, b Ausgedehnte Metastasierung an BWK 7 mit intraspinalem Weichteiltumor eines Mammakarzinoms mit radikulärer Symptomatik. **c, d** 4 Monate nach Strahlentherapie findet sich eine belastungsstabile Rekalzifizierung sowie eine vollständige Rückbildung des intraspinalen Tumoranteils und der radikulären Symptomatik

schnittsymptomatik vor, so ist die Strahlentherapie in der Lage, eine Immobilisierung der Patienten zu verhindern bzw. eine Bewegungseinschränkung aufzuheben (Abb. 2). Nach einer Strahlentherapie im Bereich der Wirbelsäule kommt es vermehrt zu einer röntgenologisch verifizierbaren Rekalzifizierung (Abb. 3). So fanden Rieden et al. [5] in einem Patientenkollektiv mit 578 bestrahlten Knochenmetastasen eine mit 62,5% zu 47% signifikant bessere

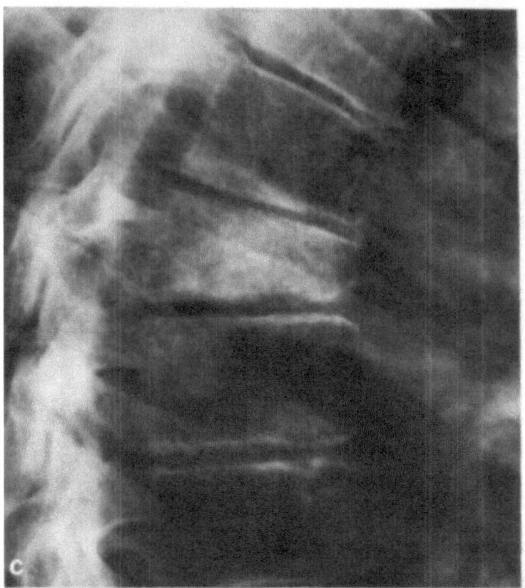

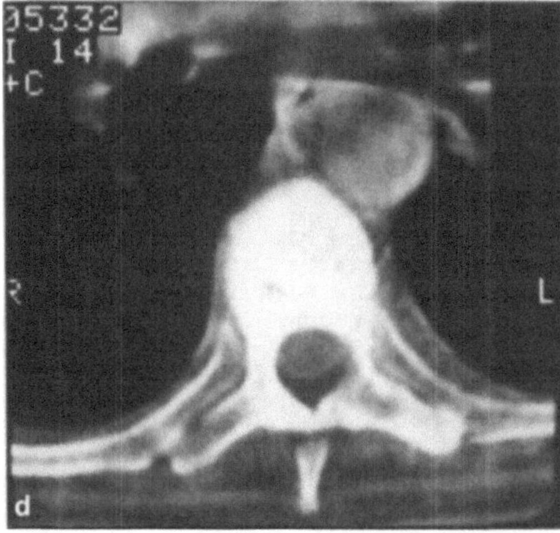

Abb. 2c, d

Remineralisation im Bereich der Wirbelsäule im Vergleich zu Läsionen des Extremitätenbereichs.

Schmerzen

Publikationen über die Schmerzbeeinflussung von Knochenmetastasen sind zahlreich. Im konventionellen Fraktionierungsrhythmus mit einer maximalen Wochendosis von 10 Gy und einer Gesamtdosis von 40 Gy findet sich in einer Auswertung von Rieden et al. eine Schmerzbeeinflussung in 74,5 % der Fälle und neben diesem subjektiven Therapieeffekt in 55,1 % der Fälle eine Remine-

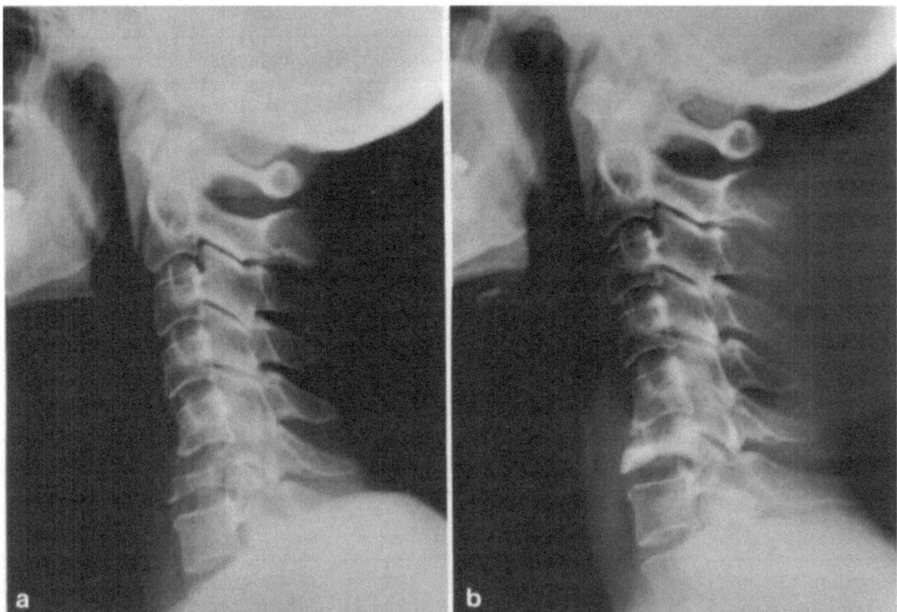

Abb. 3. a Kompressionsfraktur an HWK 6 infolge einer osteolytischen Metastasierung eines Mammakarzinoms. **b** Zustand nach 40 Gy und orthetischer Versorgung; es zeigt sich eine belastungsstabile Rekalzifizierung nach 6 Wochen

ralisation der bestrahlten Skelettabschnitte. Sowohl subjektiver als auch objektiver Therapieeffekt zeigten jedoch eine Abhängigkeit von der Lokalisation des Primärtumors (Tabelle 1). Die Befundbesserung trat in der Regel 2–3 Wochen nach Beginn der Radiotherapie ein und hielt durchschnittlich 13 Monate an. Nach Einsicht der Weltliteratur kann allgemein gesagt werden, daß bei 60–75 % der Patienten eine wesentliche Besserung der Schmerzsymptomatik oder Schmerzfreiheit erreicht werden kann. In Patientenkollektiven mit ausschließlich Mammakarzinompatientinnen beträgt diese annähernd 90 %. Die mittlere Schmerzfreiheit beträgt über ein Jahr. Die kritische Analyse neuer radiotherapeutischer Behandlungsansätze muß sich an diesen Ergebnissen orientieren.

Die Applikation einer Dosis von 30–40 Gy ist in konventioneller Fraktionierung von 2 Gy mit einer Gesamtbehandlungsdauer von 3–4 Wochen verknüpft, die bei täglicher Bestrahlung und reduziertem Allgemeinzustand eine stationäre Aufnahme des Patienten notwendig machen. Therapiekonzepte zur Verminderung der quälenden Symptomatik und konsekutiv zur vorübergehenden Verbesserung der Lebensqualität müssen jedoch auch die zu erwartende Lebensdauer des Patienten berücksichtigen. Die Nachteile einer Hospitalisierung müssen genauso wie das zu häufige Umlagern eines liegenden Patienten vermieden werden. Mit der Anwendung alternativer Fraktionierungskonzepte wird durch die mehrfach tägliche Bestrahlung (hyperfraktio-

Tabelle 1. Subjektiver und objektiver Therapieeffekt

a) Subjektiver Therapieeffekt in Abhängigkeit von der Histologie des Primärtumors

Therapieeffekt	Mamma-karzinom		Bronchial-karzinom		Nierenzell-karzinom		Prostata-karzinom	
	n	[%]	n	[%]	n	[%]	n	[%]
Schmerzfreiheit	152	(31)	4	(16)	11	(31)	4	(17)
Schmerzlinderung	211	(43)	13	(52)	16	(44)	14	(61)
Status idem	111	(23)	7	(28)	8	(22)	5	(22)
Verschlechterung	13	(3)	1	(4)	1	(3)	–	
Gesamt	487		25		36		23	

b) Objektiver Therapieeffekt in Abhängigkeit von der Histologie des Primärtumors

Therapieeffekt	Mamma-karzinom		Bronchial-karzinom		Nierenzell-karzinom		Prostata-karzinom	
	n	[%]	n	[%]	n	[%]	n	[%]
Remineralisation	295	(62)	7	(28)	4	(11)	13	(57)
Status idem	145	(31)	18	(72)	29	(81)	10	(43)
Verschlechterung	35	(7)	–		3	(8)	–	
Gesamt	475[a]		25		36		23	

[a] Nicht berücksichtigt wurden 19 Patientinnen, die unter Hormontherapie eine Rekalzifizierung bestrahlter und nicht bestrahlter Knochenmetastasen aufwiesen.

nierte Bestrahlung) evtl. in Kombination mit einer Erhöhung der Einzeldosis (hyperfraktioniert akzelerierte Bestrahlung) oder einer Reduktion der Anzahl der Fraktionen auf wenige Behandlungstage, die in ambulanter Weise absolviert werden können (Hypofraktionierung), eine Verkürzung der Behandlungsdauer und Verringerung der Behandlungssitzungen angestrebt.

Für Patienten mit schmerzhaften Knochenmetastasen bei infaustem Tumorleiden stellt sich somit die Frage nach einer speziellen Fraktionierung, die einen guten analgetischen Effekt mit einer kurzen Behandlungsdauer verknüpft. Beobachtungen einer Pilotstudie aus London weisen darauf hin, daß auch eine einmalige Dosis von 4 Gy eine Schmerzerleichterung für den Patienten bedeuten [4].

In Aachen wurde in einer prospektiven Phase-II-Studie an 50 schmerzhaften Skelettmetastasen analysiert, wie wirksam eine Radiotherapie mit 1 mal 4 Gy die Schmerzsituation beeinflussen kann. Wirbelmetastasen oder Extremitätenfrakturen, bzw. frakturgefährdete Osteolysen waren ausgeschlossen. 7 Tage nach 1 mal 4 Gy hatten 27/50 Metastasen angesprochen, an weiteren 6 Orten war bis zu 4 Wochen nach dieser Einzeldosis ein Ansprechen festzustellen. Jedoch bei 8 Lokalisationen, die initial eine Schmerzlinderung aufwiesen, kam es im Verlauf dieser 4 Wochen erneut zu einer Schmerzzunahme [3].

Tkocz et al. [9] verglichen in randomisierter Weise ein konventionelles Fraktionierungskonzept in einer Gesamtdosis von 30 Gy über 3 Wochen mit einer akzelerierten Bestrahlung von 5mal 4 Gy in einer Woche. Sowohl die Schmerzlinderung, als auch die Besserung der Bewegungseinschränkung ließen keinen signifikanten Unterschied erkennen. Die Dauer der Schmerzlinderung differierte jedoch mit 234 zu 99,8 Tagen zugunsten der konventionellen Fraktionierung signifikant.

Eine alleinige hyperfraktionierte Radiotherapie wurde von Schratter et al. in vergleichender Weise untersucht [7]. Während in der konventionellen Behandlungsgruppe mit einer Gesamtdosis von 30–40 Gy, einer Einzeldosis von 1,8–2,3 Gy und einer Behandlungsdauer von 4 Wochen eine Schmerzbeeinflussung in 80% nach im Mittel 12 Tagen beobachtet wurde, zeigte sich bei hyperfraktionierter Applikation (2mal 1,8–2 Gy bis 25–35 Gy) nach im Mittel 4 Tagen eine Schmerzbeeinflussung in 95% der Fälle. Eine Erhöhung der Toxizität wurde nicht beobachtet.

Eine hyperfraktionierte akzelerierte Radiotherapie mit 3mal 3 Gy pro Tag bis zu einer Gesamtdosis von 27 Gy wurde von Rieden et al. [6] in einer Studie mit 30 Patienten und 60 Knochenmetastasen analysiert. Eine günstige Schmerzbeeinflussung zeigte sich in 90% der Fälle. In 43% der Fälle zeigte sich als objektivierbares Kriterium eine Remineralisation der bestrahlten Knochenabschnitte. Hinsichtlich der Palliation ist besonders hervor zu heben, daß die Befundbesserung mit einem Intervall von nur 2–7 Tagen nach Therapiebeginn einsetzte.

Diskussion

Die Indikationen zur Strahlentherapie ergeben sich somit bei einer vorhandenen Schmerzsymptomatik, einer Frakturgefahr, einer bereits eingetretenen Fraktur im Bereich der Wirbelsäule ohne neurologische Symptomatik oder postoperativ bei einer operativ versorgten pathologischen Fraktur.

Die Gesamtdosis variiert von 4–60 Gy in Abhängigkeit von der Metastasenausdehnung und somit von der Prognose des Patienten. Grundsätzlich erscheint es angebracht, bei solitären Metastasen und entsprechend guter Krankheitsprognose eine der Tumorentität angepaßte „kurative" Dosis (50–60 Gy) zu wählen, sofern diese nicht durch unmittelbar angrenzende strahlensensible Organe limitiert ist. Für eine Stabilisierung mit dem objektivierbaren Effekt einer Reminaralisierung ist jedoch auch dann an diesen Lokalisationen eine Dosis von 40 Gy anzustreben. Angaben über die zu applizierende Dosis bei einer rein palliativen Schmerzbehandlung sind, zu Recht mehr denn je mit dem Vermerk der Institutional- oder Individualentscheidung zu versehen. Beginnend mit einer Einzeldosis von 4 Gy kann ein analgetischer Effekt erzeugt werden. Die Suche nach neuen Wegen zur Verkürzung der Behandlungsdauer hat eine Vielzahl an Fraktionierungskonzepten geschaffen, die insbesondere als hyperfraktionierte Bestrahlung mit oder ohne Akzeleration den Vorteil einer Verkürzung der Zeitdauer vom Behandlungsbeginn bis zur Schmerzfreiheit aufzeigen konnten. Die Toxizität beider Therapieansätze ist vergleichbar. Die Uneinigkeit über die Höhe der Bestrahlungsdosis angesichts eines forgeschrittenen Tumorleidens zeigt eine Umfrage unter britischen Strahlentherapeuten [1]. In dieser wurde 1989 nach dem Behandlungskonzept für eine fiktive Mammakarzinompatientin mit mehreren Knochenmetastasen gefragt. 36% der Befragten würden eine Einzelfraktion, 64% der Befragten mehrere Fraktionen anwenden. Diese Entscheidung wird zumeist mit den Gegebenheiten der eigenen Ausbildung begründet. Das initiale Ansprechen oder der Langzeiteffekt wurde als deutlich weniger relevant für diese Entscheidung gewichtet.

Schlußfolgerung

Die Strahlentherapie nimmt einen zentralen Stellenwert in der Therapie von Knochenmetastasen ein. Entscheidend für das Therapiekonzept ist jedoch die Lokalisation der Knochenmetastasen, deren Multiplizität und insbesondere auch die Histologie des Primärtumors. Eine Schmerzbeeinflussung ist in 75–90% der Fälle, eine röntgenologisch objektivierbare Remineralisation in 55% der Fälle möglich. Alternative Fraktionierungskonzepte erbringen den Vorteil der raschen Schmerzlinderung bei verkürzter Behandlungsdauer.

Literatur

1. Crellin AM, Marks A, Maher EJ (1989) Why don't British radiotherapists give single fractions of radiotherapy for bone metastases. Clin Oncol R Coll Radiol 1:63–66
2. Frößler H, Wannenmacher M (1977) Dosismessungen im Bereich von metallischem Zahnersatz bei Kobalt-60-Gammastrahlung und bei Elektronenstrahlung. Dtsch Zahnärztl Z 32:248–251
3. Karstens JH, Winkel M, Schnabel B, Blach M, Ammon J (1990) Schmerzerleichterung durch eine einzige Bestrahlung? Erfahrungen mit 1×4 Gy bei Knochenmetastasen. Zentralbl Radiol 141:730
4. Price P, Hoskin PJ, Easton D, Austin D, Palmer S, Yarnold JR (1988) Low dose single fraction radiotherapy in the treatment of metastatic bone pain: a pilot study. Radiother Oncol 12:297–300
5. Rieden K (1988) Knochenmetastasen – Radiologische Diagnostik, Therapie und Nachsorge. Springer, Berlin Heidelberg New York Tokyo
6. Rieden K, Mende U, Adolph J, zum Winkel K (1989) Akzelerierte Bestrahlung von Knochenmetastasen. Strahlenther Onkol 165:23–27
7. Schratter-Senn AU, Kielhauser R (1991) Kobalt-60-Bestrahlung von Skelettmetastasen – konventionelle Fraktionierung versus akzelerierte Hyperfraktionierung. Strahlenther Onkol 167:89–92
8. Tetsch P, Terwort H, Wannenmacher M, Strunz M (1976) Tierexperimentelle Untersuchungen zur Knochenregeneration nach Strahlenbelastung. In: Schuchardt K, Pfeifer G (Hrsg) Fortschritte Kiefer- und Gesichtschir, Bd 21. Thieme, Stuttgart, S 206–208
9. Tkocz HJ, Schnabel K, Berberich W, Abel U (1990) Palliative Schmerzbestrahlung von Knochenmetastasen solider Tumoren – Ergebnisse einer prospektiven randomisierten Studie. Zentralbl Radiol 141:729

Indikation und Ergebnisse der Hormon- und Chemotherapie von Knochenmetastasen

R. HERRMANN

Metastasen sind die weitaus häufigste Tumormanifestation des Skelettsystems. Mehr als die Hälfte aller Krebskranken wird im Verlauf ihrer Erkrankung eine Skelettmetastasierung erfahren. Die Behandlung der Skelettmetastasen erfordert ein enges Zusammenwirken verschiedener Disziplinen. Gefordert sind neben dem primär Behandelnden die diagnostische und die therapeutische Radiologie, der Chirurg oder chirurgisch tätige Orthopäde sowie der internistische Onkologe.

Das Auftreten von Skelettmetastasen ist Ausdruck einer hämatogenen Metastasierung der Erkrankung. Die Behandlung erfolgt mit palliativer Zielsetzung. Ausnahmen hiervon sind lediglich das Hodenkarzinom, das Chorionkarzinom, der Morbus Hodgkin und die Non-Hodgkin-Lymphome. Aber auch bei diesen Erkrankungen stellt das Auftreten von Knochenmetastasen bzw. Knochenmanifestationen einen prognostisch ungünstigen Faktor dar. Da bei Vorliegen von Knochenmetastasen in der Regel auch Metastasen in anderen Körperregionen vorliegen, unterscheidet sich die systemische Therapie der Knochenmetastasen bei den meisten Erkrankungen nicht von der sonst üblichen systemischen Behandlung. Es muß allerdings berücksichtigt werden, daß bei Vorliegen von Knochenmetastasen, insbesondere bei lytischen Metastasen, häufiger mit einer Hyperkalziämie zu rechnen ist. Ferner muß vor Beginn einer systemischen Behandlung sowie auch im weiteren Verlauf geprüft werden, ob Knochenveränderungen vorliegen, die eine Frakturgefährdung darstellen. In einem solchen Fall müßte vor der systemischen Therapie eine lokale Behandlungsmaßnahme (Bestrahlung oder Operation) in Erwägung gezogen werden.

Ziele der systemischen Behandlung von Knochenmetastasen sind, abgesehen von den o. g. Ausnahmen,

- die Linderung metastasenbedingter Schmerzen,
- die Verhinderung weiterer Knochendestruktionen und
- ggf. die Rekalzifizierung einer osteolytischen Knochenregion.

Falls die Behandlung wirksam ist, kommt es zu einer Verminderung der Schmerzen, und das Fortschreiten der Osteolysen wird verhindert. Eine Rekalzifizierung wird allerdings seltener gesehen. Die Beurteilung des Effektes einer systemischen Therapie auf osteolytische Knochenmetastasen ist schwierig, da selbst bei deutlicher Rückbildung des Tumorgewebes im destruierten Knochen eine Verkleinerung der Osteolyse erst über Monate zu erwarten ist. Bei osteoblastischen Metastasen kann bei günstigem Ansprechen eine Verminderung der Knochendichte festgestellt werden. Allerdings liegt häufig eine gemischte Metastasierung vor, so daß auch hier die Verlaufsbeurteilung äußerst schwierig ist. Wegen ihrer Häufigkeit und ihrer besonderen Biologie stellen die Knochenmetastasen des Mammakarzinoms und des Prostatakarzinoms eine Besonderheit dar. Deswegen wird im folgenden auf diese beiden Entitäten speziell eingegangen.

Mammakarzinom

Zwischen 50 und 85% aller Patientinnen mit Mammakarzinom entwickeln Knochenmetastasen. Das häufigste Symptom der Knochenmetastasen des Mammakarzinoms sind Schmerzen mit ca. 65%. Pathologische Frakturen treten bei ca. 20% der Patientinnen auf, und eine Hyperkalziämie ist zu erwarten in ca. 15% der Fälle [5]. Obwohl die Morbidität der Knochenmetastasen des Mammakarzinoms hoch ist, gilt ihr Nachweis nicht als prognostisch ungünstiges Zeichen. Es gibt sogar eine Subgruppe von Patientinnen mit auf das Skelettsystem begrenzter Metastasierung, die eine erstaunlich gute Prognose haben, mit einer 5-Jahres-Überlebensrate von ca. 40% [10]. Diese Tatsache zeigt, daß die Beschäftigung mit der Knochenmetastasierung insbesondere beim Mammakarzinom und die konsequente Anwendung von Therapiestrategien große Bedeutung besitzt.

Für die Behandlung kommen grundsätzlich systemische und lokale Verfahren in Frage. Die lokalen Behandlungsmaßnahmen werden an anderer Stelle ausführlich besprochen. Bei den systemischen Maßnahmen handelt es sich um die Behandlung mit Hormonen, mit Zytostatika oder mit Bisphosphonaten. Für die Hormontherapie stehen verschiedene Maßnahmen zur Verfügung:

- Tamoxifen,
- LHRH-Agonisten,
- Ovarektomie,
- Gestagene,
- Aromatasehemmer,
- Östrogene.

Generell handelt es sich um eine Änderung des hormonellen Milieus. Am häufigsten findet das Antiöstrogen Tamoxifen Verwendung. Bei Frauen in der Prämenopause werden seit neuestem bevorzugt LHRH-Agonisten eingesetzt. Eine Ausschaltung der Ovarien durch Operation oder Bestrahlung wird nur noch selten durchgeführt. Insbesondere bei Therapieversagen nach vorangegangener Wirksamkeit der vorgenannten Maßnahmen werden Gestagene, Aromatasehemmer und in der Postmenopause auch Östrogene eingesetzt. Zur zytostatischen Therapie der Knochenmetastasen können generell alle sonst beim metastasierten Mammakarzinom eingesetzten Substanzen bzw. Substanzkombinationen verwendet werden. Eine präferentielle Wirkung eines oder eines anderen Zytostatikums auf Knochenmetastasen ist nicht bekannt. Bei der Auswahl der systemischen Behandlungsmodalität (Hormontherapie versus Chemotherapie) ist generell zu beachten, daß die Hormontherapie der Chemotherapie wenn irgend möglich vorgezogen werden soll. Für den Einsatz der Hormontherapie sprechen insbesondere

- Nachweis von Östrogen- bzw. Progesteronrezeptoren im Karzinomgewebe,
- die Patientin in der Postmenopause,
- das Fehlen von Organmetastasen.

Objektive Remissionen sind bei ca. 50 % dieser Patientinnen zu erzielen, eine subjektive Besserung sogar bei 80–90 % [8]. Diese Remissionen dauern im Median ca. 1 Jahr.

Für den Einsatz einer Chemotherapie sprechen
- das gleichzeitige Vorhandensein von Organmetastasen,
- ein rasches Tumorwachstum,
- die primäre Progredienz unter Hormontherapie.

Mit Zytostatikakombinationen ist ebenfalls eine objektive Remissionsrate von ca. 50 % zu erreichen sowie eine subjektive Besserung bei 80–90 % [8] der Patientinnen. Allerdings ist zu berücksichtigen, daß bei vorwiegender Knochenmetastasierung nach Ineffektivität der Hormonbehandlung durch eine zytostatische Behandlung ein Überlebensgewinn nicht sicher zu erreichen ist. Generell sind die Behandlungsaussichten deutlich schlechter bei einer Zweit- oder Drittbehandlung. Die Beurteilung des Behandlungserfolges ist auch bei Knochenmetastasen des Mammakarzinoms schwierig. Hierzu können neben den objektiven Verlaufsparametern wie Röntgenuntersuchungen und Szintigraphie indirekte Parameter wie Schmerzen und Allgemeinzustand sowie Laborwerte wie die alkalische Phosphatase und Tumormarker herangezogen werden. Auf die Effektivität einer Behandlung bei Vorliegen von Knochenmetastasen kann auch geschlossen werden anhand des Verlaufs anderer Metastasenlokalisationen.

Prostatakarzinom

Mehr als 95 % der Patienten mit metastasiertem Prostatakarzinom leiden unter Skelettmetastasen. Ganz im Vordergrund der systemischen Therapie steht die Hormonbehandlung [7]. Hierbei kommen verschiedene Maßnahmen in Frage:

- Orchiektomie,
- LHRH-Agonisten,
- Antiandrogene,
- Gestagene.

Östrogene sind heutzutage wegen ihrer Nebenwirkungen, insbesondere kardiovaskulärer Art, als obsolet zu bezeichnen. Die Tabelle 1 zeigt eine ver-

Tabelle 1. Prostatakarzinom: Nebenwirkungen der Hormontherapie

	Orchiekt.	LHRH Agon.	CPA[a] Flutamid	Östrog.
kardiovaskulär	−	−	−	+
gastrointestinal	−	−	−/+	+
Impotenz	+	+	+/−	+
Gynäkomastie	−	−	−/+	+
Hitzewallungen	+	+	−	(+)

[a] Cyproteronacetat.

gleichende Zusammenstellung der Nebenwirkungen verschiedener hormoneller Behandlungsmaßnahmen des Prostatakarzinoms [9]. Theoretisch ist zur Behandlung von Knochenmetastasen des Prostatakarzinoms die Orchiektomie vorzuziehen, da sie einen einmaligen Eingriff darstellt mit sofortiger Reduzierung der Testosteronspiegel auf Kastrationswerte, die Compliance keine Rolle spielt, medikamentenassoziierte Nebenwirkungen fehlen und sie äußert preisgünstig ist. Allerdings ist die Akzeptanz bei vielen Patienten dazu nicht gegeben. Aus diesem Grunde werden in neuester Zeit überwiegend LHRH-Agonisten verabreicht, die nach kurzfristigem initialen Anstieg des Testosterons ebenfalls zuverlässig zu einer Suppression auf Kastrationswerte führen. Die Hormontherapie, unabhängig von der Art, führt bei ca. 80% der Patienten zu einer Besserung; diese dauert im Median 18 Monate. Eine alternative Hormonbehandlung führt danach nur sehr selten zu einem erneuten Ansprechen. Eine etablierte Chemotherapie zur Behandlung der Knochenmetastasen des Prostatakarzinoms gibt es nicht.

Auch beim Prostatakarzinom ist die Verlaufsbeurteilung unter der Hormontherapie schwierig. Sowohl die Röntgenuntersuchung als auch die Szintigraphie erlauben selten eine eindeutige Beurteilung. Bei vorhandenem Primärtumor kann die Tumorgröße als Hilfsparameter herangezogen werden. Ferner werden bewertet unspezifische Parameter wie der Allgemeinzustand, Schmerzen, Gewicht und Hämoglobinwert sowie die saure Prostataphosphatase und als wohl spezifischster Parameter das prostataspezifische Antigen.

Bisphosphonate

Bisphosphonate sind ein Abfallprodukt der Waschmittelindustrie, wo sie wegen ihrer Kalziumbindung als Weichmacher verwendet werden. Die in der Medizin eingesetzten Analoga haben als wesentliche Eigenschaften eine Hemmung der Kalzifikation in vivo sowie eine Hemmung der Knochenresorption. Einsatzgebiete sind die Behandlung des Morbus Paget des Knochens, die Tumorhyperkalziämie und Knochenmetastasen [6]. Für die klinische Anwendung zugelassen sind das Etidronat beim Morbus Paget und Clodronat bei Osteolysen und Hyperkalziämie. Das APD (3-Amino-1-Hydroxypropyliden-1,1-Bisphosphonsäure) und weitere Verbindungen befinden sich noch in der klinischen Erprobung.

Mit Clodronat konnte in einer plazebokontrollierten Studie bei Knochenmetastasen des Prostatakarzinoms eine signifikante Verminderung der Schmerzen erzielt werden [1].

Bereits 1983 berichtete eine finnische Arbeitsgruppe über den günstigen Effekt einer APD-Behandlung bei Patientinnen mit osteolytischen Knochenmetastasen bei Mammakarzinom mit einer Verminderung der osteolysenbedingten Komplikationen [3, 4]. Eine holländische Arbeitsgruppe zeigte in einer prospektiv randomisierten Studie, daß die Komplikationen von seiten des Skeletts bei diesen Patientinnen durch eine APD-Behandlung in etwa halbiert werden können [2].

Nach den bisher vorliegenden Daten ist eine Wirkung der Bisphosphonate auf die Tumorhyperkalziämie gesichert [11]. Die Ergebnisse zur Behandlung von durch Knochenmetastasen bedingten Schmerzen und zur Verhinderung von Komplikationen sind vielversprechend, bedürfen jedoch noch weiterer Bestätigungen, bevor ein genereller Einsatz empfohlen werden kann.

Literatur

1. Adami S, Mian M (1989) Clodronate therapy of metastatic bone disease in patients with prostatic carcinoma. In: Brunner KW, Fleisch H, Senn HJ (eds) Bisphosphonates and tumor osteolysis. Rec Res Cancer Res 116:67–72
2. Cleton FJ, van Holten-Verzantvoort AT, Bijvoet OLM (1989) Effect of long-therm bisphosphonate treatment on morbidity due to bone metastases in breast cancer patients. In: Brunner KW, Fleisch H, Senn HJ (eds) Bisphosphonates and tumor osteolysis. Rec Res Cancer Res 116:73–78
3. Elomaa I, Gröhn P, Blomqvist C et al. (1983) Long-term controlled trial with diphosphonate in patients with osteolytic bone metastases. Lancet I:146–149
4. Elomaa I, Blomqvist C, Porkka L et al. (1985) Diphosphonates for osteolytic metastases. Lancet I:1155–1156
5. Elte JW, Bijvoet OLM, Cleton FJ et al. (1986) Osteolytic bone metastases in breast carcinoma pathogenesis, morbidity and bisphosphonate treatment. Eur J Cancer Clin Oncol 22:493–500
6. Fleisch H (1989) Bisphosphonates: A new class of drugs in diseases of bone and calcium metabolism. In: Brunner KW, Fleisch H, Senn HJ (eds) Bisphosphonates and tumor osteolysis. Rec Res Cancer Res 116:1–28
7. Grayhack JT, Keeler TC, Kozlowski JM (1987) Carcinoma of the prostate. Hormonal therapy. Cancer 60:589–601
8. Henderson IC, Harris JR, Kinne DW et al. (1989) Cancer of the breast. In: DeVita VT, Hellman S, Rosenberg SA (eds) Cancer principles and practice of oncology, 3rd edn. Lippincott, Philadelphia, pp 1197–1268
9. Öhl S (1986) Hormontherapie des fortgeschrittenen Prostatakarzinoms. Münch Med Wochenschr 128:8–11
10. Sherry MM, Greco FA, Johnson DH et al. (1986) Breast cancer with skeletal metastases at initial diagnosis. Distinctive clinical characteristics and favorable prognosis. Cancer 58:178–182
11. Ziegler R, Scharla SH (1989) Treatment of tumor hypercalcemia with clodronate. In: Brunner KW, Fleisch H, Senn HJ (eds) Bisphosphonates and tumor osteolysis. Rec Res Cancer Res 116:46–53

Interventionelle Radiologie:
Embolisation von Skelettmetastasen

G. M. RICHTER, T. ROEREN, G. NOELDGE und G. W. KAUFFMANN

Im nachfolgenden berichten wir über die mit der Embolisation von Skelett-metastasen gewonnenen Erfahrungen, die im Zeitraum von 17 Jahren von den Autoren an zwei verschiedenen Instituten gewonnen wurden.

Im Behandlungsspektrum von Metastasen des Skelettsystems spielt die interventionelle radiologische Therapie mittels Transkatheterembolisation eine verschwindend geringe Rolle. Selbst der Anteil am gesamten, durch Gefäßverschlußverfahren behandelten Krankengut ist relativ unbedeutend. Die Tabelle 1 zeigt, daß der in beiden Instituten festgestellte Anteil zwischen 3 und 6% liegt. Worin liegt nun die Bedeutung des Verfahrens, und wann kommt es zur Anwendung?

24 der 27 Embolisationen sind präoperativ durchgeführt worden, vor der chirurgischen Exzision. Dies weist auf folgendes Indikationsspektrum hin:

- präoperativ zur Verminderung des intraoperativen Blutverlustes,
- palliativ zur Schmerzlinderung,
- palliativ bei Blutungskomplikationen.

Die insgesamt relativ geringe Zahl von Embolisationen von Skelettmetastasen ist vor allem ein Ausdruck dafür, daß das Verfahren klinisch selten benötigt wird. Darüber hinaus bestehen weitere Bedingungen und Faktoren, die für die Notwendigkeit einer Embolisationsbehandlung gegeben sein müssen. Diese werden nachfolgend dargelegt. Zuerst allerdings stehen noch einige technische Bemerkungen im Vordergrund.

Tabelle 1. Anteil der Embolisationen von Skelettmetastasen am gesamten mittels Embolisation behandelten Krankengut

a) Albert-Ludwigs-Universität Freiburg 1974–1987
von 512 Embolisationen:

14 Embolisationen von Skelettmetastasen
11 präoperativ →3%

b) Ruprecht-Karls-Universität Heidelberg 1988–1990
von 201 Embolisationen:

13 Embolisationen von Skelettmetastasen
13 präoperativ →6%

Embolisationstechnik

Bei der Embolisationstherapie unterscheidet man einen zentralen (große Arterien), einen peripheren (kleine Arterien, Arteriolen) und einen kapillären Verschlußtyp (Endstrombahn), für die es relativ genau definierte Anwendungsbereiche gibt. Bei der Embolisation von Skelettmetastasen wenden wir das *periphere Verschlußprinzip* an: eine zentrale Gefäßokklusion reicht zur präoperativen Embolisation nicht aus, da das tumoreigene Kollateralnetz viel zu ausgeprägt ist und allenfalls eine Strömungsverlangsamung des Blutflusses in der Metastasenperipherie resultierte. Der kapilläre Verschlußtyp wird nur angewandt, wenn eine totale Organzerstörung beabsichtigt ist. Gleichzeitig muß eine definierte Endstrombahn vorliegen, die das Risiko unerwünschter Begleitnekrosen des Nachbargewebes ausschließt. Solche Voraussetzungen liegen bei den zur Embolisation gelangenden Skelettmetastasen keinesfalls vor. Stattdessen besteht bei den entsprechenden Läsionen (s. unten) eine offene Versorgung, mit multiplen Zu- und Abflüssen (Abb. 1). Prinzipiell wird hier versucht, einige der Haupttumorgefäße selektiv zu sondieren und darüber einen Gefäßverschluß durchzuführen, der den Hauptteil der Äste 3. bis 4. Ordnung ausschaltet, jedoch gleichzeitig soviel wie möglich an gesundem Nachbargewebe ausspart. Abhängig von der Lokalisation sind dazu unterschiedliche Techniken und auch verschiedene Materialien erforderlich. Durch die rasante Fortentwicklung von Kathetern und insbesondere durch die Neuentwicklung geeigneter Mikroembolisationskatheter rückt die Koaxialtechnik immer mehr in den Vordergrund, d. h. nach Sondierung mit einem Selektivkatheter die Embolisation mit einem innenliegenden und noch weiter superselektiv positionierten dünneren und weichen Mikrokatheter. Damit kann auch die früher häufig praktizierte Einschwemmtechnik von kleinpartikulären Embolisationen aus zentraler Katheterposition abgelöst werden. Die Koaxialtechnik minimiert das Risiko unerwünschter Begleitnekrosen und von Embolisatreflux und erhöht die lokale Effektivität. Gelegentlich ist zur Vermeidung unerwünschter Nekrosen angrenzenden Gewebes noch eine sog. „Umvaskularisation" erforderlich, und zwar dann, wenn aus einem großen Stammgefäß zahlreiche kleine Seitenäste zur Läsion ziehen und der Hauptstamm gleichzeitig noch weiter distal gesundes Nachbargewebe versorgt. Dann muß distal des Abgangs des letzten tumortragenden Seitenastes eine zentrale Okklusion mit einem großpartikulären Embolisat durchgeführt werden und anschließend von weiter proximal dann die Embolisation der tumortragenden Seitenäste aus dem Hauptstamm heraus. Diese Technik ist praktisch immer bei Embolisationen von Wirbelkörpermetastasen erforderlich (Abb. 2).

Als *Embolisationsmaterialien* verwenden wir hauptsächlich das röntgendichte Okklusionsgel Ethibloc (in 25 der 27 Fälle), sowie in seltenen Fällen Polyvinylalkoholpartikel (Ivalon), Gelfoampartikel und Okklusionsspiralen, letztere zwei nur in Kombination. Das Embolisatvolumen schwankt je nach Größe des tumortragenden Gefäßes zwischen 0,1 und etwa 5 ml. Keinesfalls wird jedoch eine Menge injiziert, die einen kapillären Verschluß erzielt. Zur „Umvaskularisation" werden Mikrospiralen eingesetzt.

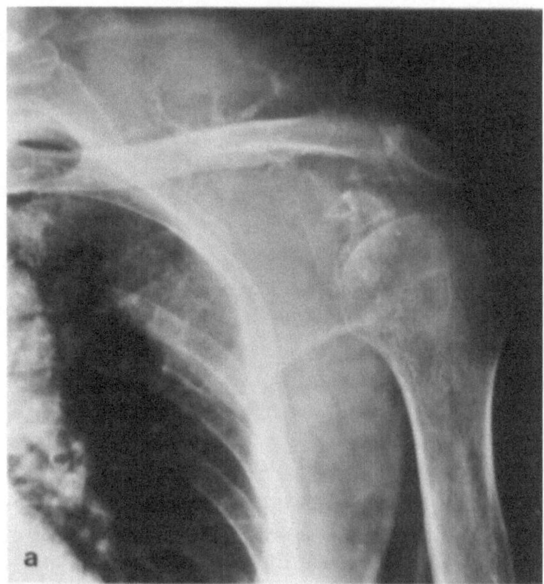

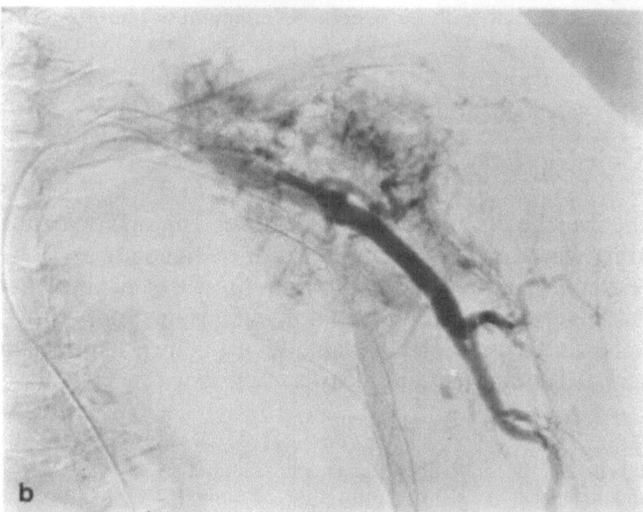

Abb. 1 a, b. Als Hämangiom zunächst fehlgedeutete hypervaskuläre Metastase eines Schild-drüsenkarzinoms (zu diesem Zeitpunkt Tumor noch nicht nachgewiesen): **a** Im Nativbild fast vollständige Auslöschung der linken Skapula mit großem begleitendem Weichteiltumor und sparrenartigen Verkalkungsfiguren im Tumor. **b** Im Angiogramm von transfemoral exzessiv hypervaskularisiertes Tumorgewebe mit erfüllten Kriterien maligner Angioarchitektur (Gefäßabbrüche, „Pooling", irreguläre Aufzweigungen). Tumor von fast allen großen Seitenästen der A. subclavia und A. axillaris versorgt. Der Tumor wird später in mehreren Sitzungen superselektiv mit Ethibloc embolisiert

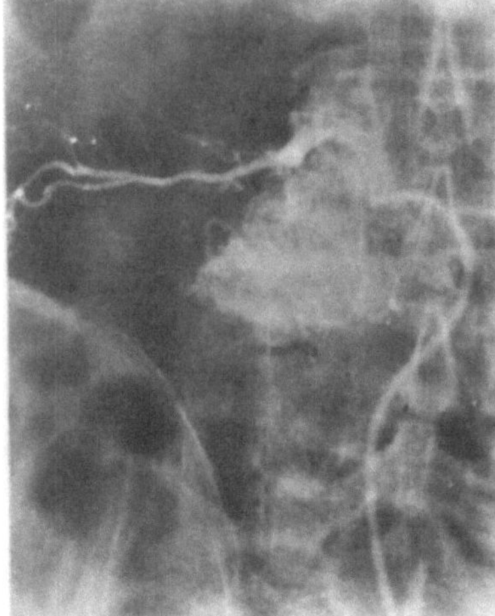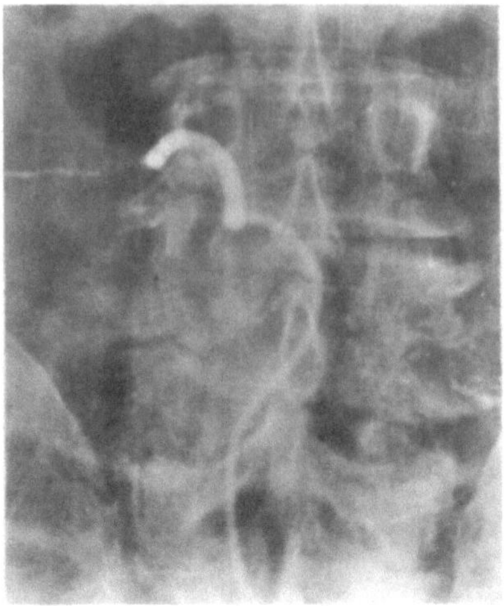

Abb. 2. Hypervaskuläre Wirbelkörpermetastase eines Nierenkarzinoms: Im linken Halbbild rechte Lumbalarterie L4 vor Embolisation, ca. 4 × 4 cm großes Tumorareal. Im rechten Halbbild Kontrolle nach Embolisation, die in Form einer „Umvaskularisation" erfolgte: peripher mit einer Mikrospirale (nicht im Bild zu erkennen) und von proximal aus über den liegenden Selektivkatheter (Cobra-1-Konfiguration) mit 0,8 ml Ethibloc. Danach vollständige Okklusion

Klinische Ergebnisse

Die Tabelle 2 zeigt, daß nur bei zwei Tumortypen Embolisationen durchgeführt wurden: bei 21 Embolisationen handelte es sich um Metastasen eines Nierenkarzinoms und bei 6 um Metastasen eines Schilddrüsenkarzinoms. Diese Verteilung unterstreicht nochmals das Indikationsspektrum. Typischerweise sind diese Metastasen hypervaskulär. Entsprechend hoch kann der Blutverlust bei chirurgischer Entfernung sein.

Tabelle 2. Übersicht über ursächliche Tumorart und befallene Skelettabschnitte aller 27 embolisierten Lokalisationen

Von 27 Embolisationen:

→　21 Nierenkarzinommetastasen
　　　13 Wirbelkörper
　　　　5 Femur
　　　　2 Humerus
　　　　1 Tibia

→　　6 Schilddrüsenkarzinommetastasen
　　　　3 Becken
　　　　2 Femur
　　　　1 Skapula

Am häufigsten wurde die Embolisation von *Wirbelkörpermetastasen* durchgeführt. Praktisch immer handelte es sich dabei um große Tumoren mit ausgedehntem Weichteilanteil und progredienten neurologischen Ausfallserscheinungen. Bei allen 13 Fällen konnte eine radiologisch vollständige Embolisation (Abb. 2), d.h. ein angiographisch nachgewiesener Perfusionsausfall des Zielgebiets, erzielt werden. Der klinische Erfolg ist gegenüber diesem morphologisch-technischen Erfolg jedoch sehr schwer zu fassen. Die Beurteilung des Ergebnisses ist ausschließlich subjektiv, z.B. blutarmes Operieren versus blutreiches Operieren. Bei 11 von 12 Fällen gab der Operateur eine deutlich verbesserte Operabilität an und bei einem nur geringe Unterschiede gegenüber der Situation bei nicht präoperativ embolisiertenWirbelkörpermetastasen. Allein schon dieses indirekte Vergleichen mit einer nicht konkret überprüfbaren Situation unterstreicht, daß neben der Beurteilung des klinischen Erfolgs sich auch die Indikation zu einer präoperativen Embolisation von Wirbelkörpermetastasen keinesfalls an objektivierbaren Fakten orientieren kann. Palliativ wurde ein Patient wegen zunehmenden Schmerzen zusammen mit beginnender Querschnittssymptomatik embolisiert. Nach dem Gefäßverschluß war seine Symptomatik rückläufig – bis auf Kribbelparästhesien, die bis zum Tod durch Lungen- und Pleurabefall (9 Monate nach der Embolisation) andauerten. Zusammenfassend kann gelten, daß eine Embolisation bei hypervaskulären Wirbelkörpermetastasen mit großem begleitenden Weichteiltumor und progredienter neurologischer Symptomatik eine chirurgische Exzision bzw. Tumorverkleinerung erheblich erleichtern kann und in ausgesuchten Fällen (Strahlentherapie nicht möglich oder nicht sinnvoll) auch palliativ eingesetzt werden kann.

Die *langen Röhrenknochen* waren die nächst häufigste Lokalisation mit Embolisationen von 7 Femur-, 2 Humeruskopf- und 1 Tibiametastase (Tabelle 2). Hier wurde grundsätzlich versucht, die tumortragenden Hauptäste so superselektiv wie möglich zu okkludieren. Umvaskularisationen fanden nie statt, um die Blutversorgung der Peripherie nicht zu gefährden. Die Indikation zu diesen Embolisationen war ausschließlich bei exzessiver Tumorausdehnung und entsprechend großem Weichteilanteil gestellt worden, wenn dabei die intraoperative, lokale Gefäßabklemmung keine Aussicht auf ausreichende Bluttrockenheit bieten konnte. Bei 4 der 7 Femurmetastasen lagen Lokalrezidive nach vorangegangener Exzision und Stabilisierung vor, die die Operabilität zusätzlich problematisch erscheinen ließen. Bei allen 10 Metastasen der langen Röhrenknochen konnte ein angiographisch-technischer Erfolg erzielt werden, mit ausreichendem Verschluß der tumortragenden großen Gefäßäste, ohne daß eine Komplikation durch Embolisatverschleppung in die Peripherie auftrat (Abb. 3). Dieser technische Erfolg kann jedoch keine vollständige Ausschaltung der Tumorperfusion erzielen, da bei den zugrunde liegenden Metastasenformen viele kleine Gefäße und Kollateralen zumindest Teile vor allem des Weichteilanteils noch versorgen. Der Versuch, diese Gewebeabschnitte noch mit zu embolisieren, würde unweigerlich zu Nekrosen von gesundem Nachbargewebe führen (z.B. durch kapilläre Embolisation). Zwangsläufig ist klinisch der Embolisationserfolg noch schwieriger anzu-

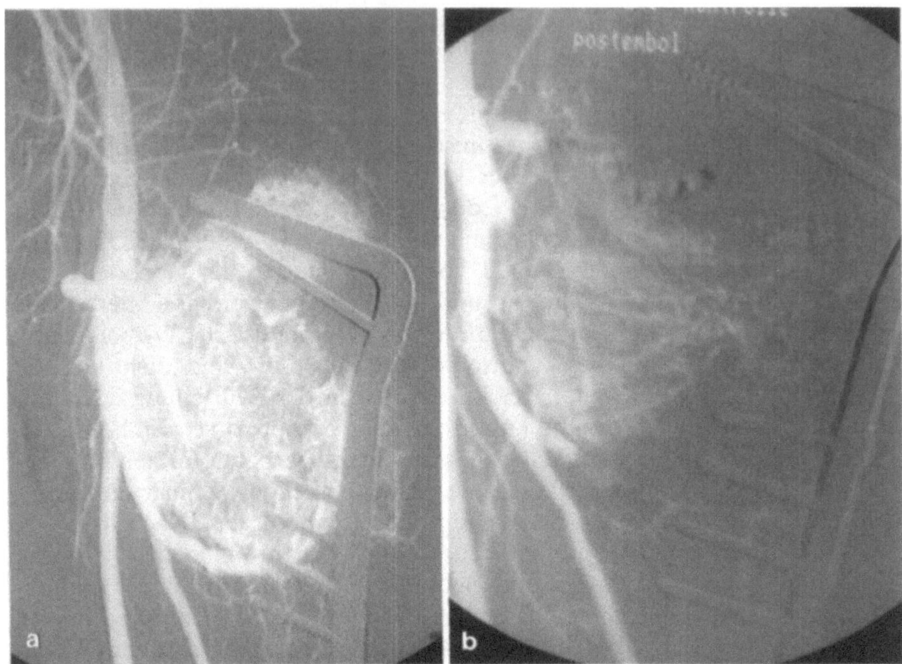

Abb. 3a, b. Präoperative Embolisation eines Lokalrezidivs einer hypervaskulären Femurmetastase eines Nierenkarzinoms: **a** In Schrägprojektion (links angehoben um 25°) arterielle digitale Subtraktionsangiographie des Tumors von kontralateral in „Crossover"-Technik. Kathetespitze in A. femoralis communis. Tumorversorgung aus Seitenästen der A. profunda femoris. **b** Vergrößerte angiographische Kontrolle nach Embolisation: stummelförmiger Abbruch sämtlicher tumortragenden Seitenäste der A. profunda femoris nach superselektiver Embolisation jeder dieser Äste in Koaxialtechnik (Embolisatmenge 1,5–3 ml). Noch feine Kollateralisierung von Teilen des peripheren Tumorgewebes aus dünnen Muskelästen bei insgesamt drastisch reduzierter Perfusion

geben. Die subjektive Aussage der Operateure war in allen Fällen „zufriedenstellende" Bluttrockenheit.

Andere Lokalisationen betrafen in 3 Fällen die *Beckenregion*, davon 2 palliative Embolisationen, und einmal eine kindskopfgroße *Skapulametastase*, die bei zunächst unbekanntem Primärtumor als Riesenhämangion fehlgedeutet worden war. Auch hier konnte ein technischer Erfolg erzielt werden.

Abschließende Wertung

Die interventionelle radiologische Therapie von Metastasen des Skelettsystems mittels Embolisation ist sehr selten erforderlich und wird meist präoperativ durchgeführt. Das Indikationsspektrum erfaßt hypervaskuläre Metastasen hauptsächlich von Nieren- und Schilddrüsenkarzinomen, bei denen ein großer Weichteilanteil einen übermäßigen intraoperativen Blutverlust befürchten läßt. Am häufigsten kommt das Verfahren am Achsenskelett zur Anwendung, wo durch geeignete Techniken ein gutes Ergebnis zu erzielen ist. Besonders die Neuentwicklungen auf dem Katheter- und auch Embolisatsektor vereinfachen die Okklusionsbehandlung, machen die Anwendung sicher und erweitern die technischen Möglichkeiten.

IV. Operative Therapie

Die operative Behandlung von Wirbelsäulenmetastasen

V. Ewerbeck

Einführung

Die Kompression von Rückenmark oder Nervenwurzeln ist die häufigste Ursache für neurologische Komplikationen bei Krebserkrankungen [71]. Die Bedeutung dieser Tatsache geht aus folgenden Zahlen hervor:

Trotz erheblicher Anstrengungen und z. T. spektakulärer medizinischer Fortschritte stieg der Anteil der krebsbedingten Todesfälle in Deutschland von 2,6 % im Jahre 1890 [2] auf 22 % im Jahre 1984 [39]. Vergleichbare Zahlen liegen aus den USA vor. Ein Teil dieses Anstiegs ist Folge der gestiegenen Lebenserwartung: So lag als Beispiel die Prävalenz für Krebserkrankungen bei der *Gesamtbevölkerung* Connecticuts 1985 bei 2 %, für die Bevölkerungsgruppe *jenseits des 70. Lebensjahres* dagegen bei 11,5 %. Ein weiterer Teil des Anstiegs der Krebsmortalität geht zu Lasten der bislang nicht aufhaltbaren Zunahme von Lungenkrebserkrankungen. Hauptursachen für den Tod eines Krebspatienten sind jedoch Komplikationen im Gefolge von Metastasen [71]. Durch die Behandlung von bösartigen Neubildungen und deren Folgezuständen entstehen Kosten in Höhe eines geschätzten Anteils von 12–22 % des gesamten Etats für das Gesundheitswesen [68]. Angesichts der Tatsache, daß die Wirbelsäule nach Lunge und Leber der dritthäufigste Manifestationsort für Metastasen ist [1, 4, 30], kann wenig Zweifel bestehen an der Bedeutung der Läsionen allein als Kostenfaktor.

Inzidenz

In einer umfangreichen Autopsiestudie zeigten Barron et al. [1], daß bei 5 % der an einem metastasierenden Krebsleiden verstorbenen Patienten eine metastasenbedingte Rückenmarkkompression vorlag. Bei einer durch das statistische Bundesamt 1991 ermittelten Rate von ca. 260 krebsbedingten Todesfällen pro 100 000 Einwohner (entspricht 22 % der Gesamtmortalität) ergibt sich eine jährliche Inzidenz von 13 metastasenbedingten Rückenmarkkompressionen auf 100 000 Einwohner. Bezogen auf die alte Bundesrepublik entspricht dies einer Zahl von 7800 Patienten pro Jahr, denen neurologische Komplikationen bis hin zur Querschnittlähmung zumindest drohen. Der Vergleich mit einer Rate von ca. 3 traumatisch bedingten Paraplegien pro 100 000 Einwohner pro

Tabelle 1. Inzidenz von Skelettmetastasen verschiedener Primärtumoren. (Nach Rieden 1988; Wilner 1982)

Primärtumor	Inzidenz [%]
Mamma	50–85
Prostata	50–85
Lunge	19–50
Niere	23–50
Schilddrüse	19–50
Magen	2–17
Colon	9–11

Jahr veranlaßten Van Woerkom-Eijkenboom u. Braakman [92], die Wirbelsäulenmetastasen als „forgotten cause of paraplegia" zu bezeichnen. Korreliert man die Inzidenz von Skelettmetastasen der häufigsten Primärtumoren (Tabelle 1) mit der Tatsache, daß 85–100 % aller sekundären Knochentumoren von eben diesen Primärtumoren verursacht werden [72, 90] und mit der Tatsache, daß bei metastatischem Skelettbefall eine mehr oder weniger ausgeprägte Beteiligung der Wirbelsäule in 80 bis 90 % der Fälle vorliegt [37], erscheint die hochgerechnete Rate von drohenden Querschnittsläsionen als Folge von Malignomen eher niedrig.

Sind neurologische Komplikationen erst einmal eingetreten, bleiben die therapeutischen Erfolge dürftig: Nach White u. Patterson [87] und Siegal u. Siegal [71] werden oder bleiben gehfähig von den operativ und/oder strahlentherapeutisch behandelten Patienten 70 % der vor Therapie gehfähigen, 35 % der vorher paraparetischen und 5–10 % der paraplegischen Patienten. Dies bedeutet eine Erfolgsrate von 40–45 %, der ein Anteil von 30 % der Patienten gegenübersteht, die trotz oder gar wegen der Therapie ihre vorhandene Gehfähigkeit verlieren. Diesen ernüchternden Zahlen widersprechen in den letzten Jahren zahlreiche Publikationen, die von wesentlich besseren Chancen berichten, durch chirurgische Interventionen bereits eingetretene Lähmungen rückgängig zu machen (Tabelle 2).

Nach Miller u. Whitehill [46] ist die Überlebenszeit nach postoperativ kompletter Remission einer metastasenbedingten Querschnittlähmung wesentlich länger, als bei fehlender Rückbildung des neurologischen Defizits. Von den Patienten Van Woerkoms [92] verstarben 64 % der metastasenbedingt paraplegischen Patienten innerhalb von 3 Monaten postoperativ! Selbst eine partielle Remission führt bereits zu einer längeren Lebenserwartung.

Bemühungen, die Behandlung von Metastasen der Wirbelsäule auch unter Inkaufnahme beträchtlichen personellen und finanziellen Aufwandes wirkungsvoller zu gestalten, sind in mehrfacher Hinsicht gerechtfertigt:

- Den betroffenen Patienten sollte nicht zugemutet werden, zusätzlich zum Schicksal der Krebserkrankung noch das der Querschnittlähmung erleben zu müssen. Die metastasenbedingte, irreversible Paraplegie führt zu einer

Tabelle 2. Ergebnisse der Metastasenchirugie im Bereich der Wirbelsäule, Literaturübersicht

	Gesamt-kollektiv	Neuro-logisches Defizit	Postoperativ gebessert	Komplette Remission	Präoperativ nicht gehfähig oder paraplegisch	Postoperativ gehfähig
	n	n	[%]	[%]	n	[%]
Lack (1987)	42	18	(44)	(18)	?	(46)
Harrington (1988)	77	62	(68)	(42)	15	(27) ($n=4$)
Turner (1988)	41	33	(56)	?	30 (Paraparese) 3 (Paraplegie)	(60) ($n=18$) 0
Kostuik (1988)	71	68	(55)	(20)	18	(50) ($n=9$)
Polster (1989)	31	22	(59)	(5)	16 paraplegisch 7	(81) ($n=13$) (86) ($n=6$)
Sundaresan (1990) (+1986)	257	?	(80)	?	?	(66)

weiteren Verkürzung der Überlebenszeit unter drastisch verschlechterter Qualität.
- Bei der Querschnittlähmung handelt es sich um eine der kostenintensivsten Komplikationen von Metastasen. Die ökonomische Bedeutung der metastatisch bedingten Paraplegie ist wegen der stark reduzierten Lebenserwartung fallbezogen zwar geringer, als die der traumatisch aufgetretenen. Das zu erwartende Patientenkollektiv, dem eine solche Lähmung zumindest droht, ist jedoch größer als das der traumatisch bedingten Paraplegien. Rehabilitationsmaßnahmen in einer dafür spezialisierten klinischen Einheit sind gerechtfertigt, wenn die prospektive Überlebenszeit mindestens 6 Monate beträgt [92].

Klinische Symptomatik und Diagnostik

Das klinische Bild von Patienten, die mit Wirbelsäulenmetastasen zur Behandlung kommen, ist vergleichsweise einförmig: In 80–90% der Fälle ist Schmerz das führende Symptom [37, 76]. Radikuläre Symptome treten besonders häufig bei metastatischem Befall der Hals- und Lendenwirbelsäule auf (80%), etwas seltener bei Beteiligung der Brustwirbelsäule (55%). Dieses unspezifische klinische Bild führt besonders dann leicht zu Fehleinschätzungen und Verzögerungen einer konsequenten Diagnostik, wenn ein Primärtumor nicht bekannt ist. Die Schätzung von Boland et al. [4], daß eine solche Konstellation in 9% der Fälle gegeben ist, wird durch eine Untersuchung von Nottebaert et al. [48] weit übertroffen: In ihrem Kollektiv von 172 Patienten, die wegen Skelettmetastasen behandelt wurden, war ein Primärtumor in 30% der Fälle nicht bekannt. In dieser Gruppe fand sich ein besonders hoher Anteil von Wirbelsäulenmetastasen (75%), z.T. bereits mit vorliegender Rückenmarkkompression (27%). Mit 29% war die Rate der noch zu Lebzeiten der Patienten gelungenen Identifizierung des Primärtumors erstaunlich gering. Nach Holmes u. Fouts [34] muß sogar damit gerechnet werden, daß der Primärtumor in 50% der Fälle auch nach der Autopsie unbekannt bleibt! Als häufigste Ursache für das metastatische Geschehen erwies sich im Krankengut Notterbaerts mit 52% das Lungenkarzinom, eine Tatsache, die sich bermerkbar macht in der retrospektiv ermittelten Überlebenszeit. Diese war mit 10–11 Monaten um mehr als die Hälfte geringer als bei Patienten, deren Primärtumor zur Zeit des Metastasennachweises bekannt war. Dabei erwies es sich als unerheblich, ob das Primum noch entdeckt wurde oder nicht.

Gravierende neurologische Symptome als Folge einer Kompression des Rückenmarkes treten nach Schaberg u. Gainor [64] bei 20% der Patienten mit metastatischem Befall der Wirbelsäule auf. Sowohl die Angaben über die Entwicklungsgeschwindigkeit und die Dauer des bestehenden neurologischen Defizits als auch deren Interpretation für die Prognose unterliegen einer beträchtlichen Schwankungsbreite: Nach Bos et al. [6] entwickeln 30% der Patienten das maximale neurologische Defizit innerhalb von 48 h, 90% innerhalb von 10 Tagen, und nur 10% zeigen einen noch langsameren Progreß.

Nach Angaben von Harrington [30], Boland et al. [4], Gilbert et al. [22] und Kostuik et al. [40] haben sehr rasch (innerhalb von 24 h) auftretende Lähmungen eine besonders schlechte Prognose. Kostuik leitet daraus die Forderung ab, solche Patienten möglichst schnell einer Operation zuzuführen, während Gilbert die Erfolgsaussichten einer operativen Behandlung in diesen Fällen für so gering hält, daß er eine Strahlentherapie empfiehlt. Die gegenwärtigen Kenntnisse legen es nahe, der nüchternen Betrachtungsweise von Siegal u. Siegal [71] zu folgen: Danach ist die Geschwindigkeit der Entwicklung des neurologischen Defizites *kein* sicheres prognostisches Kriterium. Als einziger tragfähiger Parameter für die Erfolgsaussichten einer operativen Behandlung eines rasch progredienten neurologischen Defizites hat sich das Vorhandensein von Restfunktionen erwiesen: Hat sich innerhalb von 24 h eine *Paraparese* entwickelt, gelingt die Wiederherstellung der motorischen Funktion in 20 % der Fälle. Liegt jedoch innerhalb dieser Frist bereits eine *Paraplegie* vor, bestehen keine Erfolgsaussichten [23, 27, 83]. Aus der Tatsache, daß 28 % der bereits paraparetischen Patienten innerhalb von weiteren 24 h eine Paraplegie entwickeln [71] ergibt sich zwingend die Notwendigkeit zur notfallmäßigen diagnostischen und therapeutischen Intervention. Blasen- und Mastdarmfunktionsstörungen scheinen ein vergleichsweise frühes Symptom für eine drohende Querschnittläsion zu sein, sie finden sich bei über 50 % der Patienten mit radiologisch nachgewiesener Myelokompression [68].

Berichte über postoperativ komplette Remissionen metastatisch bedingter Paraplegien [31, 56] ermutigen zwar zum Handeln, stellen jedoch Ausnahmen dar. Insbesondere überrascht Harringtons Mitteilung von 3 postoperativ vollständigen Rückbildungen metastatisch bedingter kompletter Paraplegien, die bereits über 6 Tage bestanden haben. In Analogie zu Ergebnissen tierexperimenteller Studien [78–80] dürften Lähmungsbilder vorgelegen haben, deren Entwicklung einen langen Zeitraum in Anspruch nahm.

Für die zuverlässige Erfassung eines neurologischen Defizits und eines möglichen Progresses ist die wiederholte, exakte Dokumentation des Befundes unverzichtbar. Sie ermöglicht adäquate therapeutische Entscheidungen und eine retrospektive Evaluierung nach einfachen, aber realitätsbezogenen Schemata, wie der von Frankel et al. [21] vorgeschlagenen Klassifikation (Tabelle 3).

Da 85 % der spinalen Metastasen im Wirbelkörper entstehen, ist die Bedrohung der ventral verlaufenden motorischen Bahnen durch in den Spinalkanal einbrechende Tumormassen eher die Regel, als die Ausnahme.

Tabelle 3. Klassifikation des neurologischen Defizites nach Frankel et al. (1969)

A	motorisch und sensibel komplett
B	motorisch komplett, sensibel inkomplett
C	motorisch inkomplett, funktionell „nutzlos"
D	motorisch inkomplett, „brauchbare" Restfunktion (häufig gehfähig)
E	keine neurologische Symptomatik

Bedingt durch den in Relation zum Rückenmarkquerschnitt vergleichsweise engen Spinalkanal und die in dieser Höhe verhältnismäßig schlechte Blutversorgung des Rückenmarks ist die Gefahr einer metastatisch bedingten Lähmung im Bereich der Brustwirbelsäule besonders groß. Dies gilt v. a. für die Region Th4–Th9. Hier können bereits kleine intraspinale Raumforderungen fatale Kompressionswirkungen hervorrufen [30].

Die Pathogenese der Lähmung ist nach wie vor nicht vollständig geklärt. Übereinstimmend wird die Dura als wirkungsvolle Barriere gegen Tumorinvasion gesehen, so daß intradurales Metastasenwachstum in den seltensten Fällen als Ursache in Betracht kommt [4, 30]. In der Frühphase des beginnenden neurologischen Defizits kommt es zu einem vasogenen Ödem der weißen Substanz durch Okklusion des venösen Plexus [27], möglicherweise aber auch als Folge einer lokalen Vasodilatation, vermittelt durch Mediatoren wie Prostaglandine [70]. Osterholm u. Mathews [50] vermuten, daß Neurotransmitter eine Rolle bei der Entstehung der lokalen Perfusionsstörung des Rückenmarks spielen. Zweifellos setzt nach Schädigung des Rückenmarks eine „Kaskade von biochemischen Reaktionen" ein [85], die bisher allenfalls teilweise aufgeschlüsselt sind.

Pathohistologische Studien haben wenig Korrelation gezeigt zwischen neurologischem Defizit und dem autoptischen Befund. Das Verteilungsmuster der ödematösen Veränderungen entsprach weder dem arteriellen, noch dem venösen Versorgungsgebiet des Segmentes, welches für das Lähmungsniveau verantwortlich war – eine Tatsache, die eher für eine direkte, mechanische Lähmungsursache spricht [1, 76]. Vermutlich führen phasenabhängig mehrere Mechanismen schließlich zum gefürchteten Bild der Paraplegie. Daß nicht jede Kompression des Rückenmarks zu einem neurologischen Defizit führen muß, haben 1977 Longeval et al. [42] zeigen können: Bei 58 *symptomfreien* Patienten mit röntgenologisch gesicherten Metastasen der Wirbelsäule fanden sie myelographisch 17mal (29%) einen partiellen und 11mal (19%) einen vollständigen (!) Kontrastmittelstop. Auch Bernat et al. [3] beschreiben die Symptome von Patienten mit – und solchen ohne Kontrastmittelstop als nicht unterscheidbar.

Für die Höhenlokalisation einer vermuteten Okklusion des Spinalkanals als Ursache für ein neurologisches Defizit kann also die Myelographie nur in Verbindung mit einer exakten klinischen Untersuchung einschließlich segmentaler Symptomzuordnung empfohlen werden. Zusätzlich gilt es zu berücksichtigen, daß in ca. 10% der Fälle eine multifokale epidurale Rückenmarkkompression vorliegt [3, 68]. Im Krankengut Bernats betrug die mittlere Distanz zwischen den das Rückenmark verdrängenden Metastasen 12 Segmente.

Liegt eine Rückenmarkkompression mit klinischer Symptomatik vor, kann in 60–80% der Fälle mit einem pathologischen Nativröntgenbild gerechnet werden (Wirbelkörperkollaps, Pedikelverlust, Lysen u. a. mehr). Vor Durchführung aller weiterführenden diagnostischen Maßnahmen sollten Glukokordikoide (z. B. Dexametason 24 mg i. v.) einem fortschreitenden Ödem entgegenwirken [71, 86]. Eine bessere Wirksamkeit höherer Dosierungen hat sich nicht nachweisen lassen. Wegen gravierender Nebenwirkungen ist eine Behandlungsdauer über 4 Wochen hinausgehend abzulehnen [76]. In einer randomisierten Studie konnten Bracken et al. [7] zeigen, daß die Glukokordikoidbehandlung spätestens 8 h nach Beginn der Lähmungserscheinungen einsetzen muß, um einen Effekt zu haben. GM-1-Glanglioside können auch nach längerem Intervall noch wirksam sein [85].

Unter den oben genannten Einschränkungen kann die Myelographie zur Lokalisation des intraspinalen Tumors z. Z. noch empfohlen werden, da sie für viele Kliniken die schnellstverfügbare Untersuchung darstellt. Als diagnostisches Optimum hat heute die Magnetresonanztomographie zu gelten (s. Beitrag Peiss u. Bohndorf). Ähnliche Aussagekraft kann allenfalls noch der mit einer Computertomographie kombinierten Myelographie attestiert werden. Die nichtkombinierte Computertomographie ist wegen des immer möglichen polytopen Befalls der Wirbelsäule nicht optimal. Zur Operationsplanung hat sich die Magnetresonanztomographie als unersetzlich erwiesen; da sie mit größtmöglicher Zuverlässigkeit u. a. über einen möglichen metastatischen Befall der dem Operationsgebiet benachbarten Segmente Auskunft geben kann. So können auf unzureichender Diagnostik beruhende Fehlpositionierungen stabilisierender Instrumentarien (Abb. 1) mit hoher Sicherheit vermieden werden.

Bei nicht bekanntem Primärtumor sind alle weiteren diagnostischen Maßnahmen obsolet, wenn eine sich rasch entwickelnde Querschnittsympto-

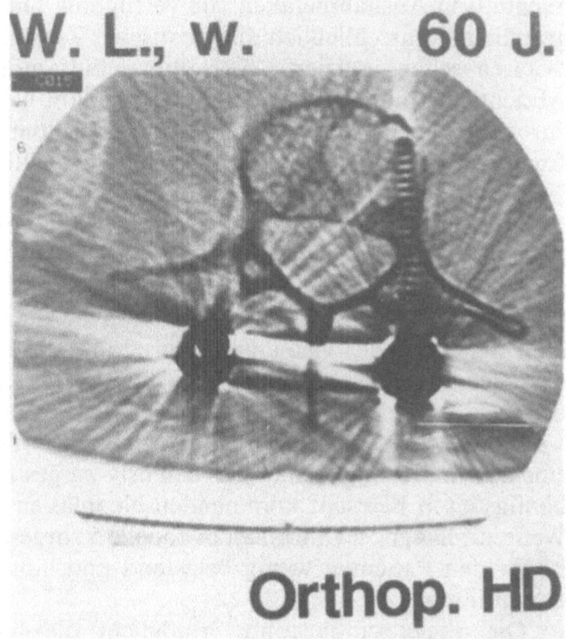

Abb. 1. Computertomographischer Nachweis der Positionierung einer Pedikelschraube in einer präoperativ infolge unzureichender Diagnostik nicht bekannten Wirbelkörpermetastase

Tabelle 4. Einsatzmöglichkeiten der selektiven Angiographie/Embolisation bei Wirbelsäulenmetastasen

1) Einzig mögliches Verfahren bei:	a) Inoperabler, strahlenresistenter, therapiepflichtiger Metastase
	b) inoperabler, progredienter Metastase nach Radiatio mit maximaler Herddosis
2) Sinnvoll und realisierbar bei:	a) operationspflichtigen Metastasen eines – Schilddrüsenkarzinoms – Nierenzellkarzinoms
	b) großen, operationspflichtigen Metastasen bei unbekanntem Primärtumor ohne progredientes neurologisches Defizit, wenn nach MRT Hypervaskularisationsverdacht besteht
3) Sinnvoll, meist *nicht* realisierbar bei	a) Wie 2 b), jedoch mit progredientem neurologischem Defizit

matik zur schnellen operativen Intervention zwingt. Einzige Ausnahme kann bei großen Raumforderungen die notfallmäßig durchzuführende Angiographie mit der Möglichkeit zur selektiven Embolisation von Tumorgefäßen sein, wenn nach der Magnetresonanztomographie der Verdacht auf einen hypervaskularisierten Prozeß besteht. So können bei Metastasen von Nierenzellkarzinomen lebensbedrohliche intraoperative Blutungen vermieden werden. Diese Möglichkeit der notfallmäßigen interventionellen Radiologie steht jedoch allenfalls in Ausnahmefällen zur Verfügung. Die Durchführung einer Angiographie mit ausschließlich diagnostischer Zielsetzung ist bei Wirbelsäulenmetastasen selten indiziert. Sie sollte – falls möglich – mit therapeutischen Absichten (Embolisation) zumindest geplant werden. Als günstiges Intervall zur vorgesehenen Operation gilt ein Zeitraum von 1–2 Tagen (s. Beitrag Richter u. Kauffmann). Fidler [19] hält die selektive spinale Arteriographie vor jeder ventralen Metastasenausräumung im Bereich der Brust- und Lendenwirbelsäule für indiziert. Angesichts eines Risikos von knapp 2%, allein durch die Angiographie ein neurologisches Defizit zu verursachen [20], sollte die Indikation auf die in Tabelle 4 genannten Situationen beschränkt bleiben. Bei sehr ausgedehnten Befunden kann durch die alleinige Angiographie zumindest die Darstellung des Vaskularisationsgrades der Läsion Aufschluß geben über das zu erwartende Blutungsrisiko und so mitentscheiden über Operabilität oder die Art des operativen Vorgehens.

Besteht kein progredientes neurologisches Defizit, so ist die Suche nach einem Primärtumor keinesfalls extensiv zu gestalten, da nach Ausschluß der häufigsten in Betracht kommenden Neoplasien die Biopsie auf die rascheste Weise zur Diagnose führt. Der in Tabelle 5 vorgeschlagene Untersuchungsgang ist für den Patienten wenig belastend und läßt sich innerhalb von 2 Tagen durchführen.

Die Skelettszintigraphie ermöglicht die Identifizierung von weiteren, möglicherweise therapiepflichtigen oder einer Biopsie leichter zugänglichen Metastasen. Bleibt die Primärtumorsuche ohne Erfolg, wird aus der Metastase

Tabelle 5. Untersuchungsgang zur Identifizierung eines unbekannten Primärtumors bei Skelettmetastasen

Obligat	– Klinische Untersuchung, insbesondere
	  – Mamma
	  – Prostata
	  – Schilddrüse
	
	– Labor: „Routineuntersuchungen", zusätzlich:
	      Immunelektrophorese
	      Thyreoglobulin (TG)
	      CEA
	      PAP (Prostata spezifische saure Phosphatase)
	
	– Röntgen: Thorax in 2 Ebenen
	
	– Ultraschall: Schilddrüse
	             Retroperitoneum (Niere)
	
	– Ganzkörperskelettszintigraphie

Fakultativ	– CT – Thorax – CT – Abdomen

perkutan eine Gewebsprobe in Form einer Stanzbiopsie entnommen. Die korrekte Plazierung des Stanzinstrumentariums ist im Bereich der Lendenwirbelsäule problemlos unter Kontrolle des Bildverstärkers möglich. Grundsätzlich gilt dies zwar auch für Segmente der Brust- und Halswirbelsäule [51, 52], jedoch bietet sich hier inzwischen die Computertomographie als Verfahren der risikominimierenden Punktions„steuerung" an. Anders als bei entzündlichen Veränderungen, bei denen ein Ursachennachweis mittels Wirbelpunktion nur in 50–60% der Fälle gelingt [43], liegt die diagnostische Trefferrate bei neoplastischen Raumforderungen der Wirbelsäule bei bis zu 90% [68]. Da die Erfolgsquote stark abhängig ist von der Menge des gewonnenen Materials und von der Erfahrung des begutachtenden Pathologen in der Beurteilung sehr kleiner Gewebsproben, sollten möglichst großkalibrige Punktionsinstrumentarien Verwendung finden. Anzustreben ist die Entnahme von 2 Gewebsproben, von denen eine formalinfixiert und die zweite als Frischgewebe immunhistologisch aufgearbeitet werden kann.

Differenzierte Operationsindikation

Trotz der Tatsache, daß bei umfangreichen, nicht selektionierenden autoptischen Untersuchungen 9–15% aller Skelettmetastasen als „Solitärherde" gefunden wurden [12], beweist das Auftreten einer Metastase im Knochen in aller Regel das Generalisationsstadium des Tumorleidens. Anders als bei anderen Organmetastasen (z. B. der Lunge oder der Leber) kann ein kurativer Therapieansatz damit nicht oder nur in den seltensten Fällen verfolgt werden. Dies bedeutet nicht, daß lange Überlebenszeiten ausgeschlossen sind: Immerhin fanden Holmes u. Fouts [34] in einer Studie bei 686 Patienten mit

Metastasen unbekannter Primärtumoren in 3,3% der Fälle eine Überlebenszeit von über 10 Jahren. Besonders von solitären Nierenzellkarzinommetastasen ist bekannt, daß sie nach Entfernung des Primärtumors jahrelang einzige und weiter solitäre Manifestation des Tumorleidens bleiben können. Rieden [59] fand die mittlere Überlebenszeit von Patienten mit solitären Knochenmetastasen eines Mammakarzinoms mit 36 Monaten um 50% länger, als bei Patientinnen mit multiplen Skelettmetastasen (23 Monate).

Die Auffassungen, welche Wirbelsäulenmetastasen einer operativen Behandlung bedürfen, gehen weit auseinander: Während Thiel et al. [81] als Strahlentherapeuten meinen, daß selbst „für die meisten Patienten mit Rückenmarkkompression die Bestrahlung die Therapie der Wahl" ist, stellen Sundaresan et al. [76] als orthopädische Chirurgen bemerkenswert großzügige Operationsindikationen: Nach ihren Angaben sollten alle Wirbelsäulenmetastasen einer operativen Therapie zugeführt werden, mit Ausnahme folgender Konstellationen:

1. Fortgeschrittene Organmetastasen bei schlechtem Allgemeinzustand
2. Absiedelungen durch Lymphome, Ewing-Sarkome, Neuroblastome und andere „Rundzelltumoren" mit hoher Strahlen- oder Chemotherapiesensibilität
3. Mamma- und Prostatakarzinommetastasen ohne „strukturelle Abnormalität der Wirbelsäule".

Sie plädieren für eine besonders frühzeitige Operation zu einem Zeitpunkt, an welchem die Metastase noch intrakompartimental wächst und die Stabilität des Wirbelkörpers noch nicht beeinträchtigt ist.

Unter Berücksichtigung der zur Verfügung stehenden prognostischen Indikatoren und einer daraus folgenden Nutzen-Risiko-Analyse dürfte die von Harrington [31] angegebene Zahl von 10% aller Wirbelsäulenmetastasen, die einer operativen Therapie bedürfen, die obere Grenze darstellen.

Die fehlende Möglichkeit, kurativ tätig werden zu können, läßt bei allen indikatorischen Überlegungen folgende Faktoren zwingend wirksam werden:

1. Neurologisches Defizit:
   – Ausmaß,
   – Geschwindigkeit der Entwicklung,
   – Dauer des Bestehens.
2. Stabilität;
   – erhalten,
   – bedroht,
   – aufgehoben (drohende Lähmung?).
3. Resultate und Risiken nicht operativer Behandlungsverfahren.
4. Schmerzcharakteristik.
5. Alter, Allgemein- und Ernährungszustand des Patienten, Begleitrisiken?
6. Prospektive Überlebenszeit.
7. Zahl der Skelettmetastasen.
8. Organmetastasen.

9. Progressionsgeschwindigkeit des Tumorleidens.
10. Histologie des Primärtumors.
11. Lokalbefund: Ausdehnung und Lokalisation der therapiebedürftigen Metastase.

Ad 1 (Neurologisches Defizit)

Das Vorliegen eines metastasenbedingten neurologischen Defizits reicht *allein* als Operationsindikation nicht aus. Von wesentlicher Bedeutung sind das Ausmaß, die Dauer des Bestehens und unter Einschränkung die Geschwindigkeit der Entwicklung. Zwar konnte Tarlov [78] tierexperimentell am Hund zeigen, daß in Abhängigkeit von der Entwicklungsgeschwindigkeit einer kompletten Paraplegie eine „therapeutische Sicherheitsperiode" von bis zu 7 Tagen besteht, innerhalb derer die Lähmungserscheinungen rückbildungsfähig sind. Wegen der unterschiedlichen Perfusionsverhältnisse des Rückenmarks beim Hund besteht jedoch nur eine eingeschränkte Übertragbarkeit der Beobachtungen auf Paraplegien des Menschen [14]. Anders als bei tuberkulös bedingten Paraplegien [32] muß bei kompletten Querschnittlähmungen als Metastasenfolge von einer irreversiblen Situation ausgegangen werden [23, 63], bei der allenfalls innerhalb von 24 h noch eine geringe Chance auf Besserung durch eine Operation besteht. Einzig zuverlässiger Indikator für die therapeutischen Erfolgsaussichten ist das Maß der vorhandenen neurologischen Restfunktion [71]. Zu Recht wird das progrediente neurologische Defizit von fast allen Autoren als dringliche Operationsindikation aufgefaßt. Eine absolute Indikation im Sinne einer vitalen Zwangslage liegt jedoch nicht vor: Die Gesamtsituation des betroffenen Patienten ist nicht selten so ungünstig, daß selbst eine Paraplegie in Kauf genommen werden muß.

Die Rate der innerhalb der ersten 4 postoperativen Wochen auftretenden Todesfälle (Tabelle 6) zeigt, daß der Eingriff die Kompensationsfähigkeit der Patienten überfordern kann.

Ad 2 (Stabilität)

Ähnliche indikatorische Überlegungen gelten auch für die Behandlung von Wirbelsäulensegmenten, die von einem drohenden oder bereits manifesten Stabilitätsverlust betroffen sind. Auch hier ist der alleinige Nachweis einer pathologischen Fraktur *kein* ausreichendes Kriterium für eine Operationsindi-

Tabelle 6. Todesfälle innerhalb von 4 Wochen nach OP von Wirbelsäulenmetastasen, Literaturübersicht

Dunn et al.	(1977)	21%
Gorter	(1978)	12,5%
Van Woerkom-E. et al.	(1981)	32%
Sundaresan et al.	(1986)	6%
Lack et al.	(1987)	11,9%
Harrington	(1988)	10,4%
Siegal et al.	(1990)	9%

kation. Bei 10–15% der Patienten, die sich wegen Wirbelsäulenmetastasen einer Strahlentherapie unterziehen müssen, liegen bereits Makrofrakturen vor, die bei entsprechend strahlensensiblen Tumoren unter der Behandlung stabil ausheilen können [60]. Die Frakturheilung wird durch die Bestrahlung nicht verhindert ([5, 46], Wannenmacher et al., in diesem Band) sondern lediglich verzögert.

Folgende Befundkonstellationen führen zu einer gravierenden Instabilität, die möglichst operativ beseitigt werden sollte, da neben der stets vorhandenen Schmerzhaftigkeit zusätzlich neurologische Komplikationen drohen:

- Segmentale Translationsdeformität,
- Höhenverlust des Wirbelkörpers von mehr als 50% unter Mitbeteiligung der Hinterkante,
- metastatische Osteolyse mit Drei-Säulen-Beteiligung.

Eine dringliche Operationsindikation liegt bei bestehender Instabilität mit Nachweis eines myelonkomprimierenden Tumoreinbruchs in den Spinalkanal vor. Dies gilt auch für Fälle ohne neurologisches Defizit. Mehrsegmentale Instabilitäten sind kein Ausschlußkriterium für eine operative Behandlung, sie erfordern lediglich ein modifiziertes Vorgehen (s. unten).

Ad 3 (Resultate nichtoperativer Behandlungsverfahren)
Der Erfolg eines Behandlungskonzepts von Wirbelsäulenmetastasen wird an 3 Kriterien gemessen: Schmerzreduktion, Stabilisierung und Verhinderung oder Rückbildung eines neurologischen Defizits. Die Wahrscheinlichkeit einer weitgehenden Schmerzbefreiung durch die Strahlentherapie liegt mit ca. 75% der behandelten Patienten [59] in vergleichbarer Größenordnung operativ behandelter Kollektive [54, 76]. Wenngleich gravierende Instabilitäten möglichst einer operativen Therapie zugeführt werden sollten, ist die Remineralisationsrate und damit die Stabilisierung von osteolytischen Destruktionszonen durch eine Strahlenbehandlung bei therapeutischen Entscheidungen zu berücksichtigen: Sie beträgt für osteolytische Metastasen eines Mammakarzinoms 62% [59]. Wesentlich schlechter lassen sich Nierenzellkarzinommetastasen beeinflussen. Hier gelingt die Remineralisation nur in 11% der Fälle. Als „härtestes" Kriterium für oder gegen eine operative Behandlung bleibt im Vergleich zur Strahlentherapie die Beeinflußbarkeit eines drohenden oder bestehenden neurologischen Defizits. Hier konnten mehrere Studien zeigen, daß zwischen den Resultaten einer alleinigen Strahlentherapie und denen einer Strahlentherapie mit einer *zusätzlich* durchgeführten operativen dorsalen Entlastung mittels Laminektomie keine signifikanten Unterschiede bestehen [16, 57, 93]. Lediglich Constans et al. [11] fanden in einer retrospektiven Untersuchung von 600 Fällen etwas günstigere Ergebnisse der kombinierten Behandlung (46,2% neurologische Besserung gegenüber 38,9% nach alleiniger Strahlentherapie). Im Patientenkollektiv von Gilbert et al. [22] (n = 235) war das Verhältnis mit einer günstigeren Tendenz für die alleinige Strahlentherapie umgekehrt.

Daraus ergibt sich, daß die primäre dorsale Entlastung zumindest bei strahlensensiblen und nicht vorbestrahlten Tumoren als nicht adäquates Verfahren zu gelten hat. Hier sollte bei entsprechenden Voraussetzungen dem ventralen operativen Vorgehen – evtl. gefolgt von einer Strahlentherapie – der Vorzug gegeben werden. Scheidet das ventrale Vorgehen aus, bleibt die alleinige Radiatio. Bei Progreß eines neurologischen Defizits unter Bestrahlung wird man sich gelegentlich doch noch zu einer dorsalen Dekompression entschließen, um nichts unversucht gelassen zu haben. Die Erfolgsaussichten eines solchen Vorgehens sind kaum zu quantifizieren.

Ad 4 (*Schmerzcharakteristik*)

Angesichts der hohen analgetischen Potenz nichtoperativer Behandlungsverfahren kann der Schmerz nur Teilkriterium für eine Operationsindikation sein. Lediglich Schmerzen, die Folge von gravierenden Instabilitäten oder von Kompressionserscheinungen sind, lassen sich durch operative Maßnahmen zuverlässiger beherrschen, als durch andere Verfahren. Liegen weder Instabilitäten, noch Kompressionszeichen vor, sind die Erfolgsaussichten für eine Operation bezüglich der Schmerzreduktion gering.

Ad 5 (*Allgemeine Risiken*)

Vor der Durchführung eines operativen Eingriffs muß mit überwiegender Wahrscheinlichkeit sichergestellt sein, daß sich der ohnehin schon beklagenswerte Zustand des Tumorpatienten durch das geplante invasive Vorgehen nicht zusätzlich verschlechtert. Gerade wegen des palliativen Charakters der anstehenden Behandlung kann der Auffassung, die Schwere der Erkrankung rechtfertige die Inkaufnahme eines hohen Risikos – oder gar: „Der Patient habe ohnehin nicht mehr viel zu verlieren" – nicht scharf genug widersprochen werden. Vielmehr bedarf es der besonders sorgfältigen Berücksichtigung aller Begleitumstände, wie Lebensalter, Allgemeinzustand, Ernährungszustand oder bestehender Nebenerkrankungen. Jeder dieser Faktoren kann einen vom Lokalbefund her indizierten Eingriff unmöglich machen. Ein guter Allgemeinzustand des Patienten ist Bedingung insbesondere für alle Eingriffe von einem ventralen Zugang im Bereich von Brust- und Lendenwirbelsäule [23, 40, 63]. Für Patienten in stärker reduziertem Zustand kommt als Kompromißverfahren das weniger aufwendige dorsolaterale Vorgehen in Betracht [68, 76]. Als operative „Minimallösung" läßt sich häufig lediglich eine Stabilisierung von dorsal durchführen, ohne die ursächlichen ventral gelegenen Metastasen anzugehen (Abb. 2).

Ad 6 (*Prospektive Überlebenszeit*)

Die voraussichtliche Überlebenszeit eines Patienten wird mit dem Auftreten von Skelettmetastasen drastisch reduziert. So beträgt das Lebenserwartungsdefizit [66] von Patientinnen mit Wirbelsäulenmetastasen eines Mammakarzinoms nach den Daten des Statistischen Landesamtes des Saarlandes 3,5 Jahre im Vergleich zu Patientinnen ohne spinale Metastasen. Die mittlere Lebenserwartung eines Patienten bei Nachweis von Knochenmetastasen (Tabelle 7)

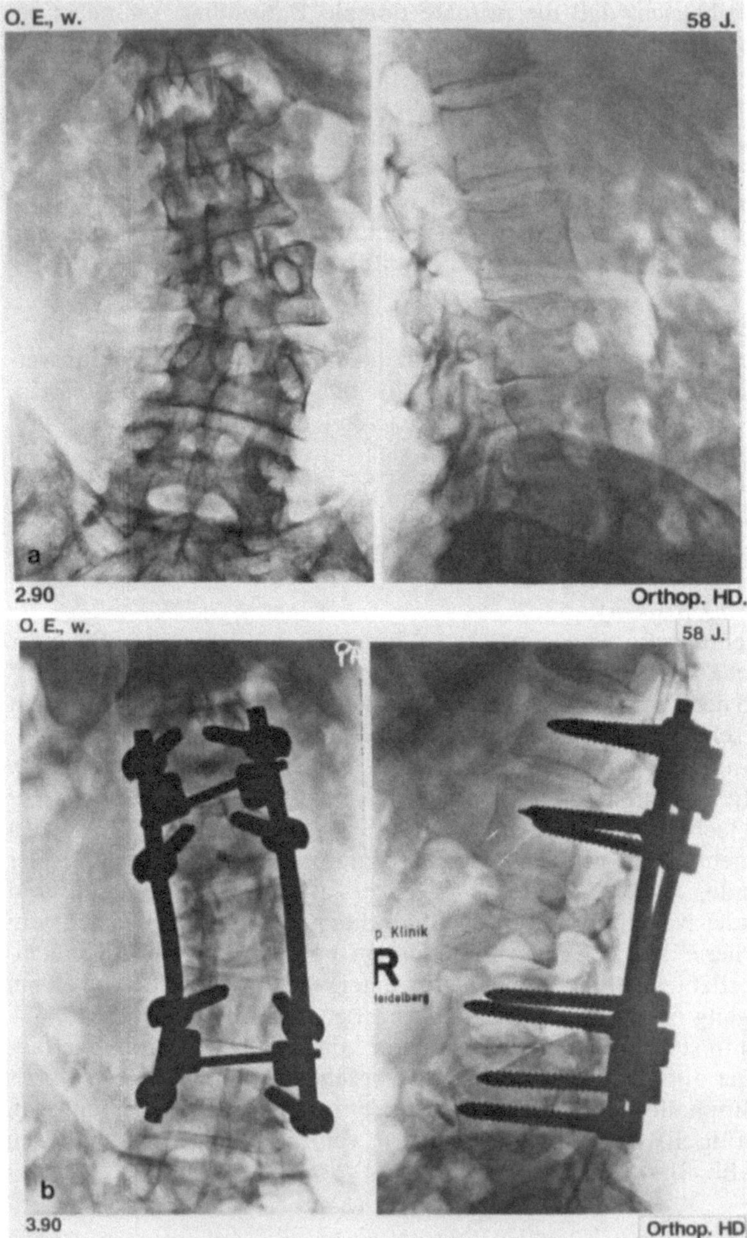

Abb. 2. a 58jährige Patientin in stark reduziertem Allgemeinzustand, metastatisch bedingt einseitiger Kollaps von LWK 3 mit hochgradiger Instabilität. **b** Ausschließliche dorsale Stabilisierung mittels Spinefix Instrumentarium von LWK 1–LWK 5. Belastungsstabile Situation

Tabelle 7. Mittlere Lebenserwartung bei Nachweis von Skelettmetastasen in Abhängigkeit vom Primärtumor (Literaturzusammenstellung)

Mamma	20 Monate
Niere	13–30 Monate
Prostata	16 Monate
Kolon	13 Monate
Lunge	4 Monate

beeinflußt nicht nur die Indikationsstellung zur Operation [31, 41, 63, 68], sondern auch die Art des operativen Vorgehens. Je kürzer die zu erwartende Überlebenszeit ist, desto strenger muß die Indikation gestellt werden und um so weniger belastend darf der Eingriff sein. Dies gilt in besonderem Maß für Metastasen von Bronchialkarzinomen, deren außerordentlich schlechte Prognose dem Patienten selten die Chance läßt, „in den Genuß des Operationserfolges zu kommen" [26].

Liegen von einem Mammakarzinom zusätzlich zu Skelettmetastasen andere Organmetastasen vor, verkürzt sich die prospektive Überlebenswahrscheinlichkeit auf etwa 9 Monate [69]. In umgekehrter Weise wird bei indikatorischen Überlegungen die Tatsache wirksam, daß eine irreversible Querschnittlähmung die Lebenserwartung auch bei isolierter Skelettmetastasierung auf das gleiche Maß reduziert [46]. Die Chance, dieses durch eine operative Intervention zu verhindern, muß rechtzeitig erkannt und genutzt werden.

Ad 7 (Zahl der Skelettmetastasen)

Das Vorliegen multipler Sklettmetastasen schließt ein operatives Behandlungsverfahren von Wirbelsäulenmetastasen nicht aus. Drei Gründe zwingen jedoch dazu, den polytopen Befall bei der Indikation zu berücksichtigen:

I.   Ist das Achsorgan selbst mehrfach betroffen, können längerstreckige Stabilisierungen notwendig sein. Im Extremfall werden operative Palliativeingriffe undurchführbar oder sinnlos (Abb. 3).
II. Bei zusätzlichem Skelettbefall im Bereich der Extremitäten kann die angestrebte postoperative Mobilisierung des Patienten behindert oder unmöglich gemacht werden.
III. Im Vergleich zu solitären Knochenmetastasen sinkt die prospektive Überlebenszeit bei multiplem Skelettbefall erheblich [59].

Ad 8 (Organmetastasen)

Mit simultanem Auftreten von Skelett- und anderen Organmetastasen muß stets gerechnet werden: Dominok u. Knoch [12] fanden bei 1051 autoptisch nachgewiesenen Knochenmetastasen in 32 % der Fälle gleichzeitig Lungenfiliae. Diese Tatsache verdient angesichts der dadurch erheblich verschlechterten Prognose besondere Beachtung. Gleiches gilt für den Nachweis von anderen Organmetastasen [69].

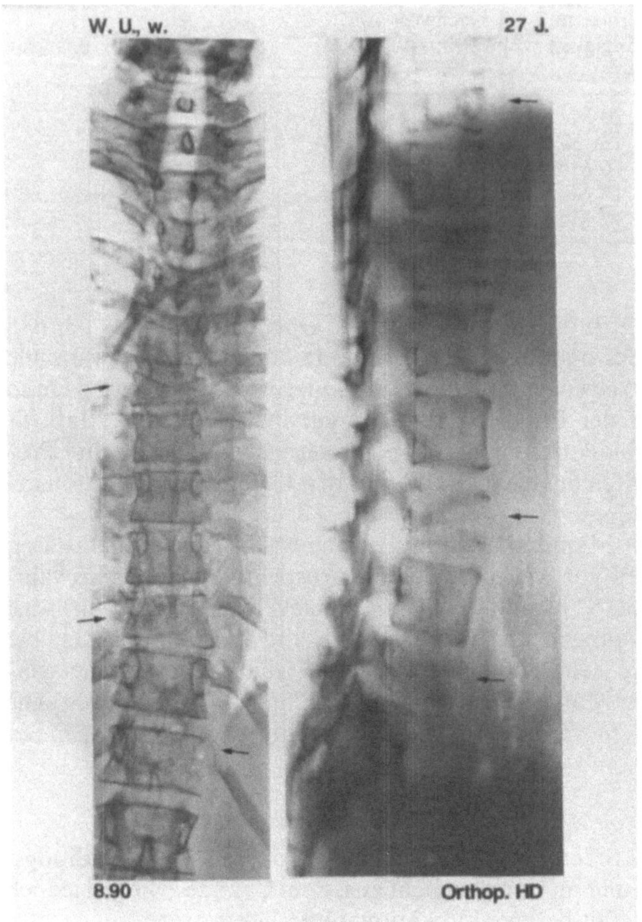

Abb. 3. 27jährige Patientin, Mammakarzinom, explosionsartig progrediente Skelettmetastasierung. Ubiquitärer Befall der gesamten Wirbelsäule mit multiplen, instabilen pathologischen Frakturen. In Anbetracht der Gesamtsituation keine Operationsindikation

Ad 9 (Progressionsgeschwindigkeit des Tumorleidens)
Beziehungen zwischen der Progressionsgeschwindigkeit eines Tumorleidens und der Erfolgsrate von Palliativeingriffen wegen Skelettmetastasen scheinen zwar auf der Hand zu liegen, exakte Daten hierzu liegen jedoch nicht vor. Meist handelt es sich um Einzelbeobachtungen. Es deutet jedoch vieles darauf hin, daß eine lange Tumorverdopplungszeit die Aussicht auf erfolgreiche Metastasenchirurgie bessert. Ebenso spricht manches dafür, daß ein langes Zeitintervall zwischen Operation des Primärtumors und Nachweis der Skelettmetastase eine eher „günstige" Prognose zuläßt [65]. Umgekehrt kann das gerade bei vergleichsweise jungen Patienten zu beobachtende, explosionsartig auftretende, frühe Generalisationsstadium einer Tumorerkrankung palliative Eingriffe

im Bereich der Wirbelsäule obsolet machen (s. Abb. 3). Fidler [19] sieht den Nachweis eines „raschen und unkontrollierbaren Wachstums" einer Metastase als Kontraindikation zu einem operativen Behandlungsversuch an.

Ad 10 (Histologie des Primärtumors)
Die Histologie des Primärtumors entscheidet nicht nur wie beim Bronchialkarzinom über die Gesamtprognose der Erkrankung. Sie ist vielmehr eine der Säulen, auf die sich alle therapeutischen Entscheidungen stützen: Liegen Metastasen stark strahlen- oder chemotherapiesensibler Tumoren (z. B. B-Zellymphome, Ewing-Sarkome u. a.) vor, ist eine operative Therapie in den seltensten Fällen das Mittel der Wahl. Umgekehrt wird man sich angesichts mangelhafter Strahlensensibilität bei Nierenzellkarzinommetastasen eher zur Operation entschließen. Mit Kenntnis der histologischen Diagnose verfügt man zusätzlich über eine Vorstellung vom voraussichtlichen Vaskularisationsgrad der Läsion (Schilddrüsen- und Nierenzellkarzinommetastasen!), so daß die Risiken vorgesehener Eingriffe abschätzbar werden.

Ad 11 (Lokalbefund)
Schließlich führt die mittels bildgebender Verfahren gewonnene Kenntnis über Lokalisation und Ausdehnung der therapiebedürftigen Metastasen zur Entscheidung, ob und in welcher Weise Operabilität besteht.

Jede, wie auch immer geartete Behandlung von Wirbelsäulenmetastasen hat 3 Ziele:

- Vermeidung oder Rückbildung von neurologischen Ausfallserscheinungen,
- Vermeidung oder Beheben eines gravierenden Stabilitätsverlusts,
- Schmerzbeseitigung.

Daraus ergeben sich die folgenden Operationsindikationen:

- Progredientes neurologisches Defizit mit Restfunktion,
- gravierender Stabilitätsverlust mit drohender neurologischer Komplikation,
- lokaler Tumorprogreß nach Radiatio mit maximaler Herddosis,
- lokaler Progreß bei strahlenresistenter Metastase,
- instabilitäts- oder kompressionsbedingter, konservativ nicht beherrschbarer Schmerz
- trotz Stanzbiopsie unbekannte Histologie.

Die Berücksichtigung des oben stehenden „indikatorischen 11-Fragen-Kataloges" führt zu zahlreichen Einschränkungen, deren Gewicht für jeden Patienten individuell geprüft werden muß.

Zur Wahl des operativen Zugangsweges

Die Verhinderung oder das Beheben der gefürchteten Komplikationen von Wirbelsäulenmetastasen – Myelokompression und Instabilität – gelingt am zuverlässigsten durch die möglichst vollständige Beseitigung ihrer Ursache, der Metastase selbst. Aus diesem Grunde ist die Wahl des chirurgischen Zugangsweges in erster Linie abhängig von ihrer Lokalisation. 85–90 % der Wirbelmetastasen sind in den Wirbelkörpern lokalisiert [30]. Entsprechend häufig haben die genannten Komplikationen ihre Ursache in ventral gelegenen Prozessen. Die Wahl eines ventralen Zugangsweges liegt somit bereits aus anatomischen Gründen nahe. Die Resultate der lange Zeit unter palliativer Indikation bei metastasenbedingter Rückenmarkskompression favorisierten dorsalen Dekompression mittels Laminektomie bleiben im Vergleich zur alleinigen Strahlentherapie ohne wesentlichen zusätzlichen Effekt und somit enttäuschend (s. oben). Dies ist angesichts der experimentell gewonnenen Ergebnisse von Doppman u. Girton [13] nicht verwunderlich. Sie konnten im Tierexperiment an Affen folgendes zeigen: Eine experimentell erzeugte, akute, ventrale, epidurale Raumforderung führt sehr früh zu einem Verschluß der V. spinalis posterior oder zu intraduralen Mikrozirkulationsstörungen und somit zu einem Abflußstop, der eine Querschnittlähmung zur Folge hat. Ein Verschluß der A. spinalis anterior tritt erst bei einem wesentlich höheren intraspinalen Druck auf, hat jedoch stets eine irreversible Querschnittlähmung zur Folge. Es ließ sich nachweisen, daß eine 1–2 h nach Autreten der intraspinalen Raumforderung durchgeführte Dreietagenlaminektomie nur dann zu einer Rückbildung der Lähmungserscheinungen führte, wenn durch diese Maßnahme die venösen Zirkulationsstörungen behebbar waren. Dies war bei Raumforderungen bis zu einem maximalen Durchmesser von lediglich 4 mm (!) möglich. Ferner wurde gezeigt, daß die Durchführung der Laminektomie nicht zu einer nennenswerten Positionsänderung des Rückenmarks im Sinne eines Ausweichens nach dorsal führt. Die führende Rolle der venösen Zirkulationsstörung des Rückenmarks in der Pathogenese von Lähmungen durch epidurale Tumoren konnte durch die Tierexperimente von Brodkey et al. [8], Ikeda et al. [36] und Kato et al. [38] untermauert werden. In einem Tierexperiment von Ushio et al. [84] erwies sich die Laminektomie zur Verhinderung einer Querschnittlähmung als Folge eines ventralen, extraduralen Tumors als gänzlich unwirksam. Diese Ergebnisse erklären in hinreichender Weise den unbefriedigenden Effekt einer dorsalen Dekompressionsbehandlung auf das neurologische Defizit bei ventral gelegenen, in den Spinalkanal eingebrochenen Wirbelmetastasen. Seitdem in zunehmender Weise das ventrale Vorgehen durchgeführt wird, mehren sich die Mitteilungen über bessere Resultate hinsichtlich der Wiederherstellung neurologischer Funktionen [25]. Dies zeigt die vergleichende Gegenüberstellung der Ergebnisse nach dorsalen und ventralen Eingriffen (Tabelle 8).

Eine metastasenbedingte ventrale *Instabilität* läßt sich grundsätzlich durch einen alleinigen dorsalen Eingriff beheben. Auch hier haben experimentelle und klinische Untersuchungen jedoch gezeigt, daß die Beseitigung der Ursache und damit ein Vorgehen von ventral biomechanisch günstiger ist [40, 44, 45, 53, 88]. Es erlaubt neben der „kausalen" Dekompression des Rückenmarks eine kurzstreckige, zuverlässige Stabilisierung, die im Bereich der Halswirbelsäule vielfach, dem zervikothorakalen und thorakolumbalen Übergang sowie der

Tabelle 8. Besserung der neurologischen Funktion in Abhängigkeit vom chirurgischen Vorgehen. ( ) = Zahl des Gesamtkollektives. Literaturübersicht

Vorgehen ausschließlich *dorsal*, evtl. + Radiatio			Vorgehen bevorzugt *ventral*		
Autor	Jahr	Neurologisch gebessert	Autor	Jahr	Neurologisch gebessert
White	(1971) ($n = 226$)	33%	Lack	(1987) ($n = 42$)	61%
Hall	(1973) ($n = 129$)	30%	Turner	(1988) ($n = 41$)	56%
Gilbert	(1978) ($n = 235$)	46%	Harrington	(1988) ($n = 77$)	68%
Gorter	(1978) ($n = 67$)	39%	Kostuik	(1988) ($n = 71$)	75%
Constans	(1983) ($n = 600$)	46%	Polster	(1989) ($n = 32$)	64%
Perrin	(1990) ($n = 400$)	48%	Sundaresan	(1990) ($n = 257$)	80%

Lendenwirbelsäule immer mit einer möglichst kurzstreckigen dorsalen Instrumentierung kombiniert werden sollte. Zusätzlich ist eine dorsale Stabilisierung immer dann notwendig, wenn ventral mehr als ein Segment entfernt und ersetzt werden mußte. Ein ventrales Vorgehen ist nur dann sinnvoll, wenn maximal 2, in Ausnahmefällen auch 3 Segmente befallen und die benachbarten Wirbelkörper tumorfrei sind (MRT!). Zu dem okzipitozervikalen Übergang empfiehlt Harms [28] unter Verwendung des transoralen Zugangs ein kombiniertes ventrodorsales Vorgehen. Als Alternative bietet sich eine dorsale Stabilisierung mit anschließender Radiatio an. Der zervikothorakale Übergang läßt sich von ventral bis Th 3 über den von Sundaresan et al. [74] angegebenen transsternalen Zugang darstellen. Alternativ kommt die laterale Exposition nach Turner u. Webb [82] in Betracht.

Trotz aller Vorzüge darf nicht übersehen werden, daß mit Ausnahme der mittleren und unteren Halswirbelsäule die vorderen Zugangswege zur Wirbelsäule operationstechnisch aufwendiger und für den Patienten belastender als die dorsalen sind. Sie bleiben Patienten in vergleichsweise gutem Allgemeinzustand und einer voraussichtlichen Überlebenszeit von mehr als 6 Monaten vorbehalten [40, 61, 63, 68].

Der von Capener [9] ursprünglich zur operativen Behandlung tuberkulöser Abszesse angegebene posterolaterale Zugang wurde von Perrin u. McBroom [54] modifiziert zur Therapie spinaler Metastasen übernommen. Sie führten über diesen Weg bei 400 Patienten eine zirkuläre Dekompression des Myelons mit anschließender dorsaler Stabilisierung unter Verwendung des Luque-Instrumentariums durch. Eine Verbesserung des präoperativ bestehenden neurologischen Defizits wurde in 48% der Fälle erreicht. Dieser Zugangsweg

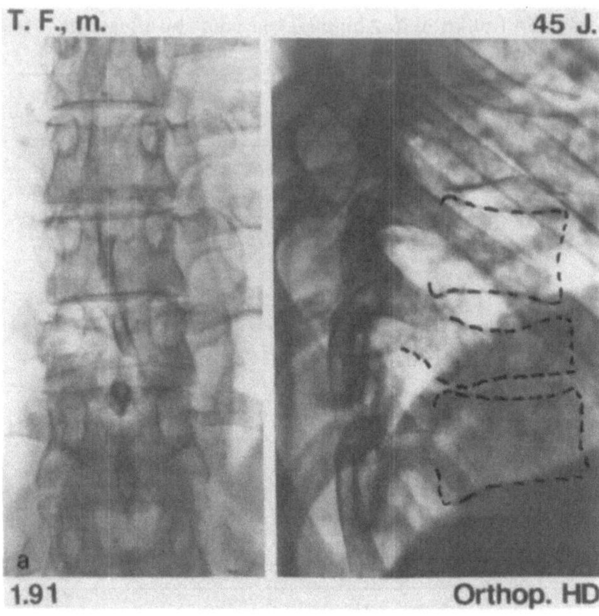

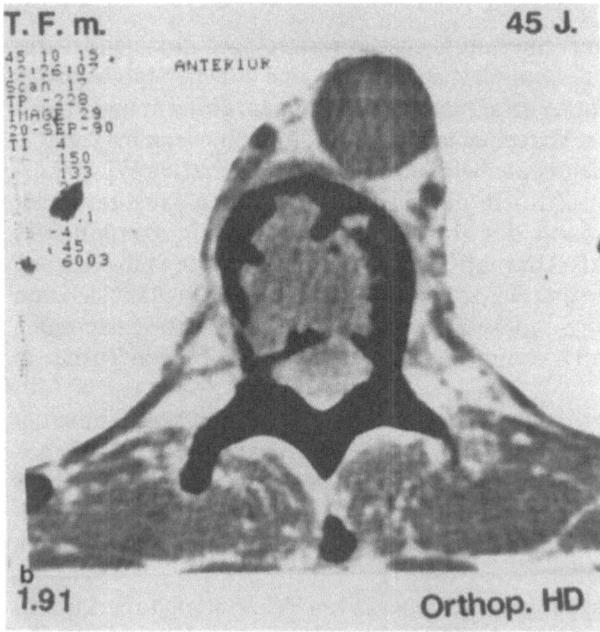

Abb. 4. a 45jähriger Patient, Plasmozytom, progrediente, gravierende Instabilität BWK 10, Höhenminderung mehr als 50%, Beteiligung der Hinterkante. **b** Computertomographischer Nachweis des Tumoreinbruches in den Spinalkanal. **c** Zustand nach Tumorausräumung über einen posterolateralen Zugangsweg (Kostotransversektomie links Th9–11), Ersatz durch Distraktionsinterponat nach Polster in Verbindung mit PMMA, dorsale Stabilisierung mittels Spinefix-Instrumentarium transpedikulär Th9–Th11

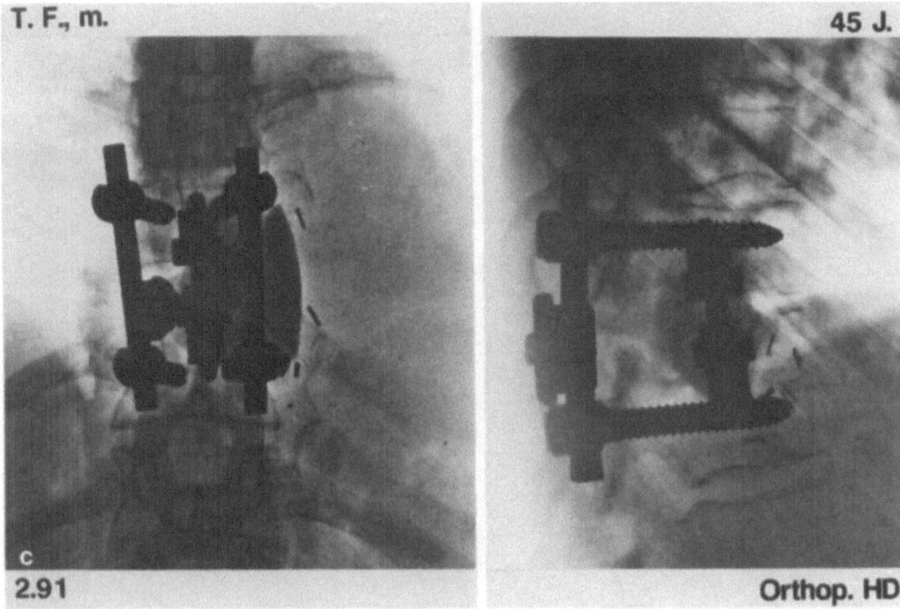

Abb. 4c

ist mit einer geringeren postoperativen Morbidität belastet, bietet jedoch deutlich weniger Übersicht und erfordert oft Kompromisse hinsichtlich der vollständigen Metastasenausräumung. Bei begrenzten Läsionen im Thorakalbereich stellt er eine brauchbare Alternative zur ventralen Exposition mittels Thorakotomie dar (Abb. 4). Die von Roy-Camille et al. [62] aufgezeigte Möglichkeit, ausschließlich von dorsal einen Tumor des Wirbelkörpers auch unter onkologischen Gesichtspunkten en block „im Gesunden" zu entfernen, dürfte Ausnahmesituationen vorbehalten sein und scheint angesichts der beschränkten Übersichtsverhältnisse mit gewissen Risiken verbunden zu sein.

Eine eindeutige Indikation zu ausschließlich dorsalem Vorgehen besteht bei dorsal gelegenen Tumoren (Abb. 5). Bei einer voraussichtlichen Überlebenszeit von mehr als 12 Monaten sollte die Instrumentation durch eine dorsolaterale Spondylodese unter Verwendung autologer Beckenkammspongiosa ergänzt werden, um dem Implantatbruch vorzubeugen.

Bei Vorliegen ventraler Prozesse ist die dorsale Vorgehensweise gerechtfertigt, wenn wegen des Lokalbefundes, des Allgemeinzustandes des Patienten oder anderen Gründen das ventrale Vorgehen ausscheidet. In diesem Fall müssen mindestens jeweils 2 Segmente kranial und kaudal der Instabilität instrumentiert werden. Ein kurzstreckiges Vorgehen ist dann möglich, wenn nur 1–2 Segmente überbrückt werden müssen und winkelstabile Pedikelschrauben verwendet werden können. Präoperativ ist mittels Magnetresonanztomographie sicherzustellen, daß die Instrumentation nicht an metastasenbefallenen Segmenten erfolgt oder in Kürze in unmittelbarer Nähe weitere

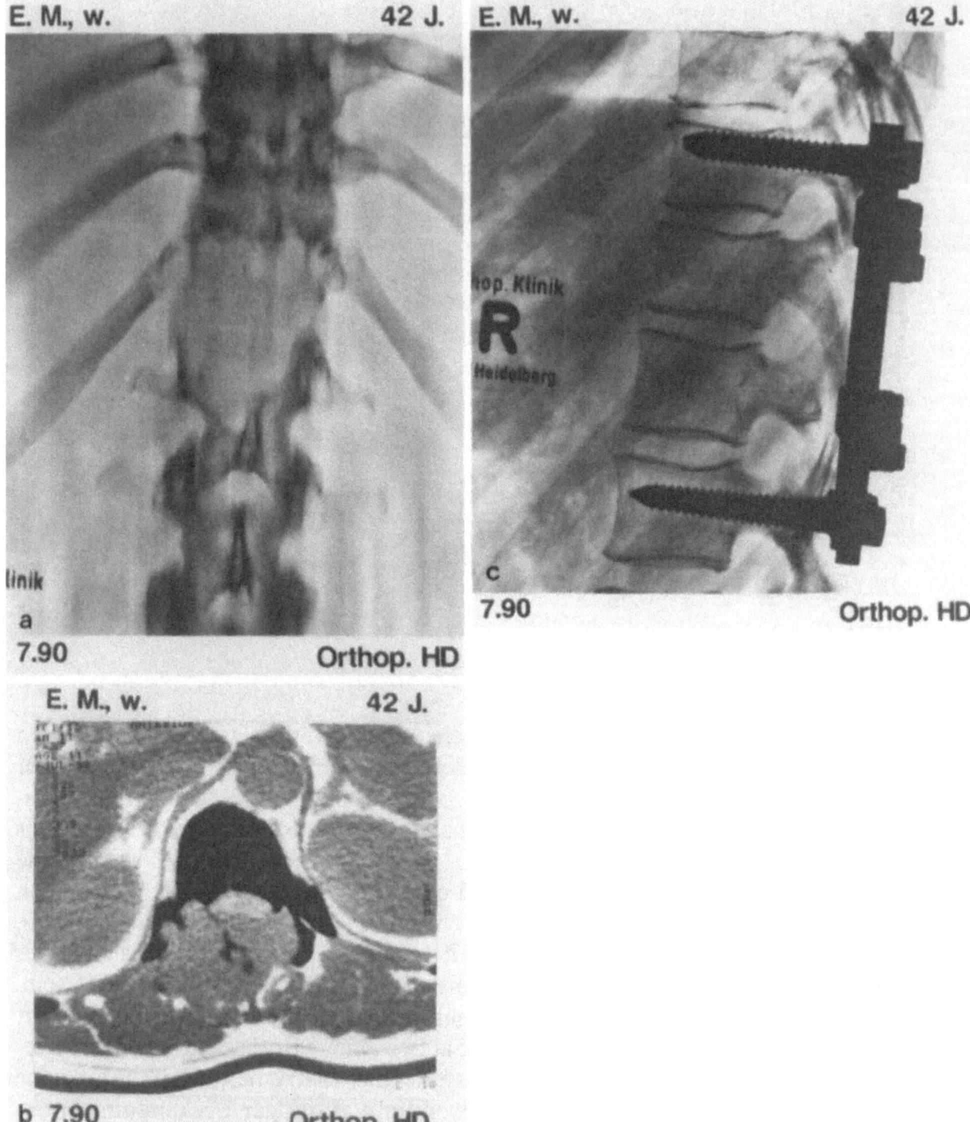

Abb. 5. a 42jährige Patientin, Plasmozytom, konventionelle Röntgenschichtaufnahme p.a. des thorakolumbalen Überganges: Zerstörung der dorsalen Strukturen BWK 12/LWK 1. **b** Computertomographie: Nachweis der ausschließlich dorsal gelegenen Tumorlokalisation, breitflächiger Einbruch in den Spinalkanal. **c** Zustand nach Tumorausräumung von dorsal, Stabilisierung durch transpedikulär eingebrachtes Spinefix-Instrumentarium zwischen BWK 11 und LWK 2. Zusätzlich (nicht erkennbar) dorsolaterale Spondylodese mit autologer Beckenkammspongiosa

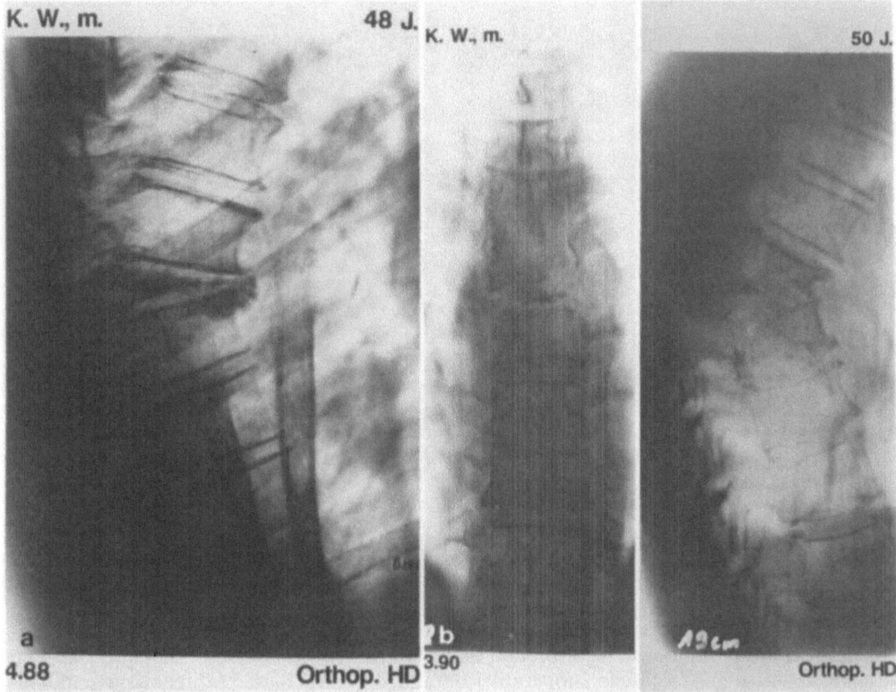

Abb. 6. a 48jähriger Patient, metastatische Destruktion BWK 8 mit ventralem Totalkollaps bei unbekanntem Primärtumor. Progrediente Paraparese. Therapie: Dorsale Dekompression, Gewebsprobenentnahme (massive Blutung!), keine stabilisierende Instrumentation. Histologische Diagnose: Nierenzellkarzinommetastase. Postoperativ: Komplette, irreversible Paraplegie. **b** Verlauf nach 2 Jahren: Primärtumor inzwischen durch Tumornephrektomie beseitigt. Weiterhin solitärer Metastasenbefund, jedoch mit massivem lokalem Progreß. Inzwischen Beteiligung von BWK 7 und 9, zunehmende Kyphosierung

Instabilitäten zu erwarten sind. Auch bei Metastasen der Region L5/S1 ist meist eine ausschließlich dorsale Vorgehensweise sinnvoll: Das ventrodorsale Vorgehen ist bei dieser Lokalisation mit einem so großen operationstechnischen Aufwand und entsprechenden Komplikationsmöglichkeiten versehen, daß die Risiken nicht mehr in akzeptablem Verhältnis zum möglichen Nutzen stehen.

Eine alleinige dorsale Dekompression ohne stabilisierende Instrumentation ist abzulehnen [29, 40]. Durch die so bewirkte Destabilisierung ist diese Maßnahme insbesondere bei Tumorpatienten immer mit der Gefahr der sukzessiven Dekompensation der Reststabilität verbunden. Ein solcher Verlauf kann wegen der Tumorprogression in irreparablen, ausweglosen Situationen enden (Abb. 6).

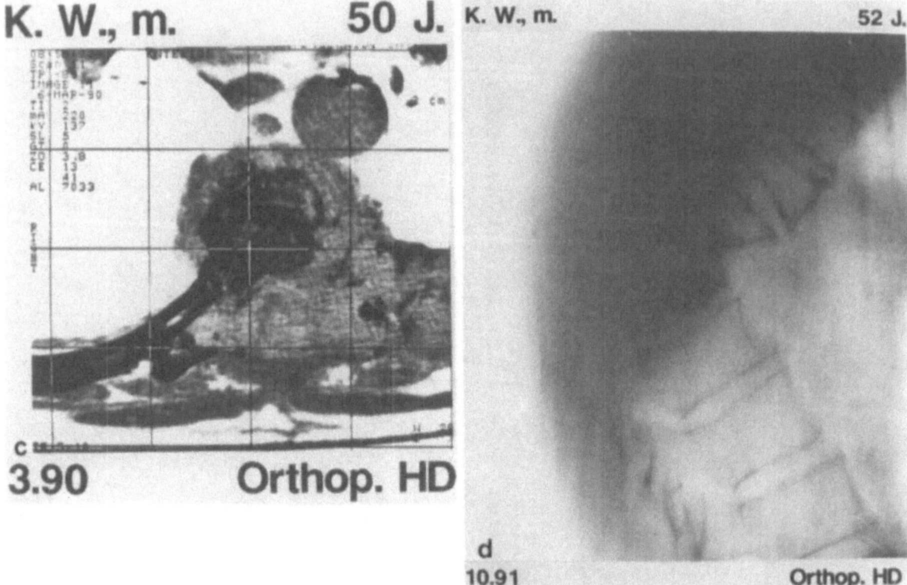

Abb. 6. **c** Computertomographischer Befund nach 2 Jahren: Nachweis ausgedehnter para- und prävertebraler Tumormassen, breiter Einbruch in den Spinalkanal, die angrenzenden Rippen und dorsalen Weichteile. Inoperabler Befund. **d** Verlauf nach 3 Jahren: Konventionelle Schichtaufnahme im seitlichen Strahlengang: Massiver, lokaler Tumorprogreß, nach wie vor solitärer, jedoch inoperabler metastatischer Prozeß. Aufgrund der dorsalen Destabilisierung inzwischen Ausbildung einer Kyphose mit einem Winkel von über 90 Grad

Operationstechnik

Einer auch literaturgängigen Begriffsverwirrung soll vorgebeugt werden: Eine nach den weithin akzeptierten Kriterien von Enneking [17] „radikale" Entfernung einer Wirbelsäulenmetastase ist nicht möglich. Selbst das Einhalten „weiter" Resektionsgrenzen ist so gut wie nie erreichbar. Eine solche Resektion „im Gesunden" kann allenfalls bei sehr kleinen Metastasen gelingen, deren operative Beseitigung kaum indiziert ist. Alle bekannten Operationsverfahren (Ausnahme: Roy-Camille [62]) sehen eine intraläsionale und damit unradikale Ausräumung des Tumorgewebes vor. Dies beinhaltet die Möglichkeit der Kontamination des gesamten Operationssitus mit Tumorzellen und verlangt entsprechend sorgfältiges Arbeiten. So sollten – als Beispiel – bei der Ausräumung von Metastasen im Bereich der Brustwirbelsäule über einen ventralen, transpleuralen Zugang nach Eröffnen der Metastase Spülmanöver, die zu einer Tumorzellausschwemmung in den gesamten Hemithorax führen, unterbleiben.

Die ventrale Operationstechnik erlaubt ein weitgehend vollständiges Ausräumen von Metastasengewebe und damit eine breite Darstellung des Myelons mit wirkungsvoller Dekompression. Zur Defektauffüllung hat sich

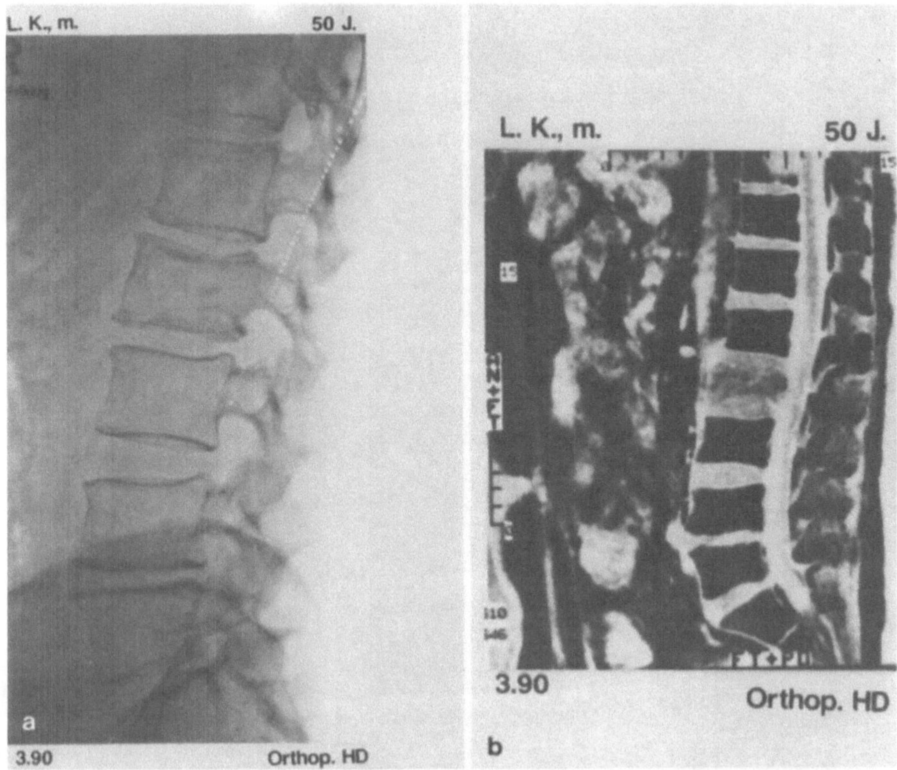

Abb. 7. a 50jähriger Patient, metastasierendes Nierenzellkarzinom, osteolytische Destruktion LWK 2 ohne wesentlichen Höhenverlust. Zustand nach Radiatio in maximaler Herddosis, therapierefraktäre radikuläre Schmerzsymptomatik. **b** MRT: Nachweis der Totaldestruktion LWK 2, beginnender Tumorausbruch nach dorsal und ventral. Angrenzende Segmente tumorfrei. Zusätzlich Nachweis einer in den dorsalen Anteilen von BWK 10 gelegenen Metastase

die Verwendung von Knochenzement eingebürgert. Alternativ – oder in Kombination – stehen diverse Platzhalter (Kalziumapatit, Metallspongiosa, Distraktionsschrauben, Knodt-Instrumentarium, Titankörbchen) zur Verfügung. Zur Sicherung gegen eine postoperative Dislokation müssen alle Implantate unter Distraktion der benachbarten Segmente eingebracht und so verklemmt werden. Die Verankerung der Knochenzementplombe oder der Implantate verlangt meist ein Eröffnen der angrenzenden Grund- und Deckplatten, wodurch bei strenger Betrachtungsweise weitere Kompartimente tumorzellkontaminiert werden. Hierdurch kann es infolge lokaler Rezidive trotz kombiniert ventrodorsaler Stabilisierung zu späten Implantatdislokationen kommen. Prädisponiert sind strahlenresistente Tumoren (Abb. 7). Diese Lokalrezidive in den angrenzenden Wirbelkörpern stellen die Hauptursache für Fehlschläge von ventralen Stabilisierungsoperationen metastatischer Wirbelsäulen dar [76].

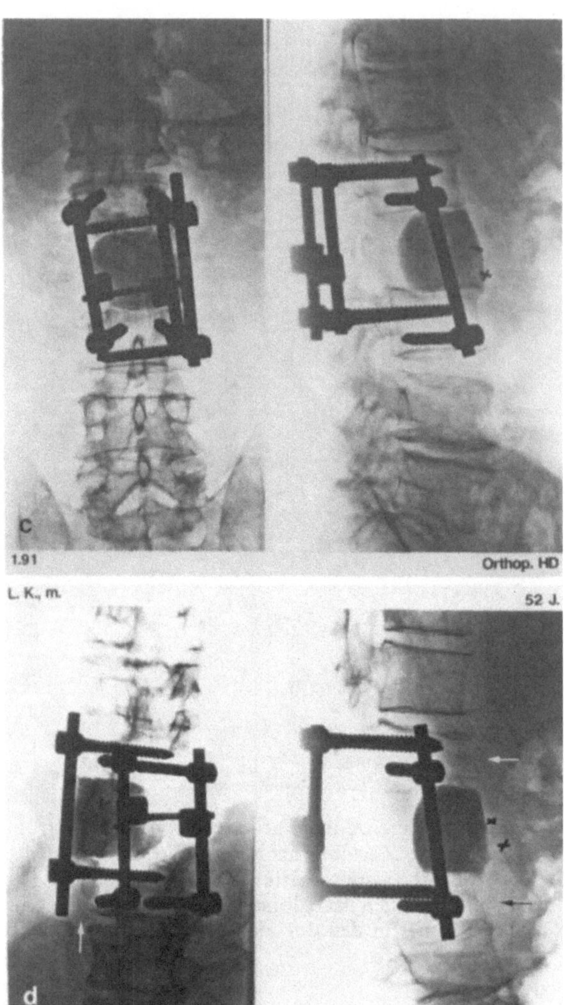

Abb. 7. c 10 Monate nach kombiniert ventrodorsalem Vorgehen: Vollständiges Ausräumen von LWK 2 einschließlich der angrenzenden Bandscheiben, Interposition von PMMA als Platzhalter, Stabilisierung von ventral durch Spinefix-Instrumentarium. In gleicher Sitzung dorsale Stabilisierung ebenfalls durch Spinefix-Instrumentarium zwischen LWK 1 und LWK 3. Schmerzfreie, belastungsstabile Situation

Abb. 7. d 17 Monate postoperativ: Nahezu vollständige osteolytische Destruktion LWK 3 durch lokales Metastasenrezidiv, röntgenologischer Verlust der Vorderkante LWK 1, deutliche Höhenminderung. Dislokation des PMMA Platzhalters nach ventral, Dislokation der kaudal eingebrachten Schrauben durch inzwischen mangelnden mechanischen Halt. Zunehmende Kyphosierung. Weiterer Verlauf: Wenig später Exitus letalis mit progredienter Hirnmetastasierung

McAfee et al. [45] halten die bei amerikanischen Autoren beliebte Zementverankerungstechnik durch longitudinal in die angrenzenden Wirbelkörper vorgetriebenen Kirschner-Drähte oder Steinmann-Nägel für komplikationsträchtig: Sie berichten über Materialwanderungen mit Lähmungs- und schließlich Todesfolge. Im europäischen Bereich hat sich bei ventralem Vorgehen die zusätzliche Sicherung des Platzhalters durch ebenfalls von ventral in die benachbarten Wirbelkörper eingebrachte Implantate bewährt, wobei sich je nach Lokalisation unterschiedliche Systeme anbieten (z. B. lumbal Spinefix, thorakal DKS, zervikal Kaspar- oder AO-Platte). Eine ungesicherte ventrale Zementplombierung empfiehlt sich wegen hoher Dislokationsgefahr des Implantats nicht [10]. Die Bereiche, die einer zusätzlichen dorsalen Instrumentation bedürfen, wurden bereits genannt. In jedem Fall ist eine unmittelbar postoperative belastungsstabile Situation anzustreben, die eine orthesenfreie Mobilisierung erlaubt.

Die Verwendung von Knochenzement als zusätzliche Stabilisierung bei alleiniger dorsaler Instrumentation hat sich als unbrauchbar erwiesen: Whitehill et al. [89] zeigten 1983 im Tierexperiment, daß dorsale Stabilisierungen unter Verwendung von PMMA zu einer höheren Rate an Fehlresultaten führen, als Instrumentierungen ohne Knochenzement. 1977 fanden Panjabi et al. [53] am Leichenpräparat, daß zu Stabilisierungszwecken dorsal eingebrachte PMMA-Implantate bereits bei Anwendung geringer Rotations- und Scherkräfte auslockern. Autoptisch ließ sich zeigen, daß zwischen den dorsalen knöchernen Strukturen und dem Zement eine feste Verbindung nicht besteht [15]. Vielmehr entsteht durch die dorsale Applikation von Knochenzement die Gefahr von lokalen Perfusionsstörungen mit Nekrosenbildung, so daß es zur unerwünschten Entkoppelung des Verbundes kommt [26]. Nach Untersuchungen von Petty et al. [55] führt zudem die Verwendung von antibiotikafreiem Knochenzement zu einer signifikanten erhöhten Infektrate.

Diese Infektprädisposition gilt v. a. für PMMA-haltige dorsale Instrumentationen [76]. Die nutzbringende Anwendbarkeit von PMMA als Füllmaterial ventraler Defekte ist unbestritten. Nicht geklärt ist lediglich der Grad der Gefährdung des Myelons durch die Polymerisationshitze bei freiliegender Dura. Im Gegensatz zu anderen Autoren sieht Harrington [31] durch den polymerisierenden Zement keine Gefahr des Auftretens thermischer oder anderer Schäden und hält das Einbringen von Kollagen oder von Fettinterponaten zum Schutze der Dura für überflüssig. Die Angaben über die entstehenden Oberflächentemperaturen des Zements während der Polymerisation variieren je nach Meßmethode erheblich: An der Luft werden Oberflächentemperaturen für PMMA von 108 °C und mehr gemessen [35, 67]. Die Meßwerte im Bereich der Knochen-Zement-Grenze schwanken zwischen 48 °C [58] und 72–90 °C [33, 49]. Messungen aus dem Bereich der Zement-Dura-Grenze sind nicht bekannt. Da die meisten Temperaturangaben jedoch deutlich über dem Eiweißkoagulationspunkt von 56 °C liegen, sind Schutzmaßnahmen für das Myelon gerechtfertigt. Bewährt hat sich das passagere Einbringen eines flexiblen Spatels geeigneter Breite in Kombination mit einem epiduralen Kollagenvlies. Die Verwendung des Titanplatzhalters nach Harms bietet den

Vorteil, daß er außerhalb des Situs mit PMMA aufgefüllt und erst nach Abschluß der Polymerisationsphase als Wirbelkörperersatz eingebracht wird. Zudem ist bei seiner Verwendung eine instrumentelle Öffnung der angrenzenden Grund- und Deckplatten zur Verankerung nicht erforderlich.

Eine postoperative Strahlentherapie hat keinen wesentlichen Effekt auf die mechanischen Eigenschaften von Knochenzement [47].

Bei ausschließlich dorsaler Stabilisationsmöglichkeit muß – wie erwähnt – oft längerstreckig instrumentiert werden. Für den thorakalen Bereich hat sich in solchen Situationen bei Patienten in stark reduziertem Ernährungszustand die Verwendung der Luque-Technik bewährt. Voluminösere Instrumentarien lassen sich durch den dünnen Weichteilmantel oft so schlecht abdecken, daß innere Decubitalulcera drohen. Die von Winkelmann [91] angegebene Variation ersetzt die sublaminäre Cerclierung durch eine transossäre Drahtführung durch die Dornfortsätze.

Eigene Ergebnisse

Einen Überblick über die an der Orthopäidschen Universitätsklinik Heidelberg zwischen den Jahren 1985 und 1991 wegen Wirbelsäulenmetastasen operierten Patienten bieten die Tabellen 9 und 10. Bei 35 % der Patienten führte ausschließlich der Stabilitätsverlust zur Operationsindikation, in 65 % der Fälle lag ein mehr oder weniger ausgeprägtes neurologisches Defizit vor. Über den gesamten Zeitraum wurde das ausschließlich dorsale in gleicher Zahl wie das kombinierte oder ausschließlich ventrale Vorgehen gewählt (jeweils n = 40). In den letzten Jahren wird der ventrale Zugang bevorzugt (1991: 60 %). Bei 6 Patienten (entsprechend 7,5 %) kam es zu Frühkomplikationen: Einmal mußte ein ausgedehntes retropleurales Hämatom nach posterolateralem

Tabelle 9. Kollektiv operativ behandelter Patienten mit Wirbelsäulenmetastasen

Gesamtzahl: $n = 80$
Weiblich : männlich = 41 : 39
Mittleres Alter: 53 Jahre (23 – 76)

Tabelle 10. Metastasenlokalisation und Primärtumoren

Lokalisation:	HWS	5,8 %
	BWS	63,1 %
	LWS	31,3 %
Primärtumor:	Mamma	36 %
	Niere	19 %
	Plasmazytom	11 %
	Unbekannt	11 %
	Lunge	4 %

Tabelle 11. Operationstechnik und neurologisches Ergebnis

Präoperatives neurologisches Defizit:	$n = 52\,(65\%)$
Davon: OP von dorsal:	$n = 27$ gebessert $n = 12\,(44\%)$
OP von ventral:	$n = 25$ gebessert $n = 19\,(76\%)$
Gesamt	$n = 52$ gebessert $n = 31\,(60\%)$

Zugang ausgeräumt werden, einmal kam es zu einer Dislokation des einzigen von uns verwendeten Metall-Spongiosa-Blockes, ein weiteres mal wurde bei der kombiniert ventrodorsalen Operation einer Nierenzellkarzinommetastase in Höhe Th 1 – Th 3 das Ganglion stellatum verletzt. Bei den übrigen Komplikationen handelte es sich um Infekte nach dorsaler Instrumentation in vorbestrahltem Gebiet, die ohne operative Revision ausheilten.

Die durch die Literatur bekannte Tendenz bestätigt sich auch in unserem Krankengut: Eine Besserung eines präoperativ bestehenden neurologischen Defizits konnte nach ventralen Eingriffen häufiger beobachtet werden (Tabelle 11). Die Klassifikation der Ergebnisse nach dem Frankel-Schema (s. Tabelle 3) geht aus Abb. 8 hervor. Zusätzlich zu den aus Tabelle 11 bekannten Daten ergibt sich daraus, daß wir bei 18 Patienten (entsprechend 35%) eine Verbesserung nicht erzielen konnten. Dies betrifft auch die beiden sensibel und motorisch kompletten Paraplegien (Frankel-Schema: AA). Zu einer Verschlechterung kam es bei 3 Patienten (2mal dorsales, 1mal ventrales Vorgehen), wobei in einem Fall nach gravierender Blutung aus einer von dorsal freigeleg-

A A	A B	A C	A D	A E
2	–	–	–	–
B A	B B	B C	B D	B E
–	**2**	–	–	**1**
C A	C B	C C	C D	C E
1	–	**9**	**10**	**5**
D A	D B	D C	D D	D E
–	–	**2**	**5**	**15**
E A	E B	E C	E D	E E
–	–	–	–	–

Abb. 8. Neurologisches Resultat bei 52 Patienten mit präoperativem Defizit, Frankel-Schema. Der erste Buchstabe in jedem Quadrat bezeichnet den neurologischen Status eines Patienten vor der Operation, der zweite den Status bei Entlassung aus dem Krankenhaus. Darunter befindet sich die Zahl der Patienten, bei denen diese Befundkonstellation erhoben wurde

Tabelle 12. Mittlere Überlebenszeit nach operativer Behandlung von Wirbelsäulenmetastasen

	Dorsales Vorgehen	Ventrales Vorgehen
Überlebenszeit	9,2 Monate (0,5–38)	15,1 Monate (3–102)
Noch lebend	n = 13 (2–24 Monate)	n = 14 (3–102 Monate)

ten Metastase eines unbekannten Primärtumors eine komplette, irreversible Paraplegie zurückblieb (Frankel-Schema CA).

6 Patienten (3 nach ventralem, 3 nach dorsalem Vorgehen) starben innerhalb der ersten 3 postoperativen Monate, dies entspricht einer Frühletalität von 7,5%. Todesfälle innerhalb der ersten 14 Tage traten nicht auf.

Die Überlebenszeiten unserer Patienten (Tabelle 12) entsprechen denen von anderen Autoren mitgeteilten Daten. Bei der Bewertung ist die vergleichsweise hohe Zahl (n = 27 entsprechend 34%) von noch lebenden Patienten zu berücksichtigen.

Schlußfolgerungen

– Bei der Behandlung von Metastasen der Wirbelsäule ist die operative Technik weitgehend standardisierbar. Dies gilt nicht für die Indikationsstellung. Diese ist allenfalls systematisierbar. Die Zahl der zu berücksichtigenden Einzelfaktoren ist so groß, daß stets eine Individualentscheidung gefällt werden muß.
– Bei Vorliegen eines neurologischen Defizits als Folge einer ventral gelegenen Metastase führt das ventrale Vorgehen mit größerer Wahrscheinlichkeit zu einem günstigeren Ergebnis als die dorsale Dekompression mittels Laminektomie.
– Das ausschließlich dorsale Vorgehen ist als Maßnahme zur Beseitigung eines neurologischen Defizits in den meisten Fällen nicht indiziert. Es stellt jedoch in Verbindung mit der immer notwendigen stabilisierenden Instrumentierung für viele Patienten in reduziertem Allgemeinzustand eine vernünftige, risikoarme Alternative dar zur dauerhaften Immobilisierung oder zur schmerzhaften Mobilisierung mit Lähmungsrisiko. Unter diesen Voraussetzungen wird es weiterhin eine wichtige Methode bleiben, mit deren Hilfe den betroffenen Patienten ein Mindestmaß an Lebensqualität erhalten werden kann.

Literatur

1. Barron KD, Hirano A, Araki S, Ferry RD (1959) Experiences with metastatic neoplasms involving the spinal cord. Neurology 9:91
2. Bauer KH (1963) Das Krebsproblem, 2. Aufl. Springer, Berlin Göttingen Heidelberg
3. Bernat JL, Greenberg ER, Barrett J (1983) Suspected epidural compression of the spinal cord and cauda equina by metastatic carcinoma. Clinical diagnosis and survival. Cancer 51:1953–1957

4. Boland PJ, Lane JM, Sundaresan N (1982) Metastatic disease of the spine. Clin Orthop Rel Res 169:95–102
5. Bonarigo BC, Rubin P (1967) Nonunion of pathologic fracture after radiation therapy. Radiology 88:889–898
6. Bos GD, Ebersold MJ, McLeod RA, Gunderson LL, Hermann RC, Sim FH, Cass JR (1988) Lesions of the spine. In: Sim FH (ed) Diagnosis and management of metastatic bone disease. Raven, New York, pp 221–236
7. Bracken MB, Shepard MJ, Collins WF et al (1990) A randomized controlled trial of methylprednisolon or naloxone in the treatment of acute spinal cord injury. N Engl J Med 322:1405–1411
8. Brodkey JS, Richards DE, Blasingame JP, Nielsen FN (1972) Reversible spinal cord trauma in cats. Additive effects of direct pressure and ischemia. J Neurosurg 37:591–593
9. Capener N (1954) The evolution of lateral rhachotomy. J Bone Joint Surg 36 B:173–179
10. Clark CR, Keggi KK, Panjabi MM (1984) Methylmethycrylate stabilization of the cervical spine. J Bone Joint Surg 66 A:40–46
11. Constans JP, de Divitiis E, Donzelli R (1983) Spinal metastases with neurological manifestation. Review of 600 cases. J Neurosurg 59:111–118
12. Dominok GW, Knoch HG (1982) Knochengeschwülste und geschwulstähnliche Knochenerkrankungen, 3. Aufl. Fischer, Frankfurt
13. Doppman JL, Girton M (1976) Angiographic study of the effect of laminectomy in the presence of acute anterior epidural masses. J Neurosurg 45:195–202
14. Doppman JL, Ramsey R, Thiess RJ (1973) A percutaneous technique for producing intraspinal mass lesions in experimental animals. J Neurosurg 38:438–447
15. Dunn EJ (1977) The role of methyl methycrylate in the stabilisation on replacement of the tumors of the cervical spine. A project of the Cervical Spine Research Society. Spine 2:15–24
16. Dunn RC Jr, Kelly WA, Wohns RN, Howe JF (1980) Spinal epidural neoplasis: a 15 year review of the results of surgical therapy. J Neurosurg 52:47–51
17. Enneking WF, Spanier SS, Goodman MA (1980) A system for the surgical staging of musculoskeletal sarcoma. Clin Orthop 153:106–120
18. Fidler MW (1985) Pathological fractures of the cervical spine. Palliative surgical treatment. J Bone Joint Surg 67 B:352–357
19. Fidler MW (1986) Anterior decompression of metastatic spinal fractures. J Bone Joint Surg 68 B:83–90
20. Forbes G, Nichols DA, Jack CR (1988) Complications of spinal cord arteriography: prospective assessment of risk for diagnostic procedures. Radiology 169:479–484
21. Frankel HL, Hancock DO, Hyslop G, Melzak J, Michaelis S, Ungar GH, Vernon JDS, Walsh JJ (1969) The value of postural reduction in the initial management of closed injuries of the spine with paraplegia and tetraplegia. Paraplegia 7:179–192
22. Gilbert RW, Kim JH, Posner JB (1978) Epidural spinal cord compression from metastatic tumor: diagnosis and treatment. Ann Neurol 3:40–51
23. Goebel WE, Trappe AE, Gradinger R (1989) Neurochirurgische Beurteilung und therapeutische Konsequenzen der pathologischen Wirbelfraktur. In: Gradinger R (Hrsg) Wirbelsäulentumore. Diagnostik und Therapie. Demeter, S 19–24
24. Gorter K (1978) Results of laminektomy in spinal cord compression due to tumors. Acta Neurochir 42:177–187
25. Gradinger R, Opitz G, Gumppenberg S v, Goebel W-E, Hipp E (1989) Operative Therapie von primären und sekundären malignen Tumoren von BWS und LWS. Z Orthop 127:410–413
26. Griss P (1987) Verwendung von Knochenzement in der Wirbelsäulen-Chirurgie – Indikation, Technik und eigene Erfahrungen. In: Willert HG, Buchhorn G (Hrsg) Aktuelle Probleme in Chirurgie und Orthopädie 31. Huber, Bern, S 289–298
27. Hall AJ, Mackay NNS (1973) The results of laminektomie for compression of the cord of cauda equina by extradural malignant tumor. J Bone Joint Surg 55 B:497–505
28. Harms J (1989) Tumoren im occipito-cervicalen Übergang. In; Gradinger R, Opitz G (Hrsg) Wirbelsäulentumoren. Diagnostik und Therapie. Demeter, S 30–35

29. Harrington KD (1981) The use of methylmethacrylate for vertebral-body replacement and anterior stabilisation of pathological fracture-dislocations of the spine due to metastatic malignant disease. J Bone Joint Surg 63 A:36–46
30. Harrington KD (1986) Metastatic disease of the spine. J Bone Joint Surg 68 A:1110–1115
31. Harrington KD (1988) Anterior decompression and stabilisation of the spine as a treatment for vertebral collapse and spinal cord compression from metastatic malignancy. Clin Orthop Rel Res 233:177–197
32. Hodgson AR, Stock FE (1960) Anterior spine fusion for the treatment of tuberculosis of the spine. The operative findings and results of treatment in the first one hundred cases. J Bone Joint Surg 42 A:295–310
33. D'Hollander A, Burny F, Monteny E, Donkerwolcke MD (1976) Extraosseous variations of temperature during polymerization of acrylic cement in hip arthroplastics. Acta Orthop Scand 47:186–188
34. Holmes FF, Fouts TL (1970) Metastatic cancer of unknown primary site. Cancer 26:816–820
35. Hupfauer W, Ulatowski L (1972) Die Temperaturentwicklung verschiedener Knochenzemente während des Abhärtungsvorganges. Arch Orthop Unfallchir 72:174
36. Ikeda H, Ushio Y, Hayakawa T (1980) Edema and circulatory disturbances in the spinal cord compressed by epidural neoplasm in rabbits. J Neurosurg 52:203–209
37. Immenkamp M, Salzer M (1984) Knochenmetastasen. In: Witt AN, Rettig H, Schlegel KF, Hackenbroch M, Hupfauer W (Hrsg) Orthopädie in Praxis und Klinik, Bd III, Teil 2: Tumoren und tumorähnliche Erkrankungen. Thieme, Stuttgart
38. Kato A, Ushio Y, Hayakawa T (1985) Circulatory disturbance of the spinal cord with epidural neoplasm in rats. J Neurosurg 63:260–265
39. Kerzendorff O (1986) Bösartige Geschwulsterkrankungen einschließlich maligner Systemerkrankungen. In: Leitfaden für die sozialmedizinische Begutachtung in der gesetzlichen Rentenversicherung, 4. Aufl. Fischer, Stuttgart
40. Kostuik JP, Errico TH, Gleason TF, Errico CC (1988) Spinal stabilization of vertebral column tumors. Spine 13:250–256
41. Lack W, Eyb R, Ramach W, Kotz R, Salzer M, Wagner O, Sunder-Plassmann M, Braun O (1987) Erfahrungen mit der ventralen Stabilisierung bei Wirbelkörpermetastasen im Brust- und Lendenwirbelsäulenbereich. Z Orthop 125:268–274
42. Longeval E, Hildebrand J, Vollont GH (1977) Early diagnosis of metastases in the epidural space. Acta Neurochir 31:177–184
43. Luecke R, Cserhati MD, Braun A (1988) Wirbelpunktionen bei Spondylitis. In: Cotta H, Braun A (Hrsg) Knochen- und Gelenkinfektionen. Springer, Berlin Heidelberg New York Tokyo, S 37–54
44. Martin NS, Williamson J (1970) The role of surgery in the treatment of malignant tumors of the spine. J Bone Joint Surg 52 B:227–237
45. McAfee PC, Bohlman HH, Ducker T, Eismont FJ (1986) Failure of stabilization of the spine with methylmethacrylate. J Bone Joint Surg 68 A:1145–1157
46. Miller F, Whitehill R (1984) Carcinoma of the breast metastatic to the skeleton. Clin Orthop 184:121–127
47. Murray JA, Bruels MC, Lindberg RD (1974) Irradiation of polymethylmethacrylate. In vitro gamma radiation effect. J Bone Joint Surg 56 A:311–312
48. Nottebaert M, Exner RU, Hochstetter AR v, Schreiber A (1989) Metastatic bone disease from occult carcinoma: a profile. Intern Orthop (SICOT) 13:119–123
49. Ohnsorge J, Goebel G (1969) Oberflächentemperaturen des abhärtenden Knochenzementes Palacos beim Verankern von Metallendoprothesen im Oberschenkelmarkraum. Arch Orthop Unfallchir 67:89–100
50. Osterholm JL, Mathews GJ (1972) Altered norepinephrine metabolism following experimental spinal cord injury, part 1 and 2. J Neurosurg 36:386–406
51. Ottolenghi CE (1967) Aspiratio biopsy of the spine: technic and results in 1078 cases. J Bone Joint Surg 49 A:1479

52. Ottolenghi CE (1969) Aspiration biopsy of the spine. Technique for the thoracic spine and results of twenty-eight biopsies of this region and overall results of 1050 biopsies of other spinal segments. J Bone Joint Surg 51 A:1531–1544
53. Panjabi M, Hopper W, White AA, Keggi KJ (1977) Posterior stabilization with methylmethacrylate. Biomechanical testing of a surgical specimen. Spine 2:241
54. Perrin RG, McBroom RJ (1990) Surgical treatment for spinal metastases. The posterolateral approach. In: Sundaresan N, Schmidek HH, Schiller AC, Rosenthal DI (eds) Tumors of the spine: diagnosis and clinical management. Saunders, Philadelphia, pp 305–315
55. Petty W, Spanier S, Shuster JJ, Silverthorne C (1985) The influence of skeletal implants on incidence of infection. Experiments in a canine model. J Bone Joint Surg 67 A:1236–1244
56. Polster J, Wuisman P, Haerle A, Matthiass HH, Brinckmann P (1989) Die ventrale Stabilisierung von primären Tumoren und Metastasen der Wirbelsäule mit dem Wirbelkörperimplantat und Palacos. Z Orthop 127:414–417
57. Posner JB (1971) Spinal cord compression, a neurological emergency. Clin Bull 1:65–71
58. Reckling FW, Dillon WL (1977) The bone-cement interface temperature during total Joint replacement. J Bone Joint Surg 59 A:80–82
59. Rieden K (1988) Knochenmetastasen. Radiologische Diagnostik, Therapie und Nachsorge. Springer, Berlin Heidelberg New York Tokyo
60. Ries G, Breit A (1989) Strahlentherapie von Wirbelsäulenmetastasen. In: Gradinger R, Opitz G (Hrsg) Wirbelsäulentumore. Diagnostik und Therapie. Demeter, S 15–18
61. Ritschl P, Schiller C, Kropej D, Kotz R (1989) Das Behandlungskonzept bei Metastasen der Brust- und Lendenwirbelsäule. In: Gradinger R, Opitz G (Hrsg) Wirbelsäulentumore. Diagnostik und Therapie. Demeter, S. 41–47
62. Roy-Camille R, Mazel C, Saillant G, Lapresle PH (1990) Treatment of malignant tumors of the spine with posterior instrumentation. In: Sundaresan N, Schmidek HH, Schiller AC, Rosenthal DI (Hrsg) Tumors of the spine. Diagnosis and clinical management. Saunders, Philadelphia, pp 473–487
63. Salzer M, Salzer G, Denck H, Brenner H (1973) Operative Behandlung „solitärer" Metastasen der Brust- und Lendenwirbelkörper. Arch Orthop Unfallchir 75:249–254
64. Schaberg J, Gainor BJ (1985) A profile of metastatic carcinoma of the spine. Spine 10:19–20
65. Schildberg FW (1986) Einfluß prognostischer Faktoren auf die Indikation zur operativen Metastasenbehandlung. In: Schildberg FW (Hrsg) Chirurgische Behandlung von Tumormetastasen, Bd 58. Bibliomed, Melsungen, S 53–65
66. Schmitt O, Kolles H (1986) Das Lebenserwartungsdefizit (LED). Ein Beurteilungskriterium für den Verlauf bösartiger Tumoren. Z Orthop 124:587–591
67. Schneider R (1982) Die Totalprothese der Hüfte. Ein biomechanisches Konzept und seine Konsequenzen. In: Aktuelle Probleme in Chirurgie und Orthopädie, Bd 24. Huber, Bern Stuttgart Wien
68. Schwarzenbach O, Boos N, Aebi M (1990) Metastasen und durch Metastasen bedingte pathologische Frakturen der Wirbelsäule. Unfallchirurg 93:457–466
69. Sherry MM, Greco FA, Johnon DH, Hainsworth JD (1986) Breast cancer with skeletal metastase at initial diagnosis. Cancer 58:178–182
70. Siegal T, Siegal T, Shapira Y (1988) Indomethacin and dexamethasone treatment in experimental neoplastic cord compression, parts 1 and 2. Neurosurgery 22:328–339
71. Siegal T, Siegal T (1990) Neurologic compromise due to spinal tumors. In: Sundaresan N, Schmider HH, Schiller AL, Rosenthal OI (eds) Tumors of the spine. Diagnosis and clinical management. Saunders, Philadelphia, pp 272–278
72. Sim FH, Frassica FJ, Edmonson JH (1988) Clinical and laboratory findings. In: Sim FH (ed) Diagnosis and management of metastatic bone disease. A multidisciplinary approach. Raven, New York, pp 25–30
73. Suit H (1988) The problem of primary tumor control. Cancer 61:2148–2152
74. Sundaresan N, Shah J, Feghali J (1984) The trans-sternal approach to the upper thoracic vertebra. Am J Surg 198:473–477

75. Sundaresan N, Digiacinto GV, Hughes JEO (1986) Surgical treatment of spinal metastase. Clin Neurosurg 33:503–522
76. Sundaresan N, Krol G, Digiacinto GV, Hughes JEO (1990) Metastatic tumors of the spine. In: Sundaresan N, Schmidek HH, Schiller AC, Rosenthal DI (eds) Tumors of the spine. Diagnosis and clinical management. Saunders, Philadelphia, pp 279–304
77. Statistisches Bundesamt (Hrsg) (1991) Statistisches Jahrbuch 1991 für das vereinte Deutschland. Ausgabe Sept. 1991. Metzler Poeschel, Wiesbaden
78. Tarlov IM (1954) Spinal cord compression studies, III: Time limits for secorery after gradual compression in dogs. Arch Neurol Psychiatry 71:588
79. Tarlov IM (1972) Acute spinal cord compression paralysis. J Neurosurg 36:10–20
80. Tarlov IM, Herz E (1954) Spinal cord compression studies, IV: outlook with complete paralysis in man. Arch Neurol Psychiatry 72:43
81. Thiel HJ, Dunst J, Sauer R (1987) Grundlagen, Indikationen und Ergebnisse der Strahlentherapie von Wirbelsäulentumoren. Orthopädie 16:389–401
82. Turner PL, Webb JK (1987) A surgical approach to the upper thoracic spine. J Bone Joint Surg 69 B:542–544
83. Turner PL, Prince HG, Webb JK, Sokal MPJW (1988) Surgery for malignant extradural tumors of the spine. J Bone Joint Surg 70 B:451–456
84. Ushio Y, Posner R, Kim JH, Shapiro WR, Posner JB (1977) Treatment of experimental cord compression caused by extradural neoplasms. J Neurosurg 47:380–390
85. Walker MD (1991) Acute spinal-cord injury (editorial). N Engl J Med 324:1885–1887
86. Weissman DE (1988) Glucocorticoid treatment for brain metastases and epidural cord compression: a review. J Clin Oncol 6:543–551
87. White WA, Patterson RH (1971) Role of surgery in the treatment of spinal cord compression by metastatic neoplasm. Cancer 3:558–561
88. White AA, Panjabi MM (1978) Biomechanical considerations in the surgical management of the spine, part 3: surgical constructs employing methylmethacrylate. In: Clinical biomechanics of the spine. Lippincott, Philadelphia, pp 423–431
89. Whitehill R, Reger S, Weatherup N (1983) A biomechanical analysis of posterior cervical fusions using polymethylmethacrylate as an instantaneous fusion mass. Spine 8:368–372
90. Wilner D (1982) Radiology of bone tumors and allied disorders, vol IV. Saunders, Philadelphia, pp 3639–3908
91. Winkelmann W (1986) Die Indikation zur konservativen (orthetischen) und operativen Behandlung bei Wirbelsäulenmetastasen. Orthop Prax 22:878–882
92. Van Woerkom-Eijkenboom WMH, Braakman R (1981) Paraplegia due to spinal epidural neoplasia. Paraplegia 19:100–106
93. Young RF, Post EM, King GA (1980) Treatment of spinal epidural metastases. Randomized prospective comparison of laminectomy and radiation. J Neurosurg 53:741–748

Die chirurgische Behandlung von Wirbelsäulenmetastasen: Ulmer Erfahrungen

L. Kinzl und W. Mutschler

Einleitung

Die Wirbelsäule gilt als Prädilektionsstelle für Skelettmetastasen, wobei die Inzidenz der Spinalmetastasierung von der Art des Primärtumors abhängt [6].

Bei einer insgesamt ungünstigen Prognose sind die Therapieziele bezüglich Heilung beschränkt und haben rein palliativen Charakter.

Mit der Beherrschung des Schmerzes sowie statischen und neurologischen Funktionsstörungen jedoch kann die drohende Immobilisierung der Patienten vermieden und damit die Lebensqualität deutlich verbessert werden.

An therapeutischen Möglichkeiten stehen dazu alleine oder in Kombination die konservativen Verfahren der Strahlen- und Chemotherapie sowie die chirurgische Behandlung zur Verfügung.

Die Indikation zur operativen Intervention bei Wirbelsäulenmetastasen sehen wir gegeben bei

- konventionell nicht beherrschbaren Schmerzen,
- statischen Funktionsstörungen mit Fehlstellungen und Instabilitäten sowie
- drohenden oder vorhandenen neurologischen Komplikationen.

Das Ziel der Operation liegt

1. in einer Dekompression des Spinalkanals, entweder durch direkte Tumorresektion bzw. indirekt durch Aufrichtung der Deformation sowie
2. im Erreichen einer sofortigen Belastungsstabilität.

Aufgrund unserer langjährigen Erfahrungen an operierten Patienten mit metastatischem Wirbelsäulenbefall lassen sich die Operationstechniken, deren Ergebnisse sowie aktuelle Implantate darstellen.

Patienten und Operationsmethoden

Von 1976 bis 1988 operierten wir 186 Patienten mit Wirbelsäulentumoren, wobei 164 auf metastatische Prozesse entfielen.

Von den 86 Männern und 78 Frauen waren 35 Patienten unter 50 Jahre, 95 zwischen 50 und 70 und 34 über 70 Jahre alt.

Als Primärtumoren wurden 41 Mammakarzinome, 24 Hypernephrome, 19 entdifferenzierte Karzinome, 18 multiple Myelome, 11 Tumoren des Gastrointestinaltraktes, je 10 Karzinome von Prostata, Blase und Bronchien, je 4 Schilddrüsenkarzinome, maligne Lymphome und Sarkommetastasen sowie 5 seltene Tumorformen ermittelt.

28 der Metastasen waren in der HWS lokalisiert, 50 in der BWS, 84 in der LWS und 2 im Sakrum.

Die Operationsindikation ergab sich in 64 Fällen aus der raschen Progredienz der Rückenmarkkompression mit entsprechenden neurologischen Ausfällen. 8mal dominierten unbeherrschbare Schmerzen, pathologische Frakturen mit Wirbelsäulenzusammenbruch und Instabilitäten lagen in 34 Fällen vor, 44mal zwang die Tumorprogression trotz konservativer Therapie zu aktivem Vorgehen.

In 8 Fällen bestimmten vorausgehende Operationen mit Instabilität (Laminektomie) die Reintervention, 1mal lag ein Implantatversagen vor sowie ein ausgedehntes lokales Rezidiv, 4mal wurde wegen unklarer Tumordiagnose interveniert.

HWS: 28 Eingriffe wurden an der Halswirbelsäule durchgeführt, wobei mehrheitlich (n = 17) von ventral her das Rückenmark dekomprimiert und anschließend eine Verbundosteosynthese mit Knochenzement und Platten durchgeführt wurde. In einem Fall setzten wir einen Hydroxylapatit-Block ein, einmal wurde ausschließlich Zement zur Defektauffüllung verwendet.

Mehrheitlich reichten zweisegmentale Fusionen aus, lediglich in 2 Fällen war eine mehrsegmentale Überbrückung notwendig.

Bei 4 Patienten wurde eine Laminektomie und eine okzipito-zervikale Fusion mit Platten, Knochenzement und Zuggurtung durchgeführt. Einmal wurde von dorsal fusioniert, einmal lediglich biopsiert.

Ein kombiniertes ventrodorsales Verfahren mußte bei 3 Patienten gewählt werden.

BWS: Anfänglich wählten wir im BWS-Abschnitt ausschließlich den hinteren Zugang. Dabei nahmen wir in einem Fall eine offene Biopsie vor, in 4 Fällen eine ausschließliche Laminektomie.

Gegen Ende der 70er Jahre erfolgte dann die Stabilisierung zunächst mit Drathcerclagen und Knochenzement (6 Fälle), später mit transpedunkulär verankerten Platten (5 Fälle). Während der beiden letzten Jahre kamen alternativ das USIS-System [6] sowie eine eigenentwickelte kohlenstoffaserverstärkte Polysulfonplatte [2] zur Anwendung.

18 von dorsal operierten Patienten standen 30 transthorakale Eingriffe gegenüber.

Nach ventraler Dekompression wurden zunächst lediglich Knochenzement zur Defektauffüllung verwendet (9 Fälle), später Plattenverbundosteosynthesen (5 Fälle). Zu Beginn der 80er Jahre implantierten wir bevorzugt die Distanzschraube nach Polster (n = 10) bzw. den von Harms [5] entwickelten Titannetzzylinder in Kombination mit Knochenzement und zusätzlicher

USIS-Absicherung (n = 11). In 2 Fällen erfolgte nach Tumorausräumung die kombinierte ventrodorsale Abstützung durch Titanzylinder bzw. das USIS-System.

LWS: Ähnlich variantenreich war der Implantateinsatz an der LWS. Die 32 dorsalseitigen Operationen setzten sich zusammen aus 1 Laminektomie, 2 offenen Biopsien, 15 Verbundosteosynthesen mit Drahtcerclagen oder Platten und 6 Harrington-Stäben.

Seit 1981 wurden transpedunkulär verankerte Platten (2 Fälle), das USIS-System (3 Fälle), der Fixateur interne der AO (2 Fälle) und kohlenstoffaserverstärkte Polysulfonplatten (1 Fall) in Kombination mit Knochenzement verwendet.

Der vordere, retroperitoneal-transdiaphragmale Zugang mußte wegen der Metastasierung des thorakolumbalen Überganges bei 46 Patienten gewählt werden. Auch hier wurde zunächst lediglich mit Knochenzement gearbeitet (4 Fälle), danach die Kombination von Knochenzement und Platten gewählt (16 Fälle), das Polster-Implantat 11mal eingesetzt und schließlich in weiteren 11 Fällen auf die Titanzylinder zurückgegriffen.

In 3 Fällen wurde das USIS-System mit einem Polyazetalblock kombiniert.

Seit 1988 steht uns ein eigenentwickeltes, strahlendurchlässiges Distanzstück aus kohlenstoffaserverstärktem Polysulfon zur Verfügung [2], was bei kombiniert ventrodorsaler Vorgehensweise in 6 Fällen zum Einsatz kam.

Sakrum: Bei 2 Metastasen des Sakrums wurde 1mal ein sakraler Harrington-Stab implantiert und 1mal eine Tumorreduktion mit Laminektomie durchgeführt.

Ergebnisse

Von den 64 Patienten, die präoperativ neurologische Ausfälle aufwiesen, erfuhren 34 Patienten durch den operativen Eingriff eine deutliche Verbesserung des neurologischen Status, wohingegen 6 Patienten postoperativ zusätzliche Rückenmarkausfälle bis hin zum kompletten Querschnittsyndrom aufwiesen. Bei einem Patienten war die Ursache zu sehen in einer fehlerhaften Schraubenlage, bei den anderen 5 Patienten lagen ausgedehnte Dura- und Rückenmarkinfiltrationen durch Metastasen vor. Lagen präoperativ komplette Querschnittsyndrome vor, so erreichten wir in keinem der Fälle durch den operativen Eingriff eine neurologische Befundverbesserung.

An lokalen Komplikationen fanden sich 4 Hämatome im OP-Gebiet, 2 lokal beherrschbare Gefäßverletzungen sowie eine kurzfristig postoperativ auftretende Liquorfistel.

Während des stationären Aufenthaltes verstarben 6 Patienten wegen kardialer bzw. pulmonaler Insuffizienz, in einem Fall entwickelte sich eine Septikämie unklarer Genese.

Im Rahmen der postoperativen onkologischen Nachsorge fanden sich im HWS- 3, im BWS-Bereich 2 und im Bereich der LWS 6 lokale Rezidive. Diese führten im weiteren Verlauf in 6 Fällen zu einer inkompletten, in weiteren 5 Fällen zu einer kompletten Querschnittläsion.

An Spätkomplikationen beobachteten wir neben 4 Implantatlockerungen 2 Infekte, die trotz vorgenommener Revision bestehen blieben.

Zum Zeitpunkt der Datenerhebung Ende 1989 waren 25 Patienten noch am Leben. Ihre Überlebenszeit lag zwischen 4 und 11, durchschnittlich bei 8,1 Monaten.

139 Patienten waren verstorben, davon 128 an Tumorleiden, 11 wegen anderer Ursachen.

Die durchschnittliche Überlebenszeit bis zum Tode betrug 12,1 Monate. Patienten mit multiplen Myelomen wiesen eine mittlere Überlebenszeit von 20,8 Monaten auf, Patienten mit Mammakarzinomen überlebten im Mittel 15,1 Monate. Bei Patienten mit entdifferenzierten Karzinomen betrug die mittlere Überlebenszeit 8,4 Monate, bei Hypernephromen 9,1 Monate.

Diskussion

Wirbelsäulentumoren sind von klinischer Relevanz, da mit einer Inzidenz von 70 % die Wirbelsäule als eine Prädilektionsstelle skelettärer Karzinommetastasen anzusehen ist.

Die durchschnittliche Überlebenszeit, die in der Literatur einheitlich mit 10–15 Monaten bei metastatischem Wirbelsäulenbefall angegeben wird [1, 3, 4], verdeutlicht, daß alle derzeitigen Therapiekonzepte lediglich der Palliation dienen.

Dementsprechend wird meist ein konservatives Vorgehen mit lokaler Strahlentherapie, antihormoneller, hormoneller bzw. Chemotherapie angezeigt sein.

Erweisen sich trotz dieser Maßnahmen bestehende Schmerzzustände als unbeherrschbar oder aber entwickeln sich neurologische Ausfälle, so erscheint uns die operative Intervention sinnvoll.

Da der ossäre Destruktionsprozeß in der überwiegenden Mehrzahl im ventralen Wirbelanteil lokalisiert ist, erfolgt die Tumorresektion bzw. -reduktion und Stabilisation am geeignetsten von ventral.

Die Indikation für die Laminektomie kann bei streng im dorsalen Wirbelsegment lokalisierten Läsionen sowie bei Kontraindikationen für eine ventrale Dekompression bei schlechtem Allgemeinzustand gegeben sein, ist dann aber stets mit einer stabilisierenden Maßnahme zu kombinieren.

Die ventrodorsale Dekompression und Stabilisation bleibt prognostisch günstigsten Fällen vorbehalten.

Sowohl für die ventrale als auch die dorsale Fusion sind aktuelle Stabilisierungsverfahren entwickelt, die kurzstreckig stabil und sofort belastbar sind. Für den Defektersatz am vorderen Wirbelsäulenpfeiler standen und stehen uns autogene, allogene bzw. alloplastische Implantate zur Verfügung [2,

3, 6]. Wir selbst haben ein System aus kohlenstoffaserverstärktem Polysulfon-Verbundmaterial entwickelt, mit dem eine individuell angepaßte, stabile, kurzstreckige und strahlentransparente Wirbelsäulenfusion möglich ist. Darüber hinaus ermöglicht dieses Material im Rahmen der onkologischen Nachsorge eine störungsfreie Diagnostik für alle bildgebenden Verfahren.

Abschließend sei betont, daß Wirbelsäulenmetastasen ein interdisziplinäres onkologisches Problem darstellen. Nach erfolgter Operation ist es notwendig, die weitere Therapie gemeinsam festzulegen, d. h. zu entscheiden, ob eine lokale Bestrahlung und/oder systemische Therapie sinnvoll sind.

Zusammenfassung

Die Indikation zur operativen Intervention bei Wirbelmetastasen ist bei konventionell nicht beherrschbaren Schmerzen, statischen Funktionsstörungen mit Fehlstellungen und Instabilität sowie bei drohender oder vorhandener neurologischer Komplikation gegeben.

Anhand von 164 operierten Wirbelsäulenmetastasen werden die Indikationen, operativen Techniken, Komplikationen und Überlebenszeiten bzw. Gesamtergebnisse dargestellt. Auf die verschiedenen Möglichkeiten der kurzstreckigen und stabilen ventralen bzw. dorsalen Wirbelsäulenfusionen nach Tumorausräumung wird besonders eingegangen.

Literatur

1. Boland PJ et al. (1982) Metastatic disease of the spine. Clin Orthop Rel Res 169:95–102
2. Burri C et al. (1989) Kohlenstoffaser-verstärkte Polysulfon-Implantate für die Tumorchirurgie an der Wirbelsäule. Aktuel Traumatol 19:297–301
3. Etter C, Kinzl L (1987) Operationsindikation, Technik und Ergebnisse bei Metastasen der Wirbelsäule. Rev Ther 44:728–738
4. Galaskov CSB (1981) Bone metastases. Hall, Boston, pp 49–63
5. Schmitt E (1984) Tumoren der Wirbelsäule, Bd 103. Hippokrates, Stuttgart
6. Schulitz KP (1988) Die instrumentierte Fusion von Wirbelsäulenfrakturen. In: Schulitz KP (Hrsg) Die Wirbelsäule in Forschung und Praxis, Bd 107. Hippokrates, Stuttgart

Resultate nach Dekompression und Spondylodese von ventral bei Wirbelsäulenmetastasen

R. KALISCH und H. VOSS

Von Dezember 1985 bis März 1990 wurden in der Unfallchirurgischen Abteilung des Krankenhauses Neukölln 54 Patienten mit tumorbedingten Wirbelsäuleninstabilitäten operiert. Gemeinsam ist diesen Patienten als Op-Technik die ventrale Sondylektomie und Stabilisierung. Weitere 7 rein von dorsal operierte Patienten gehen in die Untersuchung nicht mit ein. Bei den 54 Patienten handelt es sich um 23 Männer und 31 Frauen, dies ist auf den zahlenmäßig großen Anteil der Mamma-Ca-Patienten zurückzuführen.

Das Verhältnis Primärtumoren zu Metastasen zeigt die Tabelle 1. Primärtumoren haben danach einen Anteil von 20%, die Metastasen einen von 80%.

Die Abb. 1 zeigt die Tumorqualität in bezug auf die Häufigkeit des Auftretens. Die Mamma-Ca-Patienten sind mit 37% am häufigsten vertreten, es handelt sich um 20 Patienten. In Gruppe 7 sind all die Tumoren enthalten, die

Tabelle 1. Verhältnis Primärtumoren zu Metastasen

Primärtumoren	
Plasmozytom	7
Histiozytom	2
Lymphosarkom	1
Osteochondrom	1
	11
Metastasen	
Mamma-Ca	20
Bronchial-Ca	5
Nieren-Ca	5
Prostate-Ca	3
Ovarial-Ca	1
Kolon-Ca	1
Dünndarm-Ca	1
Gallengangs-Ca	1
Pharynx-Ca	1
Melanom	1
Hypophysen-Ca	1
Leberzell-Ca	1
ungeklärte Histologie	2
	43

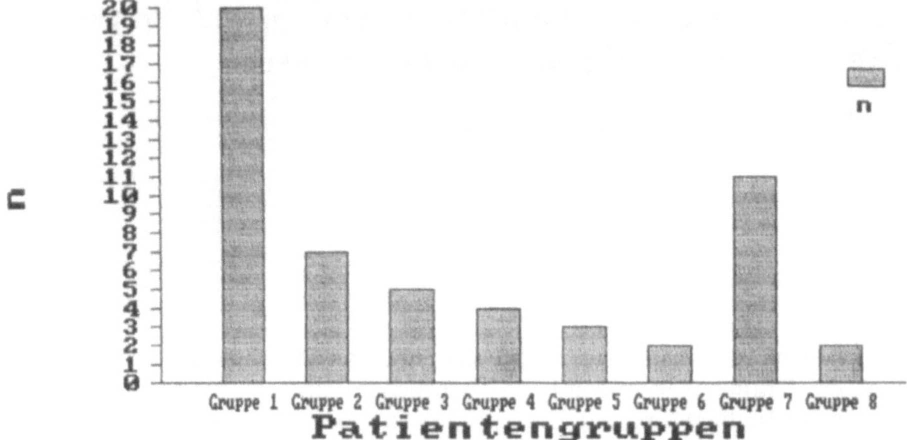

Abb. 1. Tumorqualität. Gruppe 1: Mamma-Ca $(n = 20)$; Gruppe 2: Plasmozytom $(n = 7)$; Gruppe 3: Bronchial-Ca $(n = 5)$; Gruppe 4: Nieren-Ca $(n = 4)$; Gruppe 5: Prostata-Ca $(n = 3)$; Gruppe 6: Histiozytom $(n = 2)$; Gruppe 7: Übrige $(n = 11)$; Gruppe 8: Ungeklärt $(n = 2)$

Tabelle 2. Ein- und Mehrfach-Spondylektomien

	1 Wirbel	2 Wirbel	3 Wirbel	Gesamt
HWS	3	3	1	7
BWS	21	3	–	24
LWS	22	1	–	23
Summe	46	7	1	54

nur jeweils einmal vorkamen. Die Häufigkeit des Mammakarzinoms im vorgestellten Patientenkollektiv erklärt sich aus der ausgeprägten Knochentypisierung in der Metastasierung.

Die Lokalisation des Wirbelbefalls betrifft alle Abschnitte der Wirbelsäule, mit deutlichen Spitzen im Bereich der mittleren und unteren HWS, der mittleren und unteren BWS sowie der LWS. Als Wirbelbefall wurde eine Metastase nur dann gewertet, wenn sie zur Spondylektomie des Wirbels zwang. Kleinere Metastasen fanden sich regelmäßig auch in den angrenzenden Wirbeln, weitere Wirbel- und Skelettmetastasen waren ebenfalls die Regel. Tabelle 2 zeigt die Zahl der spondylektomierten Wirbel pro Patient, aufgegliedert nach Wirbelsäulenabschnitten:

Vergleicht man die Mamma-Ca-Patienten mit den übrigen, so wird das Ergebnis aus Abb. 2 deutlich: Das Mamma-Ca hat im Bereich HWS und BWS das absolute Übergewicht, erst ab Th 9 dreht sich das Verhältnis um. Plasmozytom, Bronchial-NPL und intestinale Karzinome sowie Urogenitalneoplasien lokalisieren ihre Metastasen hier häufiger.

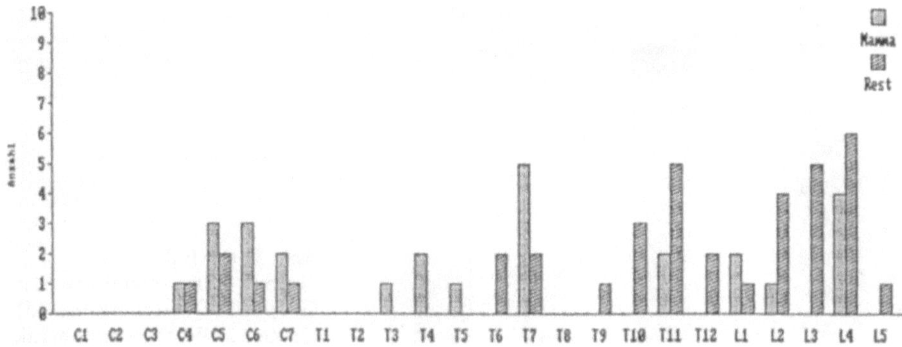

Abb. 2. Wirbelbefall: Mamma/Rest

Akutaufnahmen mit unbeherrschbaren Wirbelsäulenbeschwerden bzw. neurologischer Symptomatik gab es im vorgestellten Kollektiv in 37% der Fälle (n = 20), war bei 14 Patienten ein Tumorleiden bisher nicht bekannt.

Eine Aufschlüsselung zeigt Tabelle 3:

Tabelle 3. Aufschlüsselung der Akutaufnahmen (*n* = 20)

TM-Qualität		
	Mamma-Ca	6
	Bronchial-Ca	2
	Plasmozytom	3
	Histiozytom	2
	Lymphosarkom	1
	Melanom	1
	Gallenwegs-Ca	1
	Osteochondrom	1
	Hypophysen-Ca	1
	Nieren-Ca	2
Summe		20

Bei der Tumorchirurgie an der Wirbelsäule ist in aller Regel ein kurativer Erfolg nicht möglich, die Op-Indikation muß sich daher an palliativen Zielsetzungen orientieren. Richtschnur sind die Symptomatik und die individuellen klinischen Befunde, dies unter Berücksichtigung der vorhandenen konservativen Möglichkeiten: Hormontherapie, Chemotherapie, Strahlentherapie und Schmerzmedikation.

Im untersuchten Kollektiv wurde die Symptomatik differenziert nach den Qualitäten Instabilität, Wurzelsymptomatik und Querschnittssymptomatik.

In Abb. 3 finden sich die Symptome den einzelnen Patienten zugeordnet, sie zeigt die prozentuale Relation der Symptome bei der Op-Indikation.

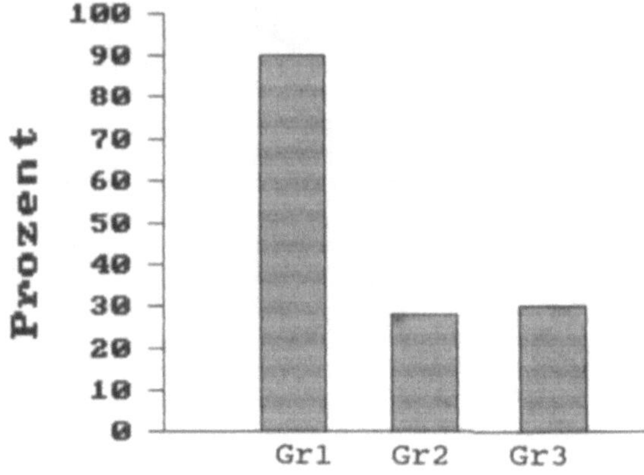

Abb. 3. Op-Indikation.
Gruppe 1: Instabilität ($n = 51$);
Gruppe 2: Querschnitt ($n = 15$);
Gruppe 3: Wurzelsymptomatik
($n = 16$)

Tabelle 4. Neurologische Symptomatik

	HWS	BWS	LWS
Wurzelsymptomatik	5 (71 %)	2	9 (39 %)
Querschnittsymptomatik	0	12 (50 %)	3 (13 %)

Die gefürchtetste Komplikation des Tumorbefalls der Wirbelsäule stellt die Einengung des Spinalkanals dar; eine besondere Gefährdung liegt im Bereich der BWS und des thorakolumbalen Übergangs. Warnsymptome, wie Wurzelsymptomatik etwa an der HWS, machen sich hier kaum bemerkbar, dazu kommt die Tatsache, daß der knöcherne Rippenkorb der Brustwirbelsäule zusätzliche Stabilität verleiht und die Bewegungsausmaße der BWS nicht groß sind. Der Instabilitätsschmerz meldet sich erst spät. Querschnittsymptomatik fand sich im Bereich der BWS bei 12 von 24 Patienten ($= 50\%$). 3 Fälle von Kaudasymptomatik betrafen Patienten mit LWS-Befall bei insgesamt 23 LWS-Patienten ($= 13\%$) (s. auch Tabelle 4).

Bei den 15 Patienten mit Querschnitt- bzw. Kaudasymptomatik fanden sich folgende Stadien (Tabelle 5):

Tabelle 5. Stadien bei Querschnitt- und Kaudasymptomatik

Nur sensible Ausfälle	0
Sensible/motorische Ausfälle, bei brauchbarer Motorik	1
Ausfälle mit unbrauchbarer Motorik	13
Kompletter Querschnitt	1
	15 Fälle

Tabelle 6. Postoperative Dislokation des Wirbelkörperersatzes

Pat. Nr.	Lokalisation	Versorgung	Ursache
2	L2	PMMA, Stempel	spontan
24	L3	PMMA, Stempel, DKS	Sturz
38	L2	PMMA, Stempel	spontan
49	L3	PMMA, Stempel, DKS	Sturz

Zentrales Element des Wirbelersatzes war mit drei Ausnahmen Knochenzement – PMMA –, nahezu ausschließlich wurde Sulfix verwandt. Die Knochenzementplomben wurden an der HWS mit ventral gelegenen H-Platten der AO gesichert, in jedem Fall faßten die Schrauben die Hinterkanten der angrenzenden stabilen Wirbel.

Im Bereich der BWS und LWS wurde die Zementplombe in der Regel mit einer zentral gelegenen Metallarmierung versehen, an der mittleren BWS diente dazu eine zurechtgeschnittene Drittelrohrplatte, ab Th 10 wurden Polsterstempel verwandt.

Bestanden intraoperativ Zweifel an der Stabilität, ließen sich kleine Wackelbewegungen auslösen, so erfolgte eine ventrolaterale Sicherung der Montage mit dem DKS-Instrumentarium. Bei Befall der dorsalen Strukturen (Bandzuggurtung, Wirbelbögen, Gelenke und Bogenwurzeln) erfolgte in gleicher oder ausnahmsweise zweiter Sitzung die zusätzliche dorsale Stabilisierung mittels DKS, AO-Platten oder dem Fixateur interne.

In vier Fällen mußte wegen sekundärer Dislokation und erneut aufgetretener Instabilität reoperiert werden. In allen Fällen handelte es sich um LWS-Patienten (s. Tabelle 6), bei denen der spondylektomierte Wirbel mit Zement und einem Polsterstempel ersetzt wurde. In zwei Fällen war eine zusätzliche Sicherung durch eine ventrolaterale DKS-Montage erfolgt, zweimal trat die Instabilität spontan auf, zweimal war ein Sturz auf Station die Ursache der Dislokation. Die Instabilitäts-Komplikationsrate beträgt damit 7,4 %.

Aufgrund dieser Erfahrungen werden seither Patienten mit LWS-Metastasen in der Regel mit einer zusätzlichen dorsalen Zuggurtung (DKS-System) bzw. einer Abstützung (Wirbelfixateur) versorgt.

Ergebnisse

In Tabelle 7 sind die Ergebnisse aufgelistet in bezug auf die Symptomatik und die präoperativen Befunde. Eine umfassende Erfolgskontrolle kann diese Auflistung nicht geben, da zunächst nur die einzelnen Symptome ausgewertet werden.

Analysiert man die 15 Fälle mit Querschnittsymptomatik, so zeigt sich als wesentliches Korrelat für den Erfolg der Operation die Zeitdauer der bestehenden Symptomatik. Dies ist in Tabelle 8 aufgeführt.

Daraus geht hervor, daß eine Besserung der Querschnittsymptomatik nur in den Fällen eingetreten ist, in denen die Querschnittsymptomatik weniger als

Tabelle 7. Auflistung der Ergebnisse

Symptom	Präoperativ n	Erfolg n
Instabilität	49	49
Wurzelsymptomatik	16	15
drohende Querschnittsymptomatik	27	27
Querschnittsymptomatik	15	8

Tabelle 8. Ergebnisse bei Querschnittsymptomatik in bezug auf die präoperative Dauer des Querschnitts

Pat. Nr.	Anamnesedauer	Ergebnisse
9	2 Monate	—
12	48 Stunden	—
15	48 Stunden	—
17	20 Stunden	+
18	52 Stunden	—
19	7 Tage	—
31	20 Stunden	+
33	20 Stunden	+
36	12 Stunden	+
42	24 Stunden	+
44	20 Stunden	+
47	12 Stunden	+
48	4 Tage	—
51	8 Stunden	+
53	3 Tage	—

24 h bestanden hatte. Alle Patienten, bei denen die Symptomatik länger bestanden hatte, haben eine Remission nicht erlebt.

Überlebenszeiten

Bei der Auswertung der postoperativen Überlebenszeiten muß man sich bewußt sein, daß diese in erster Linie von der Qualität und der Metastasierung des Tumors abhängig ist. Eine Verlängerung der Lebensspanne ist durch eine palliative Operation bei Tumorpatienten nicht erreichbar.

Die weitere Analyse erfordert daher die Differenzierung nach Tumorqualitäten. Das Ergebnis zeigt Abb. 4, In der die Patienten mit Mamma-Ca (Gruppe 1) zwei weiteren Gruppen gegenübergestellt werden, Gruppe 2 zeigt alle anderen Patienten, Gruppe 3 die Patienten, bei denen die Tumorqualität eine adjuvante Chemotherapie bzw. eine Strahlentherapie nicht aussichtsreich erscheinen ließ. Im einzelnen lagen dabei folgende Grundleiden vor (Tabelle 9):

Tabelle 9. Aufschlüsselung Gruppe 3 aus Abb. 4

5 Fälle	Bronchial-NPL
4 Fälle	Nieren-NPL
1 Fall	jeweils Kolon-Ca, Ovarial-Ca, Dünndarm-Ca, Melanom, Gallengangs-Ca, Leberzell-Ca, Hypophysen-Ca, „muzinöses Ca"

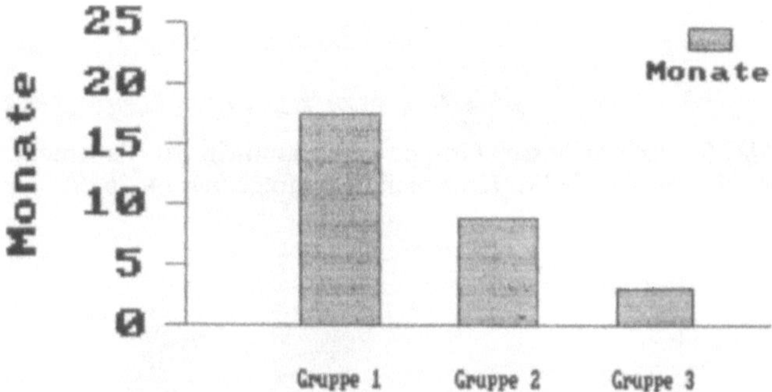

Abb. 4. Patientengruppen/Überlebenszeiten. Gruppe 1: Mamma-Ca-Patienten ($n = 20$) 17,5 Monate; Gruppe 2: alle anderen Patienten ($n = 24$) 8,8 Monate; Gruppe 3: Patienten ohne adjuvante Chemotherapie bzw. Strahlentherapie ($n = 18$) 3,1 Monate

Operationserfolg

Die vorausgegangene Analyse der Einzelergebnisse in bezug auf Symptomatik und Einzelergebnisse läßt sich nicht ohne weiteres zu einer generellen Aussage über Erfolg oder Mißerfolg der Operation summieren. Hier muß noch das Tumorleiden sowie die allgemeine Metastasierung Berücksichtigung finden sowie ggf. die adjuvante Chemotherapie und die Strahlentherapie. Die Analyse der bisherigen Fälle führte zu der folgenden Definition des OP-Erfolges:

– bei gebesserter oder beseitigter Schmerzsymptomatik Entlassung in häusliche Umgebung möglich.

Dabei soll in den folgenden Diagrammen der „Erfolg" zweifach beschrieben werden: Zum einen von der Gesamtzahl her, zum anderen unter Ausschluß der Patienten, die bei Leber- bzw. Lungenmetastasten oder bei Querschnittsymptomatik nur eine Erfolgsrate von 50 % oder schlechter erwarten lassen.

Die Abb. 5–8 schlüsseln die Erfolge bzw. Mißerfolge bei der Behandlung der 54 Tumorpatienten weiter auf:

Aus den Abb. 5–8 muß folgendes Resümee gezogen werden:

Für die Gesamtheit der Patienten beträgt die Erfolgsrate 74 %. Bei den Patienten mit Querschnittsymptomatik liegt die Erfolgsrate bei nur 54 %.

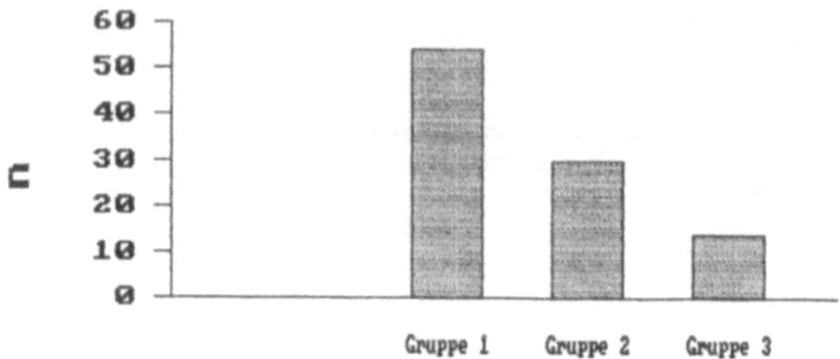

Abb. 5. Op-Ergebnisse. Gruppe 1: Gesamtheit der Patienten ($n = 54$: 100%); Gruppe 2: Erfolge ($n = 30$: 74%); Gruppe 3: Mißerfolge ($n = 14$: 26%)

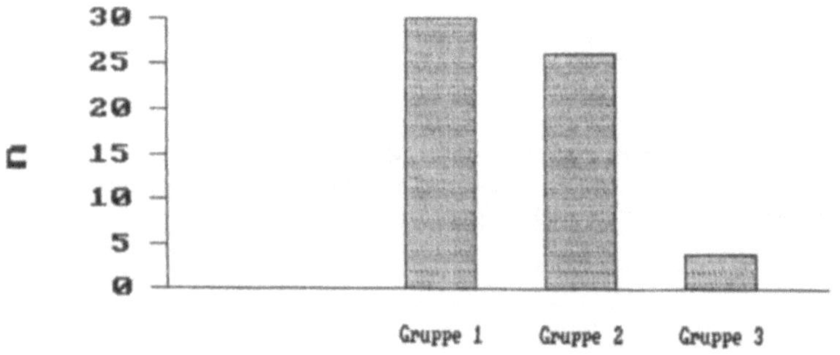

Abb. 6. Erfolge unter Ausschluß der Patienten mit Organmetastasen bzw. Querschnitt. Gruppe 1: Gesamtheit der Patienten ($n = 30$: 100%); Gruppe 2: Erfolge ($n = 26$: 87%); Gruppe 3: Mißerfolge ($n = 4$: 13%)

Zählt man die Patienten mit Leber- bzw. Lungenmetastasen, so überwiegen die Mißerfolge mit 60% gegenüber 40% Erfolgen.

Werden diese beiden Problemgruppen aus der Berechnung eleminiert, so erhält man eine Erfolgsrate von 87% gegenüber 13% Mißerfolgen.

Unter Berücksichtigung der aktuellen Symptomatik der Patienten: Instabilitätsschmerz bis hin zur Immobilität sowie Wurzelsymptomatik und Querschnitt, sowie der allgemeinen Situation der Tumorkrankheit und der in Monaten zu bemessenden Überlebenszeit ist die hier vorgestellte Definition des Op-Erfolges entstanden. Dabei wird gleichermaßen positiv die durchschnittliche Überlebenszeit der Mamma-Ca-Patienten von 17,5 Monaten bewertet wie die der nicht nachbehandelbaren Karzinompatienten von 3,1 Monaten, wenn es gelang, sie zu mobilisieren und nach Hause zu entlassen.

Als Konsequenz kann daraus gezogen werden, daß die Indikationsstellung bei Patienten mit Organmetastasen und bei Patienten mit einer Querschnitt-

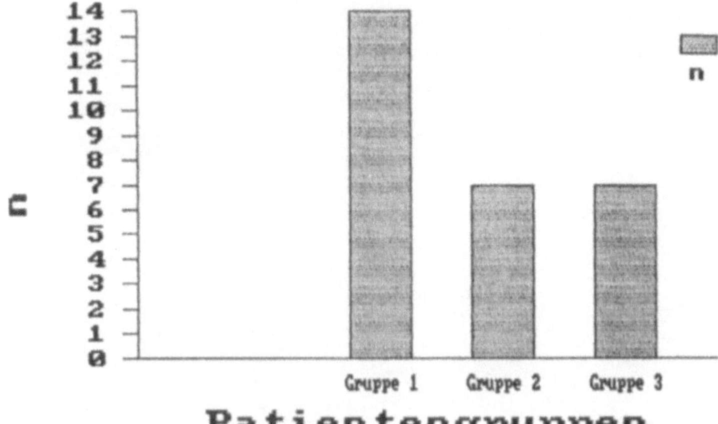

Abb. 7. Ergebnisse bei Patienten mit Querschnittsymptomatik. Gruppe 1: Patienten mit Querschnittsymptomatik ($n=14$: 100%); Gruppe 2: Erfolge ($n=7$: 50%); Gruppe 3: Mißerfolge ($n=7$: 50%)

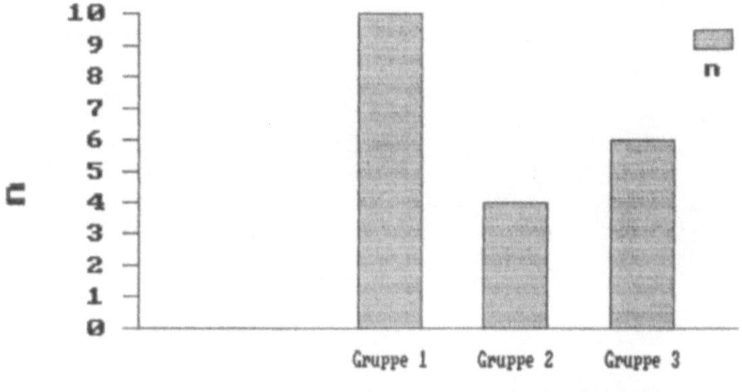

Abb. 8. Ergebnisse bei Organmetastasierung. Gruppe 1: Patienten mit Organmetastasen ($n=10$: 100%); Gruppe 2: Erfolge ($n=4$: 40%); Gruppe 3: Mißerfolge ($n=6$: 60%)

anamnese von mehr als 24 h sehr kritisch gestellt werden muß, wenn die Operation das Leiden des Patienten lindern soll.

Unter Beachtung dieser Erfahrungen sind Indikationsstellung und technisches Vorgehen geeignet, den tumorkranken Patienten ihre letzte Lebensspanne zu erleichtern, ihnen Immobilität durch Wirbelsäuleninstabilität und neurologische Komplikationen wie Wurzelkompression und Querschnittsymptomatik zu ersparen.

Operatives Vorgehen bei Metastasen der mittleren und unteren Halswirbelsäule

S. von Gumppenberg, R. Gradinger, W. E. Goebel und B. Claudi

Einleitung

Jede Therapie von Wirbelmetastasen – operativ oder konservativ – muß die Verminderung der Morbidität, die Erhaltung der Aktivität des Patienten, die Wahrung oder Wiederherstellung der neurologischen Funktionen, die Schmerzreduktion und die Bekämpfung der lokalen Tumorprogression zum Ziel haben. Diese Ziele können nur in einer interdisziplinären Zusammenarbeit zwischen dem Hausarzt, dem Onkologen, dem Strahlentherapeuten und dem Chirurgen erreicht werden [7].

Material

Im Zeitraum vom 1. 5. 1985 bis zum 31. 12. 1989 wurden im Rahmen einer interdisziplinären Arbeitsgruppe für Wirbelerkrankungen am Klinikum Rechts der Isar der Technischen Universität München 21 Patienten mit Metastasen an der Halswirbelsäule operativ versorgt. 15 Patienten wurden in der Chirurgischen Klinik und 6 Patienten in der Orthopädischen Klinik behandelt. Es waren 7 Männer und 14 Frauen mit einem Durchschnittsalter von 54,3 Jahren. Als Primärtumor lag 8mal ein Mammakarzinom, 4mal ein hypernephroides Karzinom, 2mal ein Prostatakarzinom, 2mal ein Schilddrüsenkarzinom und 3mal ein Adenokarzinom unbekannter Provenienz vor. Zweimal handelte es sich um Patienten mit einem Plasmozytom. Zweimal war der 3. Halswirbelkörper, einmal der 4., 5mal der 5., 7mal der 6. und je 3mal der 7. Halswirbelkörper und der 1. Brustwirbelkörper betroffen. 8 Patienten hatten neurologische Ausfälle, bei 3 Patienten lagen radikuläre Störungen vor, 3 Patienten hatten eine inkomplette Tetraparese und 2 Patienten eine komplette Tetraplegie.

19 Patienten wurden ausschließlich von ventral, 2 Patienten kombiniert von ventral und dorsal operativ stabilisiert. Beim ventralen Vorgehen kamen in allen Fällen eine palliative Tumorresektion und Stabilisierung, beim dorsalen Vorgehen eine Laminektomie und eine dorsale Plattenosteosynthese zur Anwendung. Die Tumorausräumung erfolgte bei 13 Patienten mit dem Ziel, ein gutes Lager für den Wirbelkörperersatz zu erhalten – bei den 8 Patienten

mit neurologischen Ausfällen zusätzlich zur Dekompression des Myelons bzw. der Nervenwurzeln. Bei 2 Patienten mit erheblicher Einengung des Spinalkanals wurde vor dem ventralen Eingriff eine Laminektomie und eine Stabilisierung von dorsal durchgeführt. Zur Überbrückung des entstandenen Defektes wurde 5mal ein autogener Knochenspan, 2mal ein alllogener Knochenspan und 14mal ein alloplastischer Wirbelkörperersatz verwendet. Bei 6 Patienten kam eine weitere adjuvante Therapie zur Anwendung, 5 Patienten erhielten postoperativ eine Strahlenbehandlung, 4 Patienten eine Chemotherapie und bei 6 Patienten wurde eine kombinierte Radio-Chemotherapie durchgeführt.

Ergebnisse

Die durchschnittliche Überlebenszeit betrug 15,6 Monate, sie reichte von 2 Monaten bis 74 Monate. Alle 3 Patienten, bei denen präoperativ eine radikuläre Symptomatik vorgelegen hatte, zeigten postoperativ eine deutliche Besserung, eine Besserung war auch bei 2 der 3 Patienten mit einer inkompletten Tetraparese zu verzeichnen. Bei den beiden Patienten mit einer kompletten Tetraplegie war postoperativ keine Veränderung festzustellen. Der Vorteil bei diesen Patienten bestand darin, daß die initial instabile Situation stabilisiert und damit die Mobilisierung dieser Patienten verbessert werden konnte. 19 der 21 Patienten klagten präoperativ über teils starke Schmerzen, bei allen Patienten konnte die Schmerzsituation verbessert werden.

Diskussion

Bei der Behandlung der Metastasen an der Halswirbelsäule kommt der prätherapeutischen Diagnostik eine zentrale Bedeutung zu. Haben klinische Symptome oder die als Screeningmethode bewährte Knochenszintigraphie Hinweise für einen Befall der Halswirbelsäule ergeben, erfolgt die obligate konventionelle Röntgendiagnostik. Ausgeprägte Osteolysen, Destruktionen und pathologische Frakturen sind auf den Übersichtsaufnahmen in aller Regel gut zu erkennen (Abb. 1). Probleme der Darstellung bestehen am zerviko-thorakalen Übergang und bei einem frühen, die Knochenstruktur noch nicht destruierenden Befall. Weitere Informationen lassen sich in manchen Fällen mit der konventionellen Tomographie oder der Computertomographie erhalten [6]. Die Computertomographie eignet sich besonders gut für die Darstellung der Weichteilinfiltration bei bekannten Destruktionen (Abb. 2). Die Kernspintomographie kann die Frage nach der Beteiligung benachbarter Wirbelkörper beantworten. Dies ist bei der präoperativen Planung wichtig, da die Verankerung der Implantate nur in gesunden Wirbelkörpern möglich ist (Abb. 3).

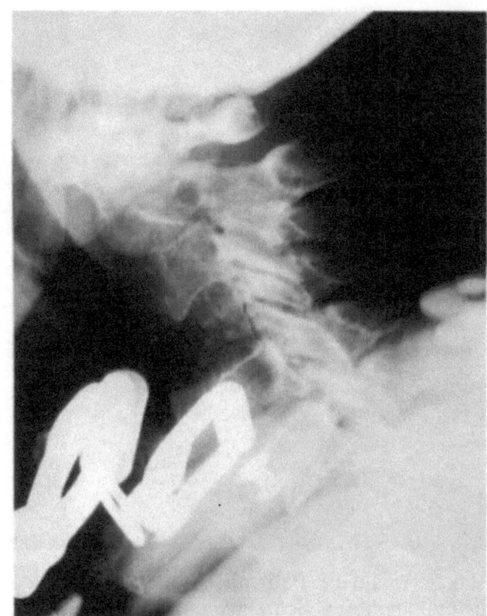

Abb. 1. 74jährige Patientin, osteolytische Metastase eines Mamma-Ca.
Hochgradiges Schmerzsyndrom
seit 3 Wochen. Keine neurologischen
Ausfälle

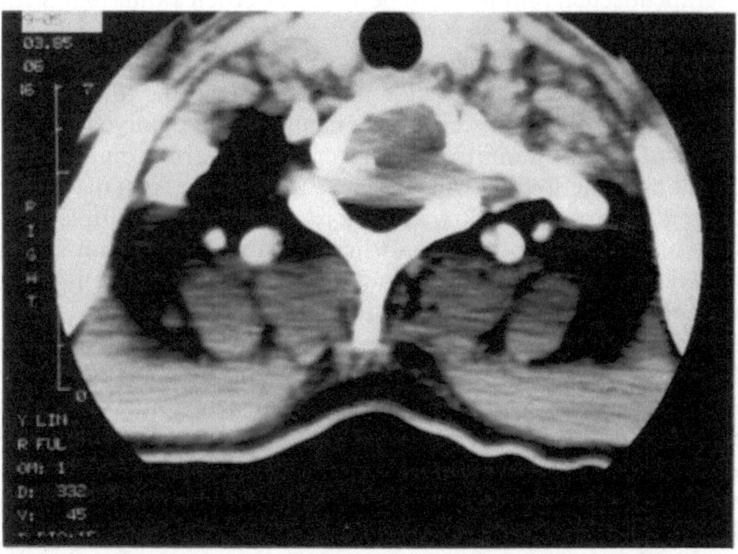

Abb. 2. 43jährige Patientin, vorwiegend osteolytische Metastase eines hypernephroiden Karzinoms mit intraspinalem Weichteiltumor. Radikuläre Symptomatik C7/Th1 mit Parese,
Hypästhesie und Schmerzen

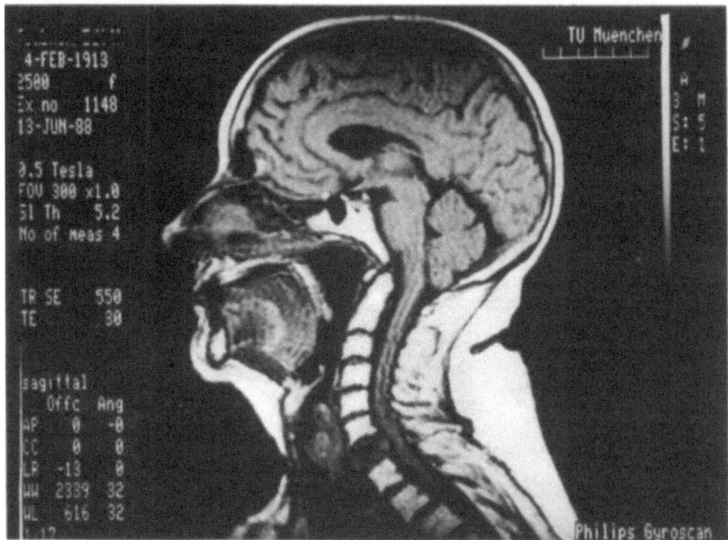

Abb. 3. 75jährige Patientin, isolierte Wirbelmetastase HWK 7 eines follikulären Schilddrüsenkarzinoms. Schmerzen seit 10 Tagen, ohne neurologische Symptomatik

Ein konservatives, nichtoperatives Verfahren ist immer nur dann möglich, wenn die Metastase zu keinem Stabilitätsverlust und zu keiner neurologischen Störung geführt hat und der Tumor mit chemotherapeutischen oder strahlentherapeutischen Maßnahmen beeinflußt werden kann. Eine sichere Indikation zur operativen Stabilisierung liegt dann vor, wenn eine pathologische Fraktur droht oder bereits eingetreten ist und wenn neurologische Ausfälle oder Schmerzen bestehen, die weder mit einer Chemotherapie noch mit einer Strahlentherapie behandelt werden können [2]. Eine relative Operationsindikation sehen wir dann, wenn trotz ausgedehnter Destruktion und Verdrängung des Myelons keine Beschwerden oder neurologische Ausfälle bestehen, wenn der Allgemeinzustand stark reduziert ist oder wenn multiple Organmetastasen oder ein Primärtumor mit unbeherrschbarer Progression vorliegen.

Die Wahl des Zuganges – ventral, dorsal oder kombiniert – hängt im wesentlichen von der Lokalisation der Destruktion ab. Da die Hauptmanifestation des metastatischen Geschehens in den meisten Fällen den Wirbelkörper betrifft, wird in der Regel der ventrale Zugang angezeigt sein. Nur dann, wenn der Tumor auch von dorsal den Spinalkanal einengt oder die ventrale tumorbedingte Spinalstenose sehr ausgeprägt ist, wird eine dorsale Dekompression notwendig sein. Die Laminektomie wird vor allem dann, wenn mehrere Segmente befallen sind, mit einer dorsalen Plattenosteosynthese kombiniert [5].

Im Gegensatz zu den traumatologischen Eingriffen, bei denen die quere Hautinzision entlang der Hautfalten bevorzugt wird, wird in der Metastasenchirurgie beim vorderen Zugang zur Wirbelsäule meist die schräge Hautinzision am Vorderrand des M. sternocleidomastoideus gewählt. Dieser Zugang kann jederzeit nach kranial oder kaudal erweitert werden [1]. Um für eine spätere Chemotherapie oder Strahlentherapie bestmögliche Voraussetzungen zu schaffen, wird die Tumorresektion so vollständig wie möglich durchgeführt, ohne daß der Anspruch auf eine Ro-Resektion erhoben werden kann. Bei Destruktion der Wirbelkörper-Hinterwand wird diese zusammen mit dem hinteren Längsband reseziert. Bei einer Tumorinfiltration des Querfortsatzes wird dieser unter Darstellung der A. vertebralis reseziert. Ebenso kann von vorne die Nervenwurzel dekomprimiert werden. Der entstandene Defekt wird entweder mit einem Knochenspan oder mit einem alloplastischen Material überbrückt. In unseren Händen hat sich der zylinderförmige Wirbelkörperersatz nach Harms bewährt, dieses Implantat wird mit Knochenzement ausgefüllt und in dem Defekt verklemmt (Abb. 4). Die Stabilisierung erfolgt mit einer Orozco-Platte, die von ventral angebracht wird und deren Schrauben in den angrenzenden gesunden Wirbelkörpern verankert werden [4].

Diese Verbundosteosynthesen sind ebenso wie die dorsalen Stabilisierungen übungsstabil, so daß auf aufwendige externe Stabilisierungen verzichtet

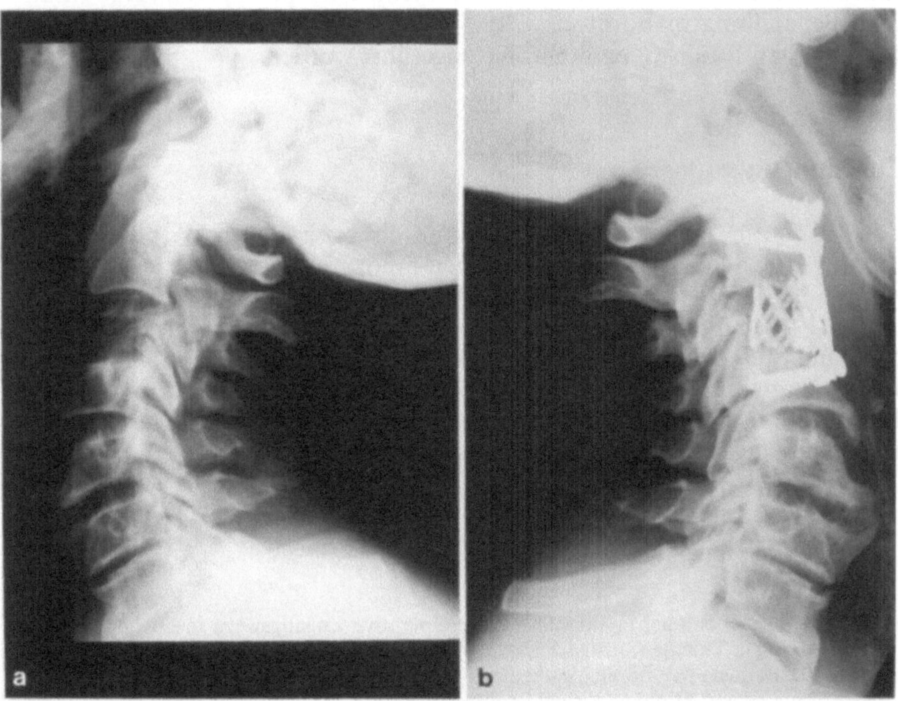

Abb. 4a, b. 67jähriger Patient, osteolytische Metastase eines Adeno-Ca. unbekannter Lokalisation. Hochgradiges Schmerzsyndrom ohne neurologische Ausfälle. **a** Präoperativ; **b** nach Resektion des destruierten Wirbelkörpers, Defektauffüllung mit zementgefülltem Wirbelkörperersatz nach Harms und ventraler Plattenosteosynthese

werden kann. Die von uns behandelten Patienten erhielten postoperativ während eines Zeitraums von 8 Wochen einen Philadelphia-Kragen.

Bei der Beurteilung und Behandlung von Tumorpatienten kommt dem lokalen Schmerz eine zentrale Bedeutung zu. Der Schmerz ist häufig ein erstes Hinweissymptom für ein metastastisches Geschehen der Wirbelsäule und außerdem das Symptom, das dem Patienten die meisten Schwierigkeiten bei der Bewältigung seiner Krankheit bereitet. Gilbert et al. [3] konnten 1978 in einer retrospektiven Analyse zeigen, daß der Schmerz sehr häufig als Primärsymptom vorhanden war, aber nur in etwa 10 % zu der Diagnose einer Metastase führte. Erst motorische Störungen, Blasen- oder Sphinkterlähmungen und Parästhesien führten zu einem sehr viel späteren Zeitpunkt zur richtigen Diagnose. 19 der 21 von uns behandelten Patienten hatten zum Zeitpunkt der operativen Intervention Schmerzen, die analgetisch behandelt werden mußten. Bei allen Patienten kam es durch den operativen Eingriff zu einer signifikanten Schmerzbesserung.

Jede metastatische Veränderung an der Wirbelsäule muß im Rahmen eines gesamtonkologischen Konzeptes behandelt werden. Sobald die Diagnose einer Metastase gesichert ist, wird an unserer Klinik das therapeutische Vorgehen in interdisziplinärer Zusammenarbeit festgelegt. Dies erklärt den hohen Anteil der von uns operativ versorgten Patienten, die postoperativ eine zusätzliche Behandlung in Form eine Radiatio, einer Chemotherapie oder einer kombinierten Radio-Chemotherapie zugeführt wurden.

Zusammenfassung

Von 1985–1989 wurden 21 Patienten mit einer zervikalen Wirbelmetastase operativ behandelt. Bei 8 Patienten lagen präoperativ neurologische Ausfälle vor, die bei 5 Patienten gebessert werden konnten.

Bei 19 Patienten wurde eine ventrale Tumorresektion, Defektüberbrückung und Spondylodese, bei 2 Patienten eine zusätzliche Laminektomie und dorsale Plattenosteosynthese durchgeführt. Bei allen Patienten konnte durch die Operation eine übungsstabile Situation erreicht werden. Die durchschnittliche Überlebenszeit betrug 15,6 (2–74) Monate.

Literatur

1. Bauer R, Kerschbaumer F, Poisel S (1986) Operative Zugangswege in Orthopädie und Traumatologie. Thieme, Stuttgart
2. Flory PJ, Potulski M, Büren V, Trentz O (1987) Chirurgische Behandlung tumoröser Wirbelsäulendestruktionen. Aktuel Traumatol 17:174–178
3. Gilbert RW, Kim JH, Posner JB (1978) Epidural spinal cord compression from metastatic tumor: diagnosis and treatment. Ann Neurol 3:40–51˙
4. Griss P (1987) Osteosynthesen und Wirbelkörperersatz bei Wirbelsäulentumoren. Orthopäde 16:415–421

5. Harms J (1984) Die operativen Möglichkeiten primär und sekundär maligner Wirbelsäulentumoren. In: Junghans H (Hrsg) Die Wirbelsäule in Forschung und Praxis, Bd 103: Tumoren der Wirbelsäule. Hippokrates, Stuttgart
6. Huk WJ, Schuirer G (1987) Bildgebende Diagnostik bei Wirbelsäulentumoren. Orthopäde 16:371–378
7. Ritschl P, Eyb R, Samec P, Lack W, Kotz R (1987) Behandlungsstrategien maligner Knochentumoren der Wirbelsäule. Orthopäde 16:379–388

Die Behandlung von Wirbelsäulenmetastasen mit metallspongiösen Implantaten

N. Walker

Einleitung

Mehr als die Hälfte der Patienten mit Knochenmetastasen zeigen einen Befall der Wirbelsäule [7]. Entwickelt sich das Tumorleiden vorwiegend im Bereich der dorsalen Wirbelsäulenabschnitte, sind operative Verfahren mit Dekompression des Rückenmarks mittels Laminektomie und dorsaler Stabilisierung angezeigt. Bei Zerstörung der ventralen Wirbelkörper mit pathologischer Wirbelfraktur ist die Rückenmarkdekompression von einem ventralen Zugang aus unumgänglich. Erstreckt sich das Tumorwachstum in die Pedunculi, ist meist eine ventrale und dorsale Tumorentfernung mit gleichzeitiger Stabilisierung erforderlich. Das Prinzip, am Sitz der Tumorlokalisation zu operieren, entscheidet grundsätzlich über das zur Anwendung kommende Operationsverfahren.

Wir berichten im folgenden über unsere Erfahrungen bei der Behandlung metastatischer Wirbelfrakturen, bei denen die Läsion vor allem im Bereich der ventralen Wirbelabschnitte lag.

Bereits 1962 haben Senning et al. [11] für den Ersatz metastatischer Wirbelkörper eine Teleskopschraube angegeben. Eine Weiterentwicklung ist das Verfahren von Polster u. Brinckmann [8]. Lack et al. [7] berichten über einen Einbau von Keramikwirbeln. In den letzten 2 Jahren setzt Harms [4] einen Titanköcher in den Defektbereich, der mit Palacos und Gewindestäben zusätzlich stabilisiert wird.

Ein neues Verfahren ist danach zu überprüfen, ob es gelingt, nach weitgehender Entfernung des Tumors und Entlastung des Rückenmarks, die Statik der Wirbelsäule frühzeitig wieder herzustellen und Schmerzfreiheit und entsprechend der neurologischen Situation die Belastbarkeit im Sitzen oder im Stand zu ermöglichen.

Implantatbeschreibung

Henßge u. Hanslik [5] entwickelten 1979 ein metallisches Implantat – eine nichtmagnetische Kobalt-Chrom-Molybdän-Verbindung – mit grobmaschiger Struktur in Anlehnung an die Knochenspongiosa. Grundei [1, 2] entwickelte hieraus zwei Herstellungsverfahren, um zum einen Oberflächenstrukturen und zum anderen Raumstrukturen herzustellen. Die Raumstruktur deckte sich weitgehend mit dem Konzept der vorher Genannten und fand erstmals im Herbst 1982 operative Anwendung. Das Einbauverhalten wurde nach Testung im Tierversuch [6] mittlerweile vielfach bei der Implantation von nichtzementierten Hüft- und Kniegelenktotalprothesen erprobt [10, 13].

Für die Anwendung im Bereich der Wirbelsäule basieren die Implantate auf den Angaben von Waisbrod [14], der 1988 über 11 Fälle zur Behandlung metastatischer Wirbelsäulenfrakturen berichet hat. Es steht uns heute ein Sortiment mit Blöcken in 0,5 cm Größenabständen zwischen 0,8–7,0 cm Länge mit einer Breite und Tiefe von 1,0–3,5 cm zur Verfügung. Die Blöcke sind trapezförmig gebaut, entsprechend den Angaben von Simmons u. Bhalla [12]. Wir haben nach dieser Technik bei verschiedenen Indikationen seit 1987 mehr als 300 Operationen durchgeführt [15].

Operationstechnik

Nach Resektion des Tumors wird der Wirbelsäulenabschnitt extendierend in eine die physiologische Form möglichst überkorrigierende Stellung gebracht. Der ventrale Defekt wird mit dem Metallblock überbrückt, der an mindestens drei Seiten auf der Kortikalis des kaudalen und kranialen Wirbels aufsitzen soll. Die scharfen Kanten der Blöcke schneiden sich bei nachlassender Extension in den Knochen kantenförmig ein. Die grobmaschige Oberfläche der Blöcke (1,5–3,0 mm Porengröße) liegt den angrenzenden Wirbelkörpern großflächig netzförmig an. Bei monosegmentalem Wirbelkörperersatz und intakten dorsalen Wirbelelementen ist keine weitere Instrumentierung erforderlich. Bei gesundem Knochen wurde bis 2000 N/cm^2 kein Einsinken und bis zu einer Schrägstellung von 30° bei fehlenden dorsalen Elementen kein Gleiten beobachtet [3]. Bei mehrsegmentaler Defektüberbrückung und beim Auftreten von Kippmomenten im Überbrückungsbezirk wird eine zusätzliche anterolaterale Gewindestabkompression angebracht. Bei Destruktion der Pedunculi muß evtl. eine dorsale Zuggurtungsspondylodese ergänzend hinzukommen.

Bisherige Erfahrungen

Seit 1987 haben wir 27 Patienten mit Wirbelkörpermetastasen operiert, 13 Männer und 14 Frauen, mit einem durchschnittlichen Alter von 64 Jahren. Die Primärtumoren sind der Tabelle 1 zu entnehmen.

Es wurden 16 Patienten im Bereich der HWS, 12 an der BWS und 2 im Bereich der LWS, bei 3 Patienten HWS und BWS operiert. 10mal war eine den Metallblock überbrückende Verplattung erforderlich, bei 5 Patienten wurde zusätzlich eine dorsale Zuggurtung angebracht, 2mal okzipito-zervikal, 2mal zervikal und 1mal zerviko-thorakal. Bei 15 Operationen wurden jeweils ein Wirbelkörper, bei 14 Operationen zwei Wirbelkörper ersetzt.

Bei 16 HWS-Operationen gelang die anatomische Aufrichtung 10mal. In 4 Fällen verblieb eine Fehlstellung der Wirbelsäulenachse von 5–10°, in 2 Fällen kam es innerhalb der ersten 3 Monate postoperativ zu einer Nach-

Tabelle 1. Primärtumore ($n = 27$)

Mamma-Ca.	7
Plasmozytom	5
Bronchial-Ca.	4
Hypernephrom	4
Prostata-Ca.	2
Kehlkopf-Ca.	2
Schilddrüsen-Ca.	1
Schwannom	1
unbekannter Tumor	2

kyphosierung. In 2 weiteren Fällen war deshalb eine sekundäre dorsale Verplattung erforderlich.

Bei 12 BWS-Operationen wurde 8mal eine physiologische Aufrichtung erzielt, 4mal verblieb eine nicht therapiebedürftige Fehlstellung von $5-10°$. In einem Fall mußte das Implantat in einer Zweitoperation gegen einen größeren Metallblock ausgewechselt werden.

Bei den 2 Patienten, die im Bereich der LWS operiert wurden, ist die anatomische Aufrichtung gelungen. Der postoperative Zeitraum von 2 Monaten ist zu kurz, um das Resultat definitiv beurteilen zu können. Operationstechnisch sind keine Komplikationen zu berichten. Ein Patient verstarb innerhalb von 2 Wochen postoperativ an seinem Grundleiden, 4 Patienten innerhalb von 3 Monaten, ein Patient 30 Monate postoperativ. Bei 5 Patienten konnten keine Verlaufsbeobachtungen erhoben werden. Bei 7 Patienten ist der Verlauf bis 3 Monate postoperativ unauffällig. Bei 12 Patienten waren Verlaufskontrollen über $4-32$ Monate – im Durchschnitt über 17 Monate – möglich. Bei ihnen ergaben die Röntgenkontrollen keine Veränderungen im Bereich der Wirbelsäulenoperationen.

Als Beispiel ist ein 75jähriger Patient (F. K.) mit einer Hypernephrommetastase zu nennen, der im Oktober 1987 wegen einer metastatischen Fraktur bei Th 10 operiert wurde. Nach Entfernung der Bülau-Drainage ist er 4 Tage postoperativ ohne äußere Behelfe und zum ersten Mal nach mehrwöchiger Bettruhe aufgestanden und war bis zu seinem Tode 30 Monate danach im Operationsgebiet schmerzfrei. Der Röntgenverlauf zeigt in den seitlichen Aufnahmen den Metallblock von Th 9 bis Th 11 in der Zeit von Februar 1988 bis Juni 1989 in unveränderter Position liegend (Abb. 1).

Als weiteres Beispiel einer idealen Indikation für die Implantation eines Metallblocks zum Ersatz eines metastatischen Wirbelkörpers sei eine 74jährige Patientin (G. Z.) mit einem Plasmozytom vorgestellt. Der 3. Halswirbelkörper ist zu mehr als 50 % zusammengebrochen. Die Röntgenaufnahmen lassen auch eine Osteolyse im Bereich des Wirbelbogens erkennen. Die Wirbelhinterkante ist noch intakt, auch die angrenzenden Wirbel zeigen eine fortgeschrittene Osteoporose. Bei beginnender tetraspastischer Parese wird der Defektbezirk entfernt – unter Belassung intakter Kortikalisreste im hinteren Wirbelbereich. Der angrenzende Wirbel ist osteoporotisch. Er wird instrumentell verdichtet, beim Einsetzen des Metallblokkes vollends bis in den Bereich der Grundplatte zusammengedrückt. Der Block sitzt stabil. Die Patientin kann wenige Tage danach behelfsfrei belasten. Der Röntgenverlauf nach 13 Monaten ergibt eine unveränderte Stellung des Metallblocks und der Wirbelsäule. Die Neurologie hat sich vollständig erholt (Abb. 2).

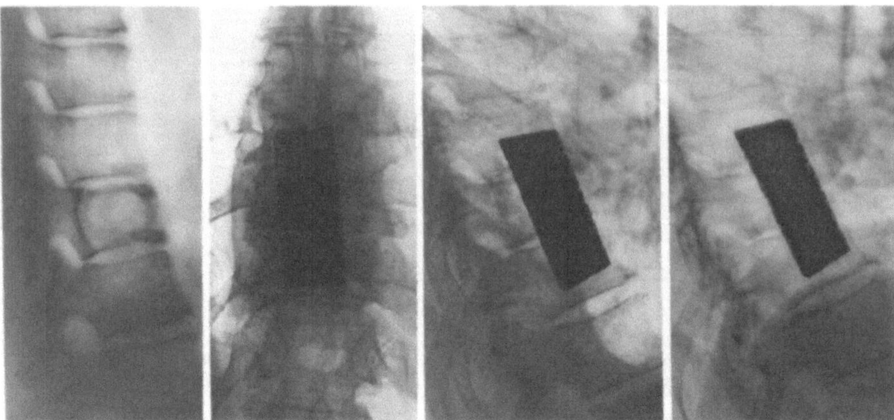

Abb. 1. Röntgenverlauf bei einem 75jährigen Patienten

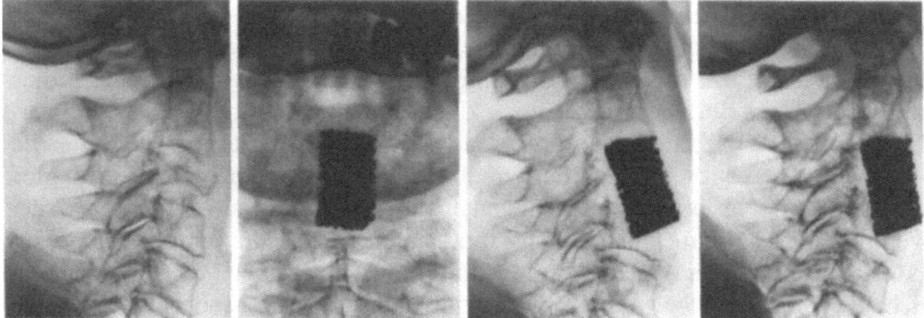

Abb. 2. Röntgenverlauf bei einer 74jährigen Patientin

Diskussion

Wirbelsäulenmetastasen führen durch progrediente, meist schleichende Zerstörung der Wirbelkörper zu heftigen immobilisierenden Schmerzen und Lähmungserscheinungen. Ein einfaches operatives Verfahren stellt die Metallblocküberbrückung des Defektbezirkes dar. Nach dem ersten Bericht von Waisbrod [14] konnten wir zeigen, daß sich diese Metallblöcke in den Nachbarsegmenten stabil verankern lassen, so daß 12 von 27 Patienten keine zusätzlichen Implantate benötigten. Dies gilt sicherlich besonders im Bereich der Brustwirbelsäule. Bei ausgedehnten ventralen und dorsalen Destruktionen sind zusätzliche Stabilisierungsmaßnahmen meist nur ventral (10mal), in 5 Fällen auch dorsal erforderlich gewesen. Die Methode ermöglicht bereits wenige Tage postoperativ eine volle Belastung der Wirbelsäule und eine Remission des Lähmungsbildes im Rahmen von Grundkrankheit und vorbestehenden neurologischen Schäden. Für die Patienten mit terminalem Tumorleiden können damit u. U. eine Querschnittslähmung verhindert oder zumindest der Zeitraum bis zum Tod schmerzfrei gestaltet werden. Bei Patienten mit einer weniger begrenzten Lebenserwartung erlaubt das Operationsverfahren eine Langzeitstabilisierung der Wirbelsäule, wie wir dies bei 12 von 27 Patienten über 4 bis 31, im Durchschnitt 17 Monaten, verfolgen konnten.

Literatur

1. Grundei H, Implantat als Ersatz für spongiöse Knochen und Verfahren zu seiner Herstellung. Grundei H: DPA P 31 06 017.7-35 (Oberflächenstruktur)
2. Grundei H, Implantat als Ersatz für spongiöse Knochen und Verfahren zu seiner Herstellung. Grundei H: DPA P 32 24 265 (Raumstruktur)
3. Hammerschmidt E, Zürich (1991) Metallspongiöse Implantate zur Behandlung der Spondylolisthesis. Medizinische Dissertation
4. Harms J (1990) Persönliche Mitteilung
5. Henßge J, Hanslik L (1979) Implantat als Ersatz für spongiös aufgebaute Knochen. Deutsches Patentamt P 2910627
6. Krüger M, Henßge EJ, Sellin D (1985) Gegossene spongiös-metallische Implantate im Tierversuch. Z Orthop 123:962–965
7. Lack W, Eyb R, Ramach W et al. (1987) Erfahrungen mit der ventralen Stabilisierung bei Wirbelkörpermetastasen im Brust- und Lendenwirbelsäulenbereich. Z Orthop 125: 268–274
8. Polster J, Brinckmann P (1977) Ein Wirbelkörperimplantat zur Verwendung bei Palliativoperationen an der Wirbelsäule. Z Orthop 115:68–75
9. Schaberg J, Gainor BJ (1983) A profile of metastatic carcinoma of the spine. Spine 10:19–20
10. Scholz J, Thomas W (1985) Das anatomische Hüftgelenkendoprothesensystem „Lübeck" (zementfrei – Metallspongiosa Lübeck). In: Maaz B, Menge M (Hrsg) Aktueller Stand der zementfreien Hüftendoprothetik. Thieme, Stuttgart, S 145–149
11. Senning G, Weber G, Yasargil MG (1962) Zur operativen Behandlung von Tumoren der Wirbelsäule. Schweiz Med Wochenschr 92:1574
12. Simmons EH, Bhalla SK (1969) Anterior cervical discectomy and fusion. J Bone Joint Surg 51B:225–237
13. Thomas W, Grundei H (1979) Die anatomische GT-Schlittenprothese Lübeck. Z Orthop 117:67–76
14. Waisbrod H (1988) Treatment of metastatic disease of the spine with anterior resection and stabilization by means of a new cancellous metal construct. Arch Orthop Trauma Surg 107:222–225
15. Walker N, Rana B (1989) Zervikale Bandscheibenoperation mit Metallblock nach Waisbrod. In: Imhoff A, Schreiber A (Hrsg) 75 Jahre Klinik Balgrist. Thieme, Stuttgart, S 57–62

Die operative Behandlung von Metastasen im Bereich des Beckenringes

V. Ewerbeck

Inzidenz

Nach der Wirbelsäule ist das Becken die zweithäufigste Lokalisation von Skelettmetastasen. Bei 40% der Patienten mit ossärer Filialisierung ist das Becken beteiligt [4]. In einer Zusammenstellung von 81 Patientinnen mit ossär metastasierendem Mammakarzinom fanden Frassica u. Sim [10] einen Befall der Beckenknochen mit 63% sogar noch häufiger als den der Wirbelsäule (59%).

Im Kontrast dazu ist die Frequenz von Operationen wegen Beckenmetastasen eher gering: So wurden 1991 an der Orthopädischen Universitätsklinik Heidelberg 5 Patienten wegen Metastasen im Bereich des Beckens gegenüber 32 Patienten wegen eines metastatischen Wirbelsäulenbefalles einem resezierenden oder stabilisierenden Eingriff unterzogen. Im Vergleich zur Wirbelsäule treten gravierende Komplikationen von Metastasen der Beckenknochen weniger häufig auf. Eine operative Therapiebedürftigkeit besteht mit wenigen Ausnahmen nur dann, wenn die periazetabuläre Region ihrer Aufgabe der Kraftaufnahme und -übertragung infolge osteolytischer Zerstörung nicht mehr gerecht werden kann. Die notwendigen Operationen können technisch sehr aufwendig, komplikationsträchtig und somit für den Patienten belastend sein. Sie bedürfen einer besonders sorgfältigen Indikationsstellung.

Klinische Symptome und Diagnostik

Nach Swee [28] bleiben 60% aller Skelettmetastasen asymptomatisch. Ähnlich hoch dürfte der Anteil der symptomfreien Metastasen des Beckenringes sein. Instabilitätsbedingte Schmerzen treten häufig erst bei osteolytischen Destruktionen erstaunlicher Größe auf (Abb. 1). Neurologische Komplikationen sind selten. Sie entstehen allenfalls bei Lokalisation der Metastasen im Os sacrum mit Irritation der Kaudanervenwurzeln oder bei exzessiv großen Raumforderungen mit direkter Kompression peripherer Nerven (s. Abb. 6c–e).

Das diagnostische Procedere bei nicht bekanntem Primärtumor entspricht dem Vorgehen bei Wirbelsäulenläsionen in gleicher Situation (s. Beitrag Ewerbeck: Wirbelsäulenmetastasen). Es besteht jedoch ein wesentlicher Unter-

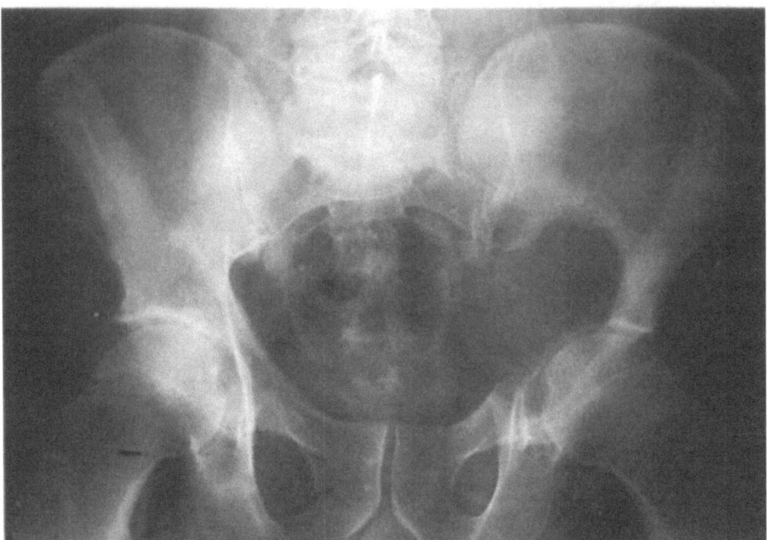

Abb. 1. 49jähriger Patient, ausgedehnte osteolytische Destruktion des linken Os ileum sowie des Azetabulums als Erstmanifestation eines Plasmozytoms. Hochgradige azetabuläre Instabilität. Beschwerden seit erst 4 Wochen

schied: Bei Beckentumoren besteht im Gegensatz zu Wirbelsäulentumoren vielfach die Chance, die Läsion unter Beachtung onkologischer Kriterien „im Gesunden" zu entfernen. Da eine Knochenmetastase radiologisch jede andere Läsion imitieren kann, muß bei fehlendem Nachweis eines extraossären Primärtumors von einem primären Knochentumor solange ausgegangen werden, bis die metastatische Natur der Läsion bewiesen ist. Dies muß bei der Wahl des Zugangsweges zur Biopsieentnahme – auch bei CT- und ultraschallgesteuerter Stanzbiopsie (!) – berücksichtigt werden. Aus diesem Grunde sind z. B. transvaginale oder transrektale Punktionen oder gar transperitoneale, offene Gewebsprobenentnahmen nicht zulässig. In aller Regel sind offene Inzisionsbiopsien zu bevorzugen. Wegen meist weitreichender Konsequenzen sind wir insbesondere bei Beckentumoren sehr zurückhaltend in der Bereitschaft, auf der Basis histologischer Schnellschnittuntersuchungen therapeutische Entscheidungen zu treffen. Enneking berichtete 1966 [5] über immerhin 2 Fehldiagnosen bei 17 im Schnellschnittverfahren untersuchten Gewebsproben aus Beckentumoren. Aus diesem Grunde bevorzugen wir bei unbekanntem Primärtumor das zweizeitige Vorgehen. Bereits vor Durchführung der Biopsie muß eine Computertomographie oder eine Magnetresonanztomographie des Beckens vorliegen, da mit Hilfe dieser bildgebenden Verfahren der günstigste Zugangsweg auch für eine spätere, definitive Operation festgelegt werden kann. In Abhängigkeit von Ausdehnung und Lokalisation des Tumors kann eine intravenöse Urographie und/oder eine Angiographie sinnvoll sein. Steht ein großer, resezierender Eingriff bevor, ist es empfehlenswert, über ein Maximum an Informationen zu verfügen. Nach Steel [25] „kann man nicht genug über die Ausdehnung einer solchen Läsion wissen".

Differenzierte Operationsindikation

Da im Bereich des Beckens die Möglichkeit einer Metastasenresektion „im Gesunden" gegeben sein kann, besteht zumindest theoretisch die Chance eines kurativen Therapieansatzes. Leider handelt es sich fast immer nur um eine theoretische Möglichkeit: Auch in Fällen solitärer Schilddrüsen- und Nierenzellkarzinommetastasen stellen Heilungen bisher eine Rarität dar. Zwar sind ossäre Solitärherde mit 30% aller Skelettmetastasen von Schilddrüsenkarzinomen häufiger, als bei allen anderen Primärtumoren. Jedoch ist die 5-Jahres-Überlebensrate des ossär metastasierenden Schilddrüsenkarzinoms mit 5% insgesamt ungünstig. Für solitäre Skelettabsiedelungen gilt die Prognose allenfalls als „besser" [15]. Nicht günstiger sind die Verhältnisse beim metastasierenden Nierenzellkarzinom, obwohl immer wieder von Langzeitüberlebenden berichtet wird [27]. Nur 1–3% der Skelettmetastasen dieser Tumoren sind Solitärherde, bei denen eine aggressive chirurgische Therapie gerechtfertigt ist. Sie führt in diesen Fällen zu einer 5-Jahres-Überlebensrate von 35% [12]. Von den übrigen Patienten im Stadium IV eines Nierenzellkarzinoms leben nach 3 Jahren nur noch 25%.

Mit sehr wenigen Ausnahmen hat man also auch bei der Behandlung von Skelettmetastasen des Beckenringes nur palliative Möglichkeiten. Bei allen indikatorischen Überlegungen müssen – mit Ausnahme des selten vorliegenden neurologischen Defizites – grundsätzlich die gleichen Faktoren berücksichtigt werden, wie bei Wirbelsäulenmetastasen. Dies gilt besonders für die Berücksichtigung der Erfolgsaussichten nicht operativer Behandlungsmöglichkeiten. Nur wenn diese im Vergleich zur operativen Therapie eindeutig geringer sind, oder ihr Ziel bereits verfehlt haben, kommen operative Maßnahmen in Betracht (Abb. 2). In den meisten Fällen eines gravierenden azetabulären Stabilitätsverlusts liegt eine solche Situation vor. Somit wird die Operationsindikation in erster Linie von der Lokalisation (Typ II nach Enneking u. Dunham [6], s. Abb. 3) und der Ausdehnung des Befundes bestimmt. Die Ausdehnung des Eingriffs und die Wahl der operativen Technik werden beeinflußt durch die prospektive Überlebenszeit, den Allgemein- und Ernährungszustand des Patienten sowie durch die Histologie des Primärtumors. Für Metastasen außerhalb gewichttragender Regionen (Typ I und III nach Enneking u. Dunham) ist eine operative Therapie in den seltensten Fällen indiziert (Abb. 4). Sie sollten nichtchirurgischen Behandlungsverfahren zugeführt werden. Gleiches gilt in aller Regel für Metastasen des Os sacrum (Typ IV, Abb. 3) und der Iliosakralfuge. Bis auf wenige Ausnahmen steht in diesem Bereich der operative Aufwand einer Metastasenresektion nicht in akzeptablem Verhältnis zum möglichen Nutzen. Kontinuitätsunterbrechende, resezierenden Verfahren sind in keinem Fall indiziert. Bei Kaudakompressionssymptomatik kommen allenfalls dorsal dekomprimierende Verfahren in Betracht [21, 26].

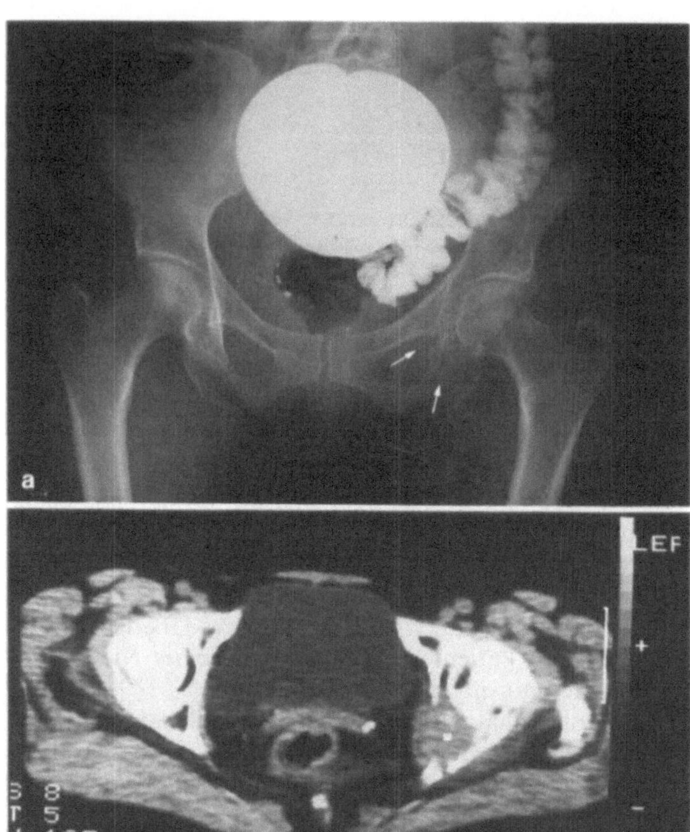

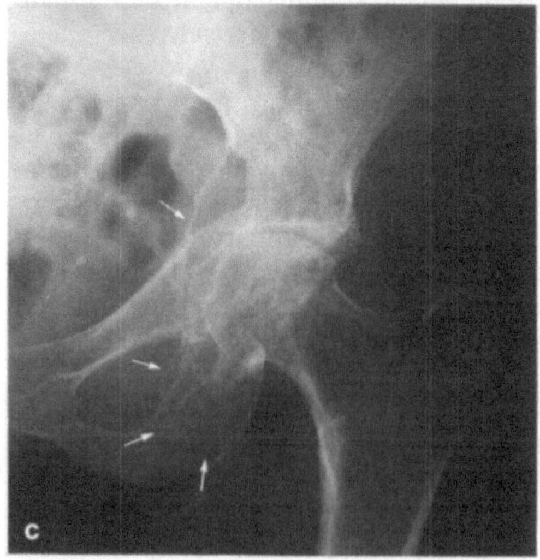

Abb. 2a–c

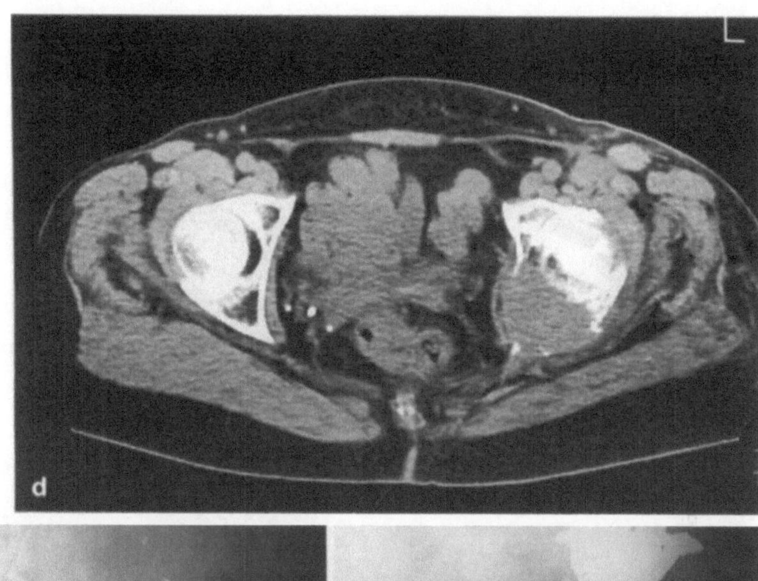

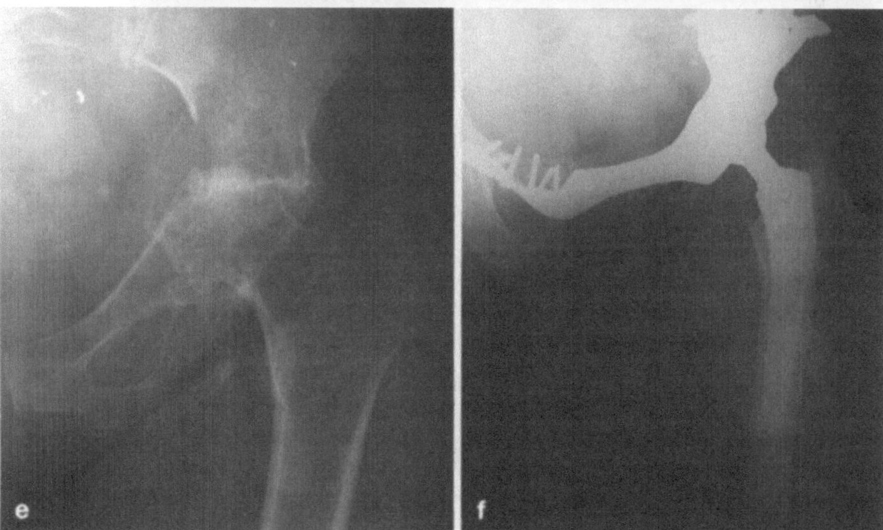

Abb. 2. d Computertomographische Dokumentation des Tumorprogresses: Vollständige Zerstörung des dorsalen Azetabulumpfeilers. **e** Pathologische zentrale Hüftgelenksluxation 7 Monate nach Erstbefund. Absolute OP-Indikation. Angesichts der erwiesenen Therapieresistenz auf Strahlen- und Chemotherapie Entschluß zu „extraläsionaler" Resektion. **f** Zustand unmittelbar nach OP, Ersatz des resektionsbedingten Defektes durch CAD-Beckenteilendoprothese in Verbindung mit zementierter Müller-Geradschaft-Hüftgelenksprothese

Abb. 2. a 57jährige Patientin, Hüftschmerz unklarer Genese. Röntgenologisch: Diskrete Osteolyse mit Sklerosesepten im Bereich des kaudalen Pfannenrandes und des absteigenden Sitzbeinastes (→). Histologisch: Erstmanifestation eines nonsekretorischen Plasmozytoms. **b** Computertomographischer Befund bei Erstmanifestation. Nachweis des Tumoreinbruchs in das Hüftgelenk. **c** 5 Monate nach Erstmanifestation: Trotz lokaler Radiatio und systemischer Chemotherapie erheblicher Progress des Tumors bis zum Tuber ischiadicum, jetzt deutliche Vorwölbung in das Beckeninnere

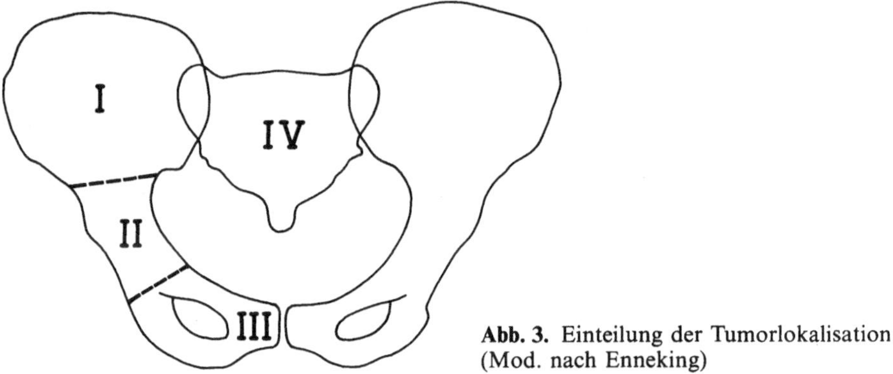

Abb. 3. Einteilung der Tumorlokalisation. (Mod. nach Enneking)

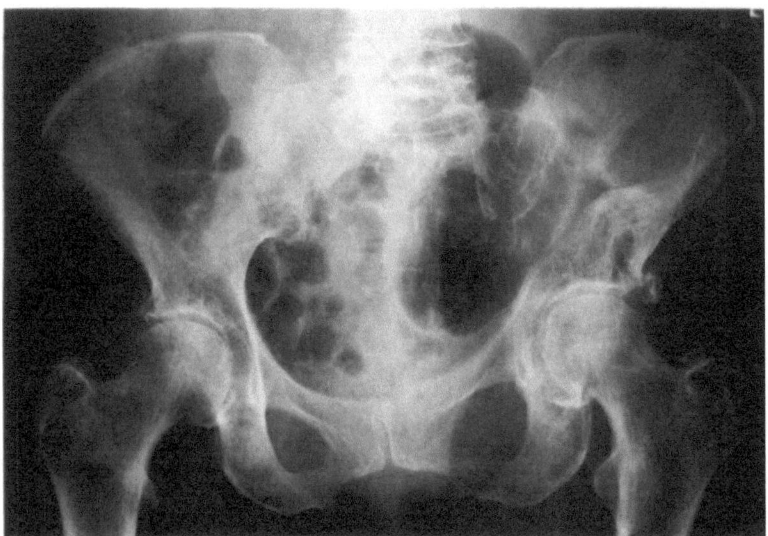

Abb. 4. 82jährige Patientin, osteolytische Destruktion des Os ilium links supraazetabulär nach kranial bis zur Iliosakralfuge reichend. Lokalisation nach Enneking: Typ I/II.. Pfannendach intakt. Histologisch: Metastase eines Adenokarzinoms, Primärtumor unbekannt. Keine Operationsindikation

Operationstechnik

Die Wahl des operationstechnischen Vorgehens ist abhängig von der zu erwartenden „Heilungschance": Bei gutem Allgemeinzustand des Patienten und einer möglichen Überlebenszeit von mehr als 5 Jahren („kurativer" Therapieansatz) ist ein Resektionsversuch der Metastase im Gesunden vertretbar [19]. In allen anderen Situationen ist das marginale, meist aber das intraläsionale Vorgehen risikoärmer und damit vorzuziehen. Unabhängig von der Art des geplanten Eingriffs sollte bei Vorliegen hypervaskularisierter Metastasen von Schilddrüsen- oder Nierenzellkarzinomen das intraoperative Blutungsrisiko durch eine präoperativ durchzuführende Embolisation gemindert werden (s. Abb. 7 e und f).

Die Operation erfolgt zweckmäßigerweise in mobiler Seitlagerung, da diese Position alle operationstaktischen Varianten zuläßt. Bei geplant intraläsionalem Vorgehen wegen azetabulärer Instabilität erfolgt die Freilegung zunächst nur von lateral im Sinne eines nach kranial erweiterten Zugangs zum Hüftgelenk nach Bauer. Nach Darstellung des supraazetabulären Os ilium und Entfernung des Kopf-Hals-Resektats kann die azetabuläre Metastase ausgeräumt werden. Drohen die bei diesem Vorgehen auftretenden Blutverluste das tolerable Maß zu übersteigen, wird über einen gesonderten Hautschnitt medial und parallel zur Christa iliaca sowie parallel zum Leistenband die Gabelung der A. iliaca communis retroperitoneal aufgesucht und die A. iliaca interna dicht hinter ihrem Abgang ligiert. Dieses Manöver beansprucht wenig Zeit und führt zu einer deutlichen Reduktion der Blutungen. Die einseitige Ligatur der A. iliaca interna ist möglich, da es durch die vorhandenen Kollateralen nicht zu ischämiebedingten Komplikationen kommt. Besonderes Augenmerk ist allerdings darauf zu richten, daß es nicht zu Verletzungen der großen Beckenvenen kommt, die im Bereich des Interna-Externa-Konfluens sehr dünnwandig sind. Läsionen in dessen Hinterwandbereich können zu erheblichen Problemen führen. Nach Ausräumung der Metastase erfolgt die Rekonstruktion des Azetabulums im Sinne einer Verbundosteosynthese durch Verwendung eines metallischen Stützringes (z. B. nach M. E. Müller oder Burch-Schneider), der zunächst mit langen Spongiosaschrauben am verbleibenden Rest des Os ilium unter Wahrung der korrekten Distanz provisorisch fixiert wird. Danach wird der durch die Metastasenausräumung entstandene Defekt zwischen Stützring und Os ileum unter Belassen der Schrauben mit PMMA-Zement aufgefüllt. In den noch weichen Zement werden durch die im Metallimplantat vorgesehenen Löcher weitere Spongiosaschrauben eingebracht, die nach Polymerisation gemeinsam mit den übrigen Schrauben festgezogen werden. Es resultiert so eine belastungsstabile Rekonstruktion des Azetabulums, in welches in üblicher Weise eine zementierte Hüftgelenkstotalendoprothese eingebracht werden kann (Abb. 5).

Nach der Graduierung von Harrington [13, 14] liegt bei einer azetabulären Instabilität dritten Grades eine vollständige Destruktion des Pfannenerkers, des Pfannendachs und des Pfannenbodens vor. Ist die Zerstörung bereits sehr weit nach kranial fortgeschritten, kann die Befestigung von Schrauben im verbleibenden Knochen schwierig bis unmöglich werden. Harrington hat für solche Fälle Fixationen durch die Iliosakralfuge hindurch vorgeschlagen. Gelegentlich wird man sich auch dazu durchringen müssen, die Situation als inoperabel zu bezeichnen. In einigen wenigen Extremfällen kann jedoch auch eine konventionelle Hemipelvektomie der einzige Weg sein, dem Patienten ein menschenwürdiges Maß an Lebensqualität zurückzubringen (Abb. 6).

Das operative Vorgehen bei den seltenen Metastasen, deren Resektion im Gesunden unter „kurativen" Gesichtspunkten versucht wird, richtet sich nach

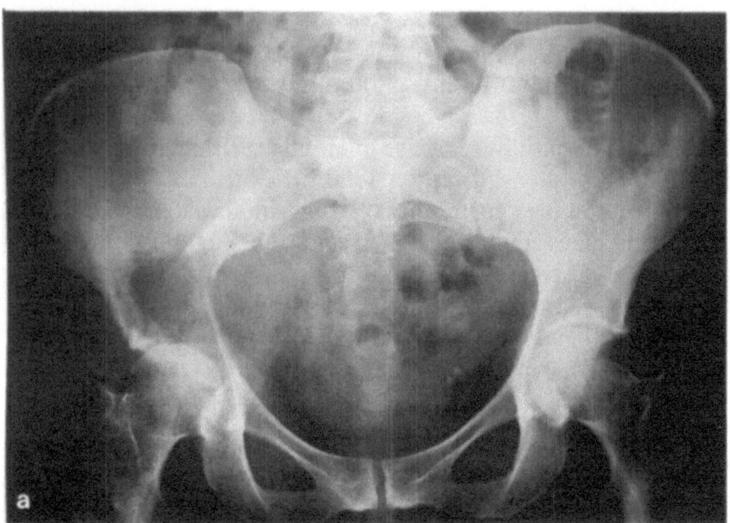

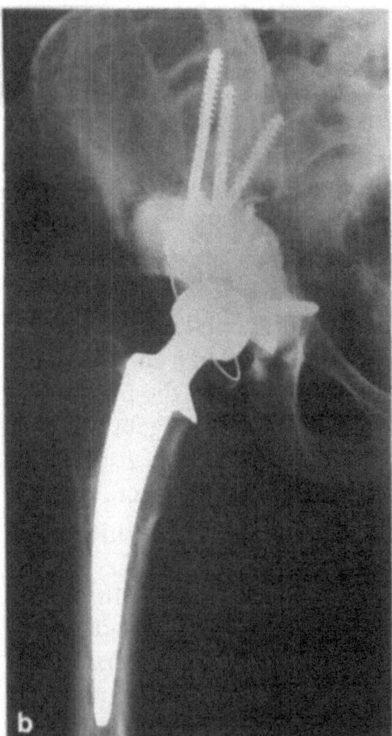

Abb. 5. a 38jährige Patientin, metastasierendes Mammakarzinom, ausgedehnte Destruktion des rechten Azetabulums. Hochgradige azetabuläre Instabilität. Extreme Schmerzhaftigkeit.
b Zustand nach intraläsionaler Metastasenausräumung und belastungsstabiler Rekonstruktion des Azetabulums im Sinne einer Verbundosteosynthese in Verbindung mit einer zementierten Hüftgelenks-TEP

ihrer Lokalisation. Bei Resektionen vom Typ I und III nach Enneking u. Dunham treten gravierende technische Probleme meist nicht auf. Auch bei Resektionen dieses Typs, die eine Kontinuitätsunterbrechung des Beckenringes zur Folge haben, ist ein überbrückender Ersatz nicht nötig. Allenfalls eine subtotale Resektion des Os ilium kann durch einen – möglichst autologen – Knochenspan überbrückt werden [3, 6, 30]. Aber auch ohne diese Maßnahmen kommt es häufig durch kontinuierliche Annäherung des verbliebenen Os ilium an das Os sacrum zu einer stabilen, schmerzfreien „Nearthrose" [3, 8].

Wesentlich aufwendiger, komplikationsträchtiger und funktionell schwieriger zu ersetzen sind onkologisch „weite" Resektionen vom Typ II unter Verlust des kompletten Hüftgelenks. Auch dieser Eingriff erfolgt in instabiler Seitlagerung. Die Schnittführung berücksichtigt von Anfang an die obligatorische Freilegung der Beckengefäße [19]. Eine im ilioinguinalen Bereich dreischenklig-winkelförmige Schnittführung sollte vermieden werden, da bei ohnehin hohem Infektrisiko [3] in dieser „Wetterecke" bereits kleine Wundheilungsstörungen bei einliegendem Fremdmaterial katastrophale Folgen haben können.

Bei allen resezierenden Verfahren mit „kurativen" Absichten ist zu berücksichtigen, daß das geplante Ziel einer Tumorentfernung im Gesunden bei einem Teil der Patienten mißlingt. Ritschel et al. [22] berichteten 1989 über 9 Beckenmetastasen, deren Resektion en block zwar geplant war, aber nur in 5 Fällen gelang. Selbst bei malignen Primärtumoren, deren onkologisch sichere Entfernung sehr viel kompromißloser verlangt wird, ist das Einhalten adäquater Resektionsgrenzen in einem Drittel der Fälle nicht möglich [6, 22]. Marcove et al. [18] fanden sogar nach 34 extremitätenerhaltenden lokalen Resektionen von Chondrosarkomen des Beckens 29 (entspricht 85 %!) lokale Rezidive.

Englischsprachige Autoren bevorzugen auch bei Typ-II-Resektionen des implantatfreie Vorgehen [6, 7, 16, 25, 29]. Steel [25] hebt die Möglichkeit hervor, das Azetabulum unter Belassen des Femurkopfes ersatzlos zu resezieren und berichtet über ganz erstaunlich gute funktionelle Resultate. Andere Autoren [3, 6] streben eine stabile Situation durch Schaffen einer iliofemoralen Arthrodese, zumindest aber einer belastbaren Pseudarthrose an. Die ischiofemorale Arthrodese hat eine so hohe Rate von Mißerfolgen, daß Campanacci et al. [3] sogar eine Amputation für besser halten. Healey et al. [16] finden implantatfreie Fusionsversuche theoretisch zwar bestechend, in der Praxis aber wegen Fehlresultaten und schlechter Funktion „entmutigend".

Im europäischen, speziell im deutschen Sprachraum findet die Defektüberbrückung nach partiellen inneren Hemipelvektomien bzw. Azetabulumresektionen durch Beckenteilendoprothesen unter gleichzeitigem endoprothetischem Ersatz des Hüftgelenkes eine zunehmendes Zahl von Anhängern [11, 17, 23]. Während das von Burri et al. [1, 2] und Mutschler et al. [20] favorisierte, vorgefertigte Polyacetalharzimplantat den Vorteil der schnellen Verfügbarkeit und der intraoperativen Möglichkeit einer Anpassung an Resektionsgrenzen bei vergleichsweise günstigen Kosten bietet, bestechen die computergestützt hergestellten Maßanfertigungen durch exakte, anatomische Paßgenauigkeit

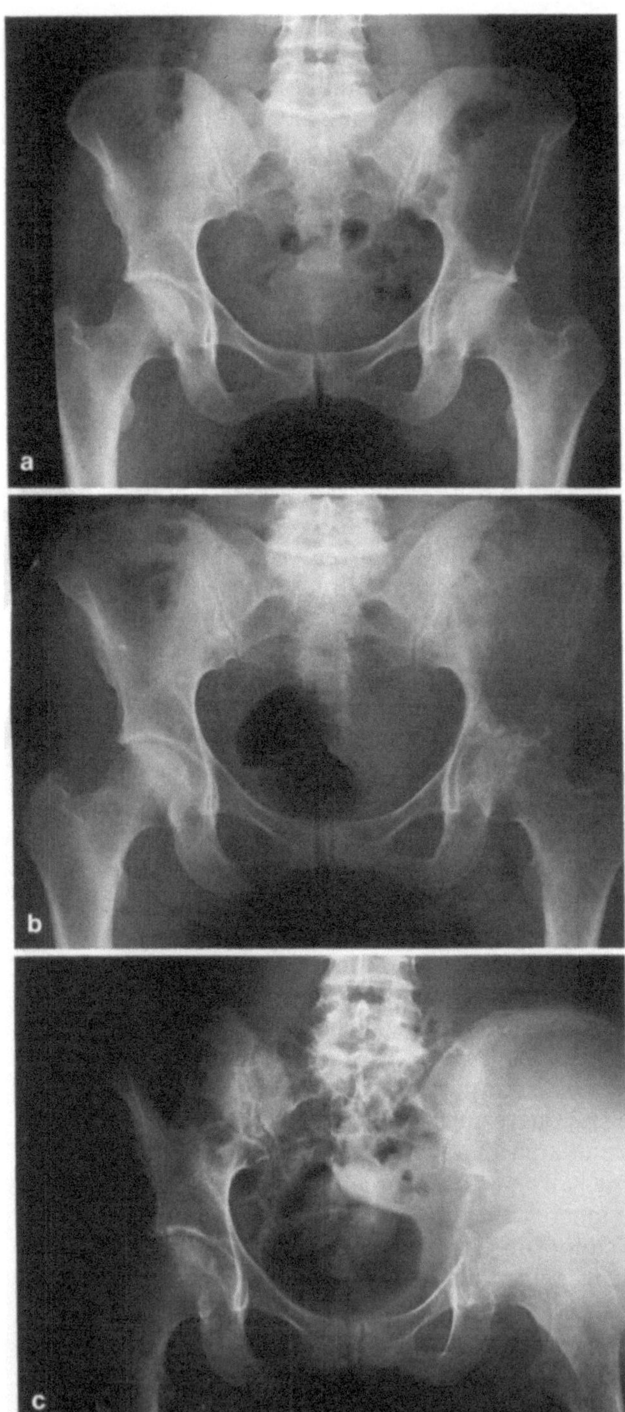

Abb. 6a–c

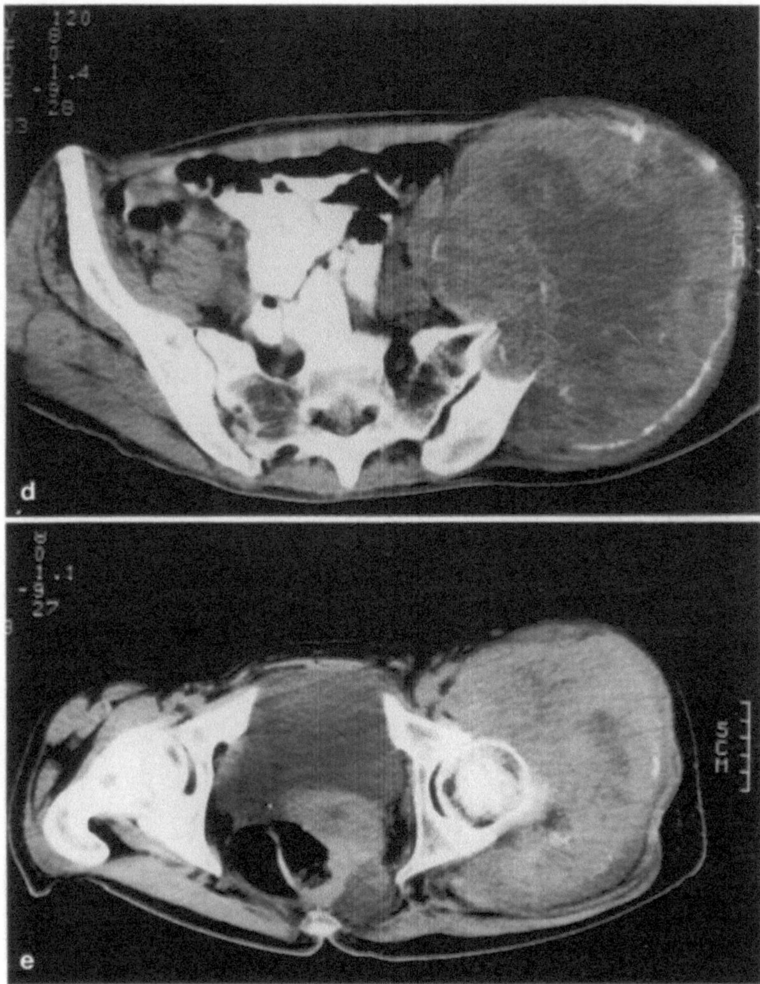

Abb. 6. 47jährige Patientin, Zustand nach Thyreoidektomie und Radiojodtherapie wegen eines follikulären Schilddrüsenkarzinoms. Ausgedehnte Osteolyse des Os ilium links ohne Beteiligung des Azetabulums. Soeben noch intrakompartimentaler Befund, kurz bevorstehender Tumorausbruch nach lateral oberhalb des Pfannenerkers. Auf Wunsch der Patientin keine weitere Strahlenbehandlung. **b** 4 Monate später: Tumorprogreß, inzwischen großflächiger Ausbruch der Metastase in die pelvitrochanteren Weichteile, Zerstörung des Pfannendachs und des Pfannenerkers. Therapeutisch wurden alio loco keine Möglichkeiten gesehen. **c** 11 Monate nach Ausgangsbefund (**a**): Vollständige Zerstörung der gesamten linken Beckenschaufel sowie des Azetabulums, pathologische Fraktur der Linea terminalis. Klinisch: Tumorkachexie, Bettlägerigkeit, schmerzbedingt schwere Pflegebehinderung trotz Opiaten in Höchstdosierung. **d** Computertomographischer Befund im Kaudalbereich der Iliosakralfuge. **e** Computertomographischer Befund in Höhe des Hüftgelenks

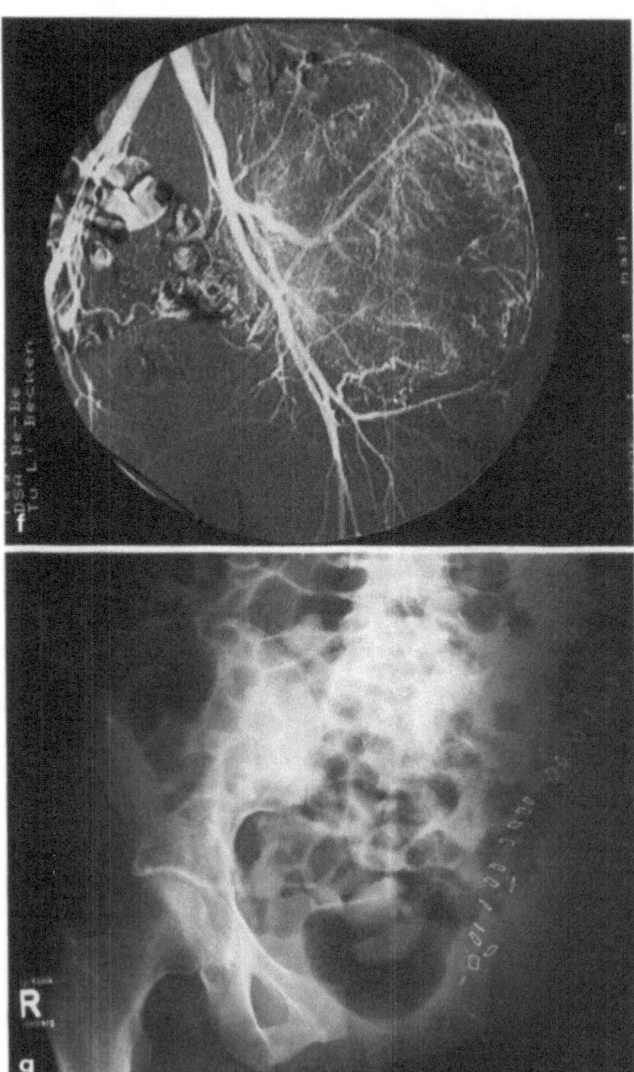

Abb. 6. f Arteriographie: Hypervaskularisierter Tumor, Gefäßversorgung aus Ästen der A. iliaca interna und externa. **g** Zustand unmittelbar nach konventioneller Hemipelvektomie. Klinischer Zustand jetzt, 8 Monate postoperativ: Kein Anhalt für lokales Rezidiv oder weitere Metastasen. Es handelte sich somit um eine Solitärmetastase! Derzeit Beschwerdefreiheit, flüssiges Gangbild unter Verwendung einer Hemipelvektomieprothese. Volle soziale Reintegration

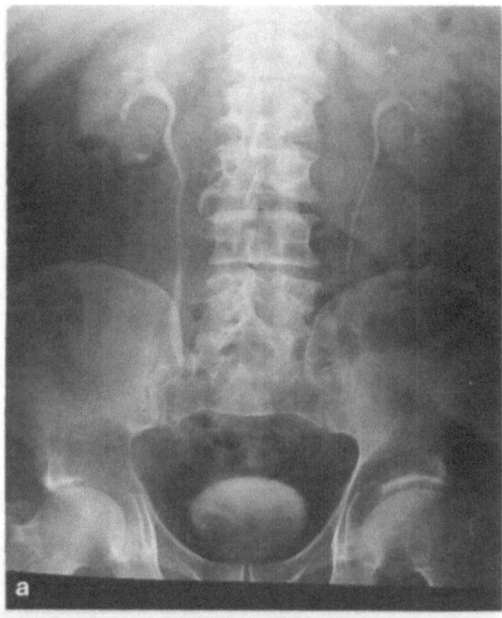

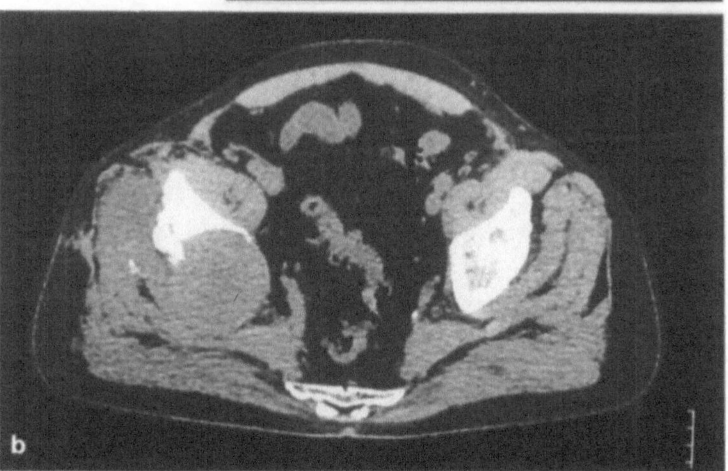

Abb. 7. a 54jähriger Patient, osteolytische Destruktion des rechten Pfannendachs durch eine Solitärmetastase eines bisher nicht bekannten Nierenzellkarzinoms. **b** Computertomographischer Befund: Vollständige Destruktion der dorsalen 2/3 des Pfannendachs durch tennisballgroßen, gut abgrenzbaren Tumor

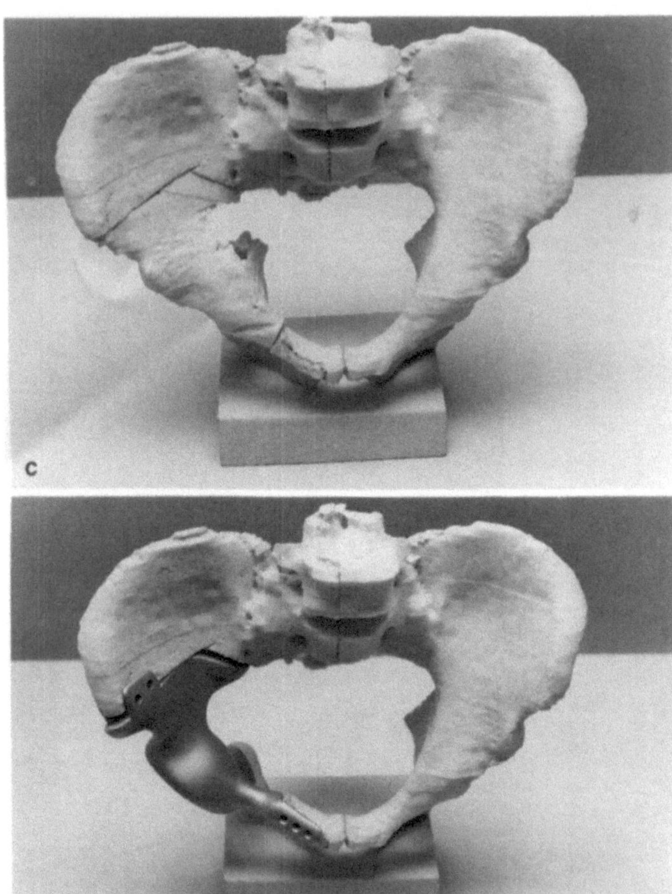

Abb. 7. c Nach dem Computertomogramm hergestelltes Originalmodell des Beckens im Maßstab 1:1. Gut erkennbar: Destruktion des Pfannenbodens, hinaufreichend bis zur Incisura ischiadica. Die geplante Resektion ist am Modell bereits durchgeführt, das „Resektat" noch in situ. **d** Ersatz des resektionsbedingten Defekts durch CAD-Beckenteilendoprothese am Modell. Exakte Paßgenauigkeit. Durch die winkelförmige Osteotomie im Bereich des Os ilium besteht eine „selbstzentrierende" Dislokationssicherung

(Abb. 7). Nachteilig sind die fehlende intraoperative Variationsmöglichkeit, hohe Kosten und die Produktionsdauer einer solchen Endoprothese von mindestens 2 Wochen.

Wegen erhöhter Luxationsgefahr wird für alle Beckenteilendoprothesen die Implantation von Schnappfannen empfohlen. In Abhängigkeit vom Substanzverlust der hüftumspannenden Muskulatur muß der Patient postoperativ bis maximal 3 Wochen immobilisiert werden. Eine Ruhigstellung im Becken-

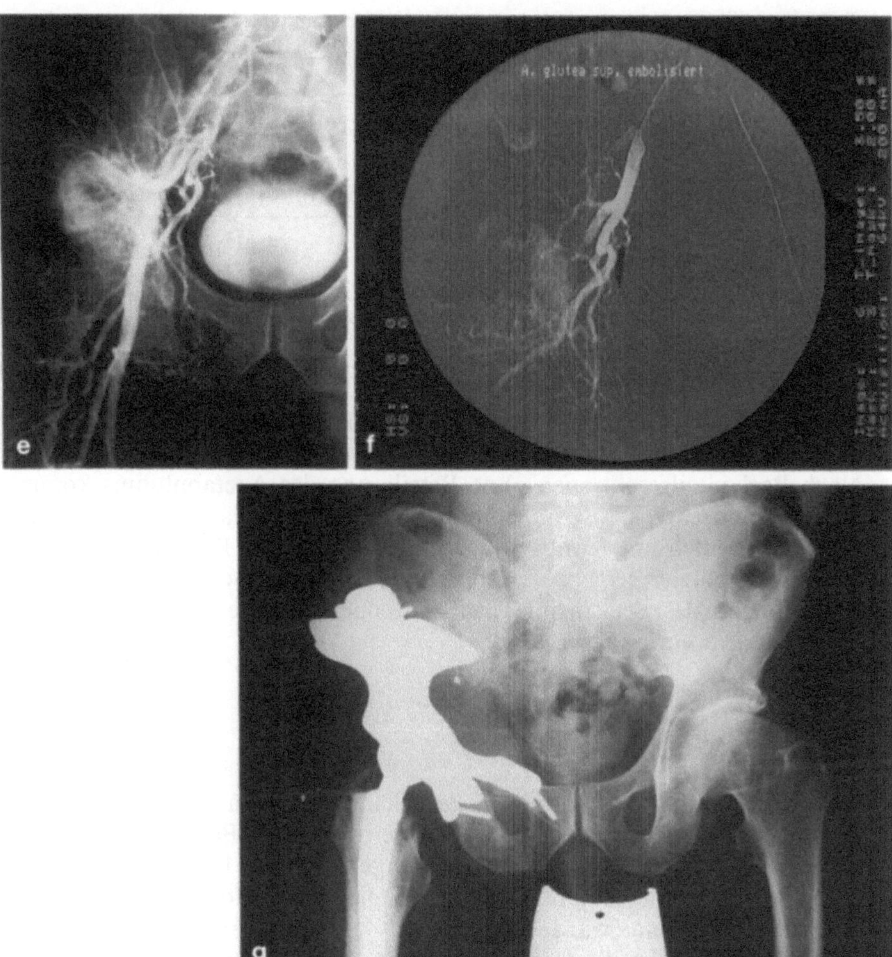

Abb. 7. e Arteriographischer Befund: extrem hypervaskularisierter Befund, Ausdehnung über das gesamte Pfannendach. **f** Zustand nach präoperativer Embolisierung der A. glutea superior. Das Bild wurde freundlicherweise von Priv.-Doz. Dr. G. Richter, Radiologische Univ.-Klinik der Universität Heidelberg, Abteilung Radiologie, zur Verfügung gestellt. **g** Zustand nach extraläsionaler Metastasenresektion, Ersatz durch CAD-Beckenteil-endoprothese und zementierter Müller-Geradschaft-Hüftendoprothese. Komplikationsfreier Verlauf

Bein-Fuß-Gips halten wir nicht für erforderlich. Volle Belastbarkeit besteht nach 12 Wochen.

Die Resektion periazetabulärer maligner Tumoren ist mit und ohne endoprothetischen Ersatz ein komplikationsträchtiges Unterfangen (Tabelle 1). Der unbestreitbare Vorzug, den der endoprothetische Ersatz gegenüber dem implantatfreien Vorgehen durch Gewährleistung einer wesentlich besseren

Tabelle 1. Komplikationsrate nach „innerer" Hemipelvektomie und Zahl der notwendigen Folgeoperationen (Literaturzusammenstellung. Fast ausschließlich Resektion von Primärtumoren.)

	Patienten- zahl *n*	Bevorzugtes Vorgehen	Kompli- kationen [%]	Folge- operationen notwendig *n*
Enneking (1978)	34	Implantatfrei	(31)	?
Tomedo (1989)	32	Implantatfrei	(50)	?
Healey (1989)	36	Implantatfrei	(65)	29
Mutschler (1990)	25	Polyazetalprothese	(56)	6

Funktion bietet, wird erkauft durch das höhere Risiko des Auftretens bedrohlicher Infektionen sowie implantatbedingter Spätkomplikationen.

Nach Beckenteilresektionen ohne Beteiligung des Azetabulunms kommt ein endoprothetischer Ersatz ohnehin nicht in Betracht, da bereits die ersatzlose Resektion auch mit Kontinuitätsunterbrechung des Beckenrings zu akzeptalen funktionellen Ergebnissen führt [9]. Bei erhaltenem Gelenk und gelungener Fusion des Beckenrings nach Knochenspaninterposition resultiert eine normale Funktion [6].

Eigene Ergebnisse

Zwischen 1981 und 1991 wurden in der Orthopädischen Universitätsklinik Heidelberg bei 62 Patienten resezierende Operationen im Bereich des Beckenrings wegen bösartiger Neubildungen durchgeführt. Bei 15 Patienten waren Metastasen Ursache des Eingriffs. Behandlungspflichtige lokale Manifestationen eines Plasmozytoms wurden wegen des Generalisationsstadiums der Erkrankung ebenfalls als „Metastase" definiert. Eine zusammenfassende Darstellung des Patientenkollektives erfolgt in den Tabellen 2–5.

Bei 3 Patienten traten Komplikationen auf, von denen 2 gravierend waren und jeweils extraläsionale Azetabulumresektionen (partielle innere Hemipelvektomie) mit endoprothetischem Ersatz betrafen: Bei einem 49jährigen Patienten mit ausgedehnter Osteolyse und azetabulärer Instabilität als Folge eines Plasmozytoms (s. Abb. 1) trat intraoperativ ohne erkennbare Ursache ein passagerer Kreislaufstillstand mit nachfolgend protrahierter, schwerer

Tabelle 2. Patientenkollektiv, operativ behandelte Beckenmetastasen

Gesamt	$n = 15$
Weiblich	$n = 6$
Männlich	$n = 9$
Mittleres Alter	55,5 Jahre (38–81)

Tabelle 3. Primärtumoren

	n
Mamma	5
Schilddrüse	3
Plasmozytom	3
Niere	1
Lunge	1
Angiosarkom	1
Unbekannt	1

Tabelle 4. Operatives Vorgehen bei azetabulärer Instabilität (CAD: „computer aided design")

	n
Extraläsionale Resektion, Ersatz durch CAD-Prothese	3
Intraläsionale Ausräumung, Verbundstabilisierung + TEP	6
Konventionelle Hemipelvektomie	1

Tabelle 5. Operatives Vorgehen bei Metastasen ohne Azetabulumbeteiligung

	n
Ersatzlose Resektion bei erhaltener Kontinuität	4
Kontinuitätsresektion, Fibulainterponat	1

Zentralisation auf. Neben Stammhirnschäden und irreversiblem, dialysepflichtigem Nierenversagen trat ein schwerer, globaler Wundinfekt auf, der erst nach Durchführung der Implantatentfernung und einer konventionellen Hemipelvektomie beherrschbar war. Bei persistierenden, ubiquitären Mikrozirkulationsstörungen kam es zum erneuten Wundinfekt, an dessen Folge der Patient bei inzwischen infauster Gesamtprognose verstarb.

Bei einer weiteren, 57jährigen Patientin (s. Abb. 2) wurde ebenfalls wegen eines therapierefraktären Plasmozytomherdes eine CT-gestützt maßangefertigte Endoprothese implantiert. Wegen eines trotz mehrfacher operativer Revisionen nicht beherrschbaren Frühinfekts mußte das Implantat nach 6 Wochen entfernt und eine konventionelle Hemipelvektomie angeschlossen werden. Danach war der Verlauf komplikationsfrei. Die Patientin lebt seit 19 Monaten beschwerdefrei und ist mit einer Prothese versorgt.

Bei der dritten Komplikation handelt es sich um eine nach konventioneller Hemipelvektomie (s. Abb. 6) auftretende Wundrandnekrose, die nach operativer Korrektur primär verheilte.

Die mittlere Überlebenszeit unserer Patienten beträgt 14,6 Monate (1–40), wobei zu berücksichtigen ist, daß 12 Patienten noch leben. Dieses vergleichsweise günstige Resultat mag zurückführbar sein auf den hohen Anteil von Primärtumoren, deren Prognose selbst im Metastasenstadium als relativ „gut" gilt. Sicher hat aber auch eine strenge Indikationsstellung dazu beigetragen.

Schlußfolgerungen

Mit wenigen Ausnahmen ist die einzige „harte" Indikation zur operativen Therapie einer Metastase des Beckenrings die azetabuläre Instabilität. Wegen hoher Komplikationsraten radikalerer Resektionsverfahren ist bei palliativer Indikation die intraläsionale Tumorausräumung und Stabilisierung im Sinne einer Verbundosteosynthese in Verbindung mit einer zementierten Hüftgelenksendoprothese das therapeutische Mittel der Wahl. Ein endoprothetischer Beckenteilersatz ist bei metastatischen Läsionen selten sinnvoll, sein Einsatz bedarf strengster Indikation.

Literatur

1. Burri C, Schulte J (1980) Beckentumoren. Langenbecke Arch Chir 352:465–469
2. Burri C, Cleas L, Gerngross H, Mathys R (1979) Total internal hemipelvectomy. Arch Orthop Trauma Surg 94:219–226
3. Campanacci M, Guernelli N, Capanna R (1987) Pelvic resections involving and not involving the acetabulum. In: Coombs L, Friedlander G (eds) Bone tumor management, Butterworths, London, pp 114–118
4. Clain A (1965) A secondary malignant disease of bone. Br J Cancer 19:15–29
5. Enneking WF (1966) Local resection of malignant lesions of the hip and pelvis. J Bone Joint Surg 48A:991–1007
6. Enneking WF, Dunham WK (1978) Resection and reconstruction for primary neoplasms involving the innominate bone. J Bone Joint Surg 60A:731–746
7. Eilber FR, Grant TT, Sakai D, Morton DL (1979) Internal hemipelvektomy – excision of the hemipelvis with limb preservation. Cancer 43:806–809
8. Erikson U, Hjelmstedt A (1976) Limb-saving radical resection of chondrosarcoma of the pelvis. J Bone Joint Surg 58A:568
9. Ewerbeck V, Braun A, Leonhard T (1988) Das funktionelle Ergebnis nach ersatzloser, partieller innerer Hemipelvektomie. Vortrag 74. Tg. DGOT, 16.–20. September, Saarbrücken 1988
10. Frassica FJ, Sim FH (1988) Pathogenesis and prognosis. In: Sim FH (ed) Diagnosis and management of metastatic bone disease. Raven, New York, p 1–6
11. Gradinger R, Hipp E (1989) A custom made adaptable pelvic prothesis. In: Yamamuro T (ed) New developments for limg selvage in musculoskeletal tumors. Springer, Berlin Heidelberg New York Tokyo, pp 475–479
12. Hahn RG, Sim FH, Scott SM, Schray MF, Unni KU, Cooper KL (1988) Renal cell cancer. In: Sim FH (ed) Diagnosis and management of metastatic bone disease. Raven, New York, pp 283–290

13. Harrington KD (1981) The management of acetabular insufficiency secondary to metastatic malignant disease. J Bone Joint Surg 63A:653–664
14. Harrington KD (1982) New trends in the management of lower extremity metastases. Clin Orthop 169:53
15. Hay JD, Rock MG, Sim FH, Swee RG, Unni KK, Gunderson LL (1988) Thyroid cancer. In: Sim FH (ed) Diagnosis and management of metastatic bone disease. Raven, New York, pp 305–317
16. Healey JH, Lane JM, Marcove RC, Duane K, Otis JC (1989) Resection and reconstruction of periacetabular malignant and aggressive tumors. In: Yamamuro T (ed) New developments for limb salvage in musculoskeletal tumors. Springer, Berlin Heidelberg New York Tokyo, pp 443–450
17. Johnson JTH (1978) Reconstruction of the pelvic ring following tumor resection. J Bone Joint Surg 60A:747–751
18. Marcove RC, Mike V, Hutter RVP, Huvos AG, Shoji H, Miller TR, Kosloff R (1972) Chondrosarcoma of the pelvis and upper end of the femur. J Bone Joint Surg 54A:561–572
19. Mutschler W, Burri C (1990) „Innere" Hemipelvektomie und Beckenersatz. Operat Orthop Traumatol 2:1–13
20. Mutschler W, Sabo D, Schulte M (1991) Knochentumoren des Beckens. OP-Journal 3:51–56
21. Post KD, McCormick PC (1990) Surgical considerations in pelvic tumors with intraspinal extension. In: Sundaresan N, Schmidek HH, Schiller AL, Rosenthal DI (eds) Tumors of the spine. Diagnosis and clinical management. Saunders, Philadelphia, pp 391–410
22. Ritschl P, Kickinger W, Feldner-Busztin H, Windhager R, Kotz R (1989) Pelvic and sacrum resections. Surgical procedure and outcome. In: Yamamuro T (ed) New developments for limb salvage in musculoskeletal tumors. Springer, Berlin Heidelberg New York Tokyo, pp 491–502
23. Schollner D, Ruck W (1974) Die Beckenendoprothese. Eine Alternative zur Hemipelvektomie. Z Orthop 112:968
24. Sim FH (1988) Lesions of the pelvis and hip. In: Sim FH (ed) Diagnosis and management of metastatic bone disease. Raven, New York, pp 183–198
25. Steel HH (1978) Partial or complete resection of the hemipelvis. J Bone Joint Surg 60 A:719–730
26. Stener B (1990) Technique of high sacral amputation. In: Sundaresan N, Schmidek HH, Schiller AL, Rosenthal DI (eds) Tumors of the spine. Diagnosis and clinical management. Saunders, Philadelphia, pp 411–416
27. Stener B, Henriksson C, Johansson S, Gunterberg B, Pettersson S (1984) Surgical removal of bone and muscle metastases of renal cancer. Acta Orthop Scand 55:491–500
28. Swee RG (1988) Conventional techniques in radiologic evaluation. In: Sim FH (ed) Diagnosis and management of metastativ bone disease. Raven, New York, pp 31–34
29. Tomeno B, Languepin A (1989) Innominate bone resection for tumors with limb preservation. A report of 36 Cases. In: Yamamuro T (ed) New development for limb salvage in musculoskeletal tumors. Springer, Berlin Heidelberg New York Tokyo, pp 459–463
30. Winkelmann W, Schulitz KP (1989) Result of treatment after resection of large bone tumors of the pelvic girdle. In: Yamamuro T (ed) New development for limb salvage in musculoskeletal tumors. Springer, Berlin Heidelberg New York Tokyo, pp 465–468

Wiederherstellung der Statik des Beckenringes bei größeren Defekten durch osteolytische Metastasen mit Hilfe von Verbundosteosynthesen

H. DITTMER und W. SPRING

In den folgenden Ausführungen geht es um die palliative Behandlung großer Metastasen im Pfannendach, bzw. im tragenden Bereich des Os ilium, im Bereich der Iliosakralgelenke oder in der Massa lateralis des Kreuzbeines, d. h. um die Wiederherstellung der Belastungsfähigkeit und Schmerzminderung. Mein Anliegen ist es, aufzuzeigen, daß mit den normalerweise in einem unfallchirurgischen Operationssaal vorhandenen Materialien, nämlich Standardplatten, Schrauben, Hüftendoprothesen und Knochenzement sich fast immer eine tragfähige Konstruktion herstellen läßt.

Harrington hat 1982 eine Einteilung der metastatischen Beckenläsionen angegeben, wobei Typ I einer kleinen Läsion im Pfannendach entspricht, die mit einer herkömmlichen TEP behandelt werden kann. Typ II entspricht einer Läsion im Pfannengrund mit Kopfprotusion, die dann z. B. mit einer Abstützschale behandelt werden könnte. Typ III sind Läsionen im Pfannendach sowie in den Pfeilern des Hüftgelenkes. Hier muß eine Rekonstruktion der tragenden Beckenanteile erfolgen.

Diese Fälle sind gar nicht einmal so selten: In unserer Klinik mußten in 4 Jahren 14 Patienten mit Beeinträchtigung der Beckenstatik operiert werden. Davon war in 4 Fällen die Iliosakralgegend betroffen, die anderen 10 Fälle entsprachen dem vorher beschriebenen Typ III nach Harrington der Beckenläsionen.

Insgesamt wurden während dieses Zeitraumes 101 Patienten an pathologischen Frakturen operiert, so daß diese operationsbedürftigen Läsionen im Beckenbereich ca. 15% aller bei uns operierten Knochenmetastasen ausmachen.

Kasuistik

An einigen Beispielen soll die angewendete Technik demonstriert werden:

Beim ersten Fall handelt es sich um eine 49jährige Patientin mit einem metastasierenden Mammakarzinom bei der eine bekannte Osteolyse im Bereich der Linea terminalis rechts mit Strahlentherapie behandelt worden war. Sie kam jetzt wegen Schmerzen in der *linken* Iliosakralgegend, hervorgerufen durch eine große Metastase mit weitgehender Zerstörung des Gelenkes und der angrenzenden Strukturen. Die Behandlung bestand in Ausräumung des Tumors und Armierung mit 2 Metallplatten, wovon die eine im Inneren des Defektes von Zement umhüllt sitzt, die zweite darübergeschraubt ist. Die Patientin konnte nach 12 Tagen die Klinik verlassen und bei Schmerzfreiheit voll belasten (Abb. 1 a, b).

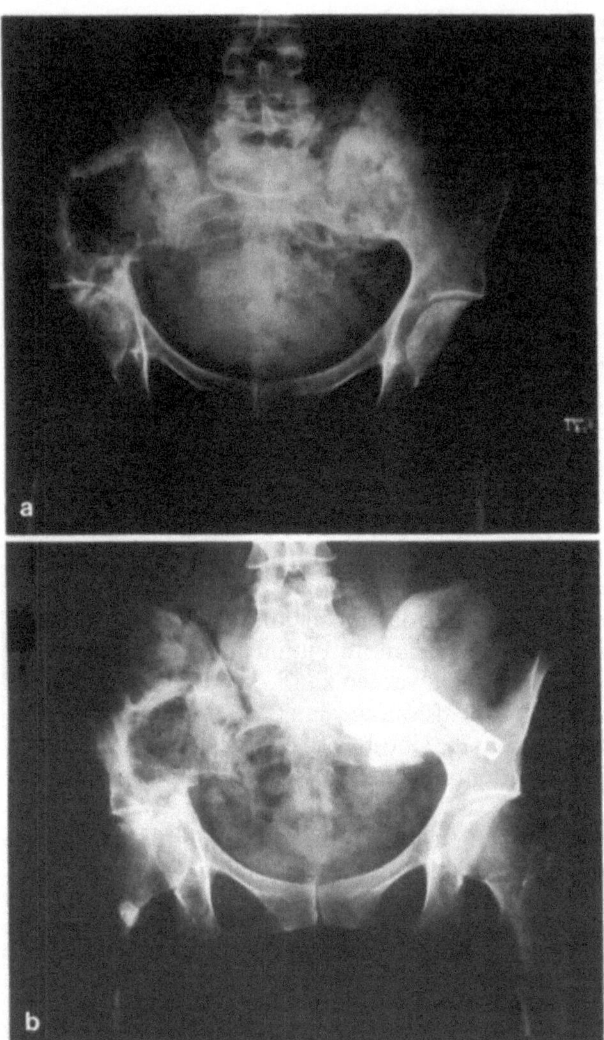

Abb. 1. a 48jährige Patientin, Mamma-Ca, bekannte Osteolyse im rechten Ilium, bestrahlt. Vorstellung wegen Schmerzen und drohender Instabilität im linken Iliosakralgelenk. **b** Ein halbes Jahr später nach Verbundosteosynthese des linken ISG, jetzt zunehmende Schmerzen rechte Hüfte bei pathologischer Fraktur im Azetabulum

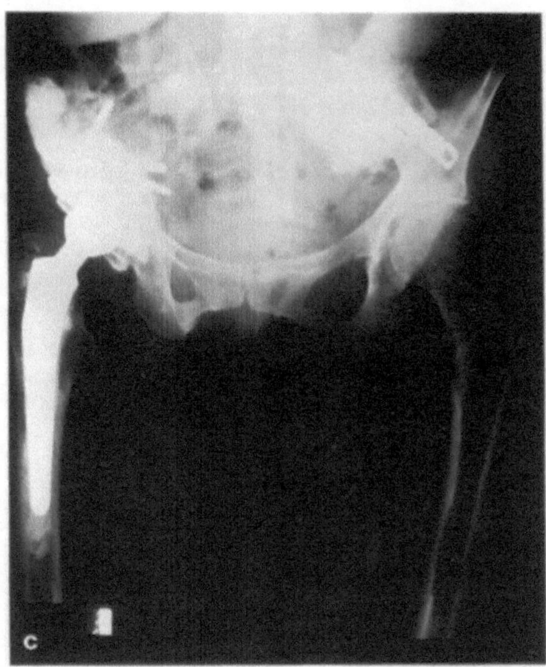

Abb. 1. c Aufbau des periazetabulären Knochens mit Pfahlschrauben, Knochenzement und Pfannendachschale nach M. E. Müller, Totalendoprothese

2 Monate später kam sie wieder, nachdem starke Beschwerden in der *rechten* Hüfte aufgetreten waren. Man erkennt eine pathologische Fraktur, die bis in das Pfannendach hineinreicht. Der Tumor wurde ausgeräumt, wobei sich auch noch aktive und vitale Karzinomzellen fanden, der Defekt mit Knochenzement aufgebaut, der an vorher eingebrachten Pfahlschrauben verankert wurde. Schließlich erfolgte die Implantation einer Totalendoprothese mit Abstützpfanne. Der stationäre Aufenthalt währte 25 Tage, bei Gehfähigkeit und Schmerzfreiheit für weitere 6 Monate (Abb. 1 c).

Als nächster sei der Fall eine 57jährigen Patientin geschildert: Ablatio mammae 1983 wegen Karzinoms; 1987 Operation eines lokoregionären Rezidivs; 1988 perkutane Bestrahlung wegen Schmerzen im Bereich des Kreuzbeines und der rechten Tibia. Im Sommer 1989 Aufnahme wegen vermehrter Schmerzen beim Gehen und beginnender Blasen-Mastdarm-Störung. Auf dem Computertomogramm erkennt man, daß die gesamte rechte Kreuzbein-hälfte weitgehend zerstört ist und nur noch eine schmale Knochenbrücke die Kontinuität erhält (Abb. 2a). Das Kreuzbein wurde von dorsal subtotal reseziert, die Wurzeln freipräpariert. Die Rekonstruktion erfolgt mit Knochenzement und Metallarmierung, diese in Form einer überlangen Schraube, die beide Seiten miteinander verbindet und vom Zement umgeben ist, und 2 Platten, die kreuzweise teils über, teils in dem Zement die Fraktur nach Art eines Scherengitters überbrücken (Abb. 2b). Beim Einbringen des Zementes wurde der Duralsack und der Plexus sacralis durch einen Puffer aus Fibrinschaum (Marbagelan®) vor der Hitzeentwicklung geschützt.

Postoperativ war sofortige Vollbelastung möglich, der Verlauf war kompliziert durch eine Wundheilungsstörung über der großen Fremdmaterialmasse, die eine plastische Dekkung mittels eines Schwenklappens erforderte. Entlassung nach 7 Wochen schmerzfrei, bei sicherem Gang unter Vollbelastung; die Blasen-Mastdarm-Störungen bildeten sich weitgehend zurück. Im Januar 1990 noch Implantation einer Hüftkopfendoprothese wegen

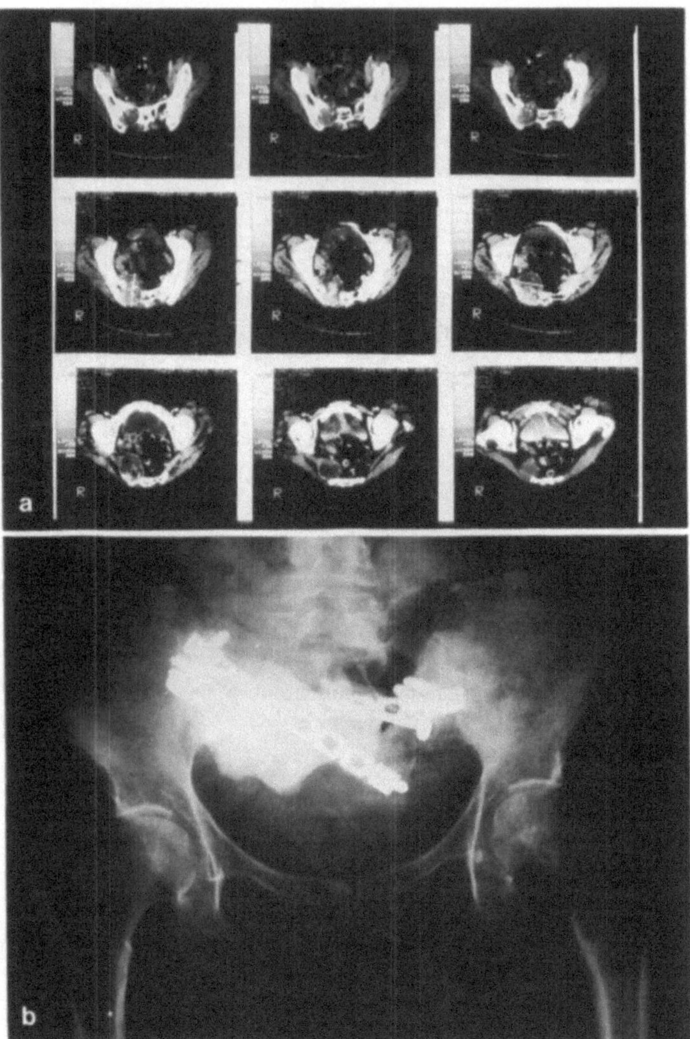

Abb. 2. a 57jährige Patientin, Mamma-Ca. Präoperatives Becken-CT bei wenig aussagekräftigen Nativaufnahmen: weitgehende Zerstörung der rechten und teilweise Zerstörung der linken Anteile des Os sacrum mit Tumorummauerung des Duralsacks. **b** Wiederaufbau des Kreuzbeines mit Verbundosteosynthese, große Osteolyse linke Trochanterregion mit drohender Fraktur

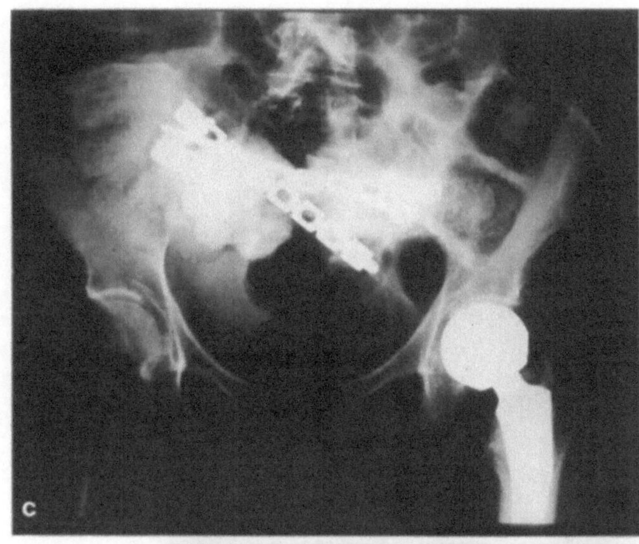

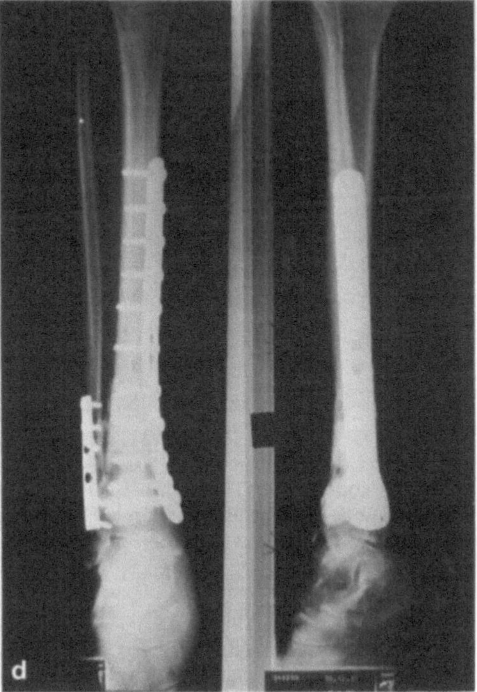

Abb. 2. c 3 Monate später: Implantation einer Kopfendoprothese. **d** Weitere 3 Monate später: Verbundosteosynthese einer pathologischen distalen Unterschenkelfraktur

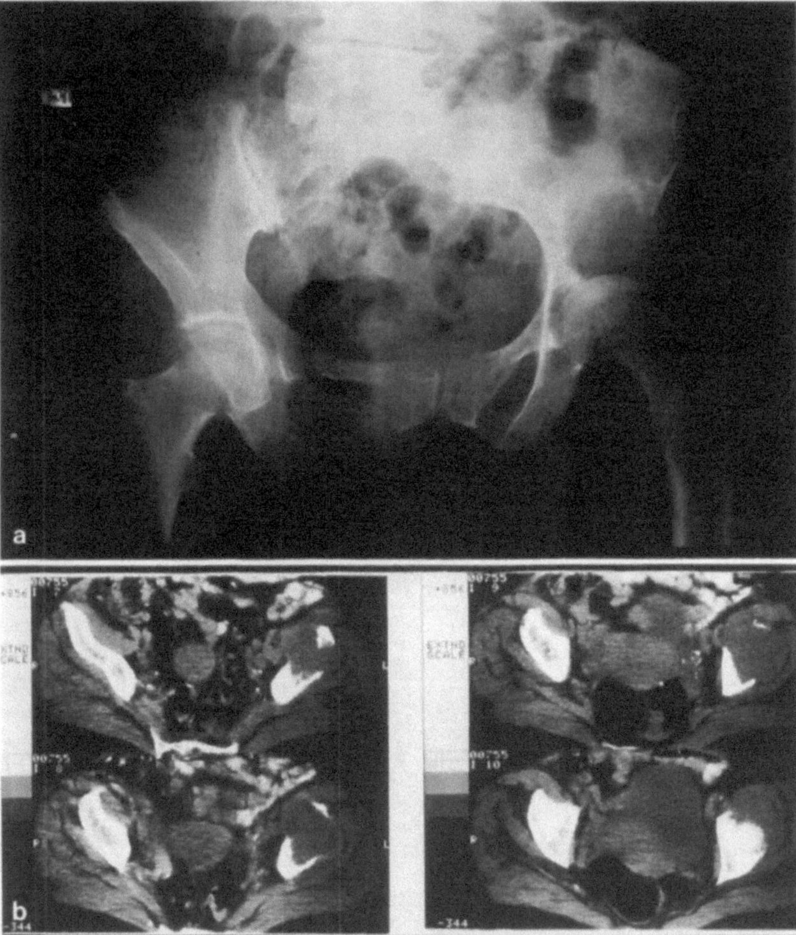

Abb. 3. a 73jährige Patientin mit Mammakarzinom. **b** Belastungsunfähigkeit des linken Hüftgelenks durch ausgedehnte Osteolyse im Pfannendach mit Zerstörung der tragenden Anteile. Präoperatives CT. **c** 3 Jahre postoperativ nach Defektauffüllung mittels autologem Hüftkopf und Totalendoprothese mit Pfannendachschale nach M. E. Müller, Patientin bislang rezidiv- und beschwerdefrei

Metastase im Schenkelhals und im März 1990 pathologische Unterschenkelfraktur, die ebenfalls mit Verbundosteosynthese versorgt wurde (Abb. 2c, d). Die Patientin lebt heute noch, allerdings inzwischen in schlechtem und fast moribundem Zustand.

Zuguterletzt möchte ich noch einen 3. Fall vorstellen, bei dem ich das Vorgehen nicht unbedingt zur Nachahmung empfehle, obwohl alles gutgegangen ist. Eine 73jährige Patientin mit diner Mammakarzinommetastase oberhalb der linken Hüftpfanne, mit kompletter Zerstörung des Pfannendaches, konnte nur noch mit größten Schmerzen gehen, da sie praktisch auf dem Tumor lief (Abb. 3a, b). Es erfolgten eine Exstirpation des Tumors und der Aufbau des Pfannendaches, in diesem Falle nicht mit Zement, sondern mit dem eigenen Hals- und Hüftkopfresektat, das gerade in den Defekt hineinpaßte. Die Abb. 3c zeigt eine Kontrolle 3 1/2 Jahre postoperativ. Die Patientin ist bis heute rezidiv- und beschwerdefrei.

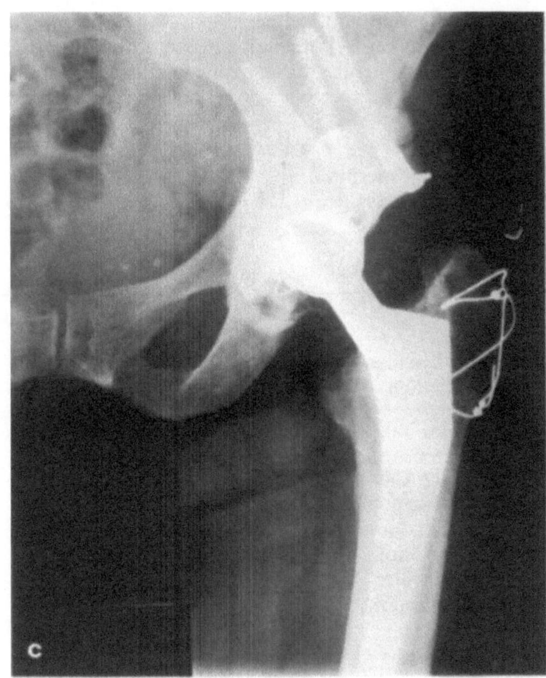

Abb. 3c

Ergebnisse

Das Durchschnittsalter lag in unserem Patientengut, wie auch in den meisten anderen Zusammenstellungen bei ca. 56 Jahren. Die postoperative Überlebenszeit betrug bei uns nur 6,3 Monate, und ist damit verhältnismäßig schlecht. Man muß allerdings berücksichtigen, daß zum Stichtag noch 5 der 14 Patienten – z. T. relativ lange – leben, eine Patientin, wie berichtet, 3 1/2 Jahre. Dadurch wird sich im Laufe der Zeit der Durchschnittswert der Überlebenszeit verbessern. Zum anderen ist zu beachten, daß es sich bei all diesen Fällen um fortgeschrittene Krebsleiden handelte (Tabelle 1).

Die Grundleiden der 14 Patienten sind in Tabelle 2 aufgeführt und entsprechen im wesentlichen jenen, die auch im Rahmen dieses Symposiums von den meisten anderen Autoren geschildert wurden, mit Überwiegen des Mammakarzinoms in rund der Hälfte der Fälle.

Der stationäre Aufenthalt der Patienten betrug im Durchschnitt 24 Tage. Während dieses Aufenthaltes verstarb niemand. An Komplikationen gab es zwei Infektionen. Alle Patienten waren bei der Entlassung voll geh- und belastungsfähig. Wir konnten das weitere Schicksal aller Patienten lückenlos nachverfolgen und so feststellen, daß 9 der 14 Patienten auch gehfähig und vom Beckenbereich her beschwerdefrei geblieben sind. In 2 Fällen ist nach unserem Wissen ein Lokalrezidiv aufgetreten (Tabelle 3).

Tabelle 1. Durchschnittsalter. Tumorlokalisation und Überlebenszeit bei 14 Patienten mit Beeinträchtigung der Statik des Beckenrings durch große Metastasen

Alter	$\bar{x} = 56,4$ Jahre
Lokalisation	
ISG und Os sacrum	4
Pfannendach, Os ileum	10
Überlebenszeit postoperativ	$\bar{x} = 6,3$ Monate
5 Patienten leben noch	max. 3,5 Jahre

Tabelle 2. Lokalisation des Primärtumors der 14 Patienten

Primärtumor	n
Mammakarzinom	6
Bronchialkarzinom	2
Nierenzellkarzinom	2
Leberzellkarzinom	1
Retroperitoneales Sarkom	1
Prostatakarzinom	1
okkult	1
Gesamt	14

Tabelle 3. Ergebnisse des stationären Aufenthaltes der 14 vorgestellten Patienten

Stat. Aufenthalt postoperativ	$\bar{x} = 24,1$ Tage (12–53)
Kliniksletalität	0
Komplikationen	2 Infektionen
Gehfähigkeit (VB) bei Entlassung	14
Lokalrezidiv	2

Diskussion

Die Geschlechtsverteilung und das Durchschnittsalter in unserem Krankengut entsprechen den Literaturangaben bei knöcherner Metastasierung [2, 9, 14]. Das Überwiegen des weiblichen Geschlechts ist allein durch die Häufigkeit von Mammakarzinommetastasen bedingt (übereinstimmend mit Friedl) [9].

Burri et al [2] sowie Dahmen u. Heise [4] behandeln eine Solitärmetastase im Becken im operativen Vorgehen wie einen malignen Primärtumor und halten ausgedehnte Resektionen bis hin zur inneren Hemipelvektomie mit Rekonstruktion mittels Polyacetalharzbecken oder metallischem Beckenteilersatz für gerechtfertigt. Der Begriff der Solitärmetastase ist jedoch mittlerweile umstritten, da sich immer häufiger zeigt, daß bald weitere Knochenmetastasen auftreten [5, 7]. Der schwierige, zeitaufwendige und risikoreiche Teil der Operation mit Anpassung der Beckenteilprothese scheint angesichts der kurzen Lebenserwartung nach Auftreten von knöchernen Metastasen nicht sinnvoll.

Eine improvisierte Beckenrekonstruktion mit angeschränkten AO-Platten und Defektauffüllung mit Pallakos ist ausreichend für die Wiederherstellung der Beckenstabilität. Bei den Typ-III-Läsionen kamen wir in allen 10 Fällen mit einzementierten Hüftendoprothesen und Pfannendachschalen nach M. E. Müller zurecht. Möglicherweise kann in einzelnen Fällen bei diesem Läsionstyp eine Pfannenstützschale nach Burch/Schneider, die im Unterschied zur Pfannendachschale nach M. E. Müller auch im Os pubis abgestützt werden kann, von Vorteil sein. In allen Fällen war eine Rekonstruktion der periazetabulären Strukturen möglich. Eine alleinige Resektion des Kopf-Hals-Segmentes zur Schmerzlinderung war nie notwendig. Eine tragfähige Konstruktion läßt sich u. E. fast immer mit den normalerweise in einem unfallchirurgischen Operationssaal vorhandenen Materialien, nämlich Standardplatten, Schrauben, Hüftendoprothesen und Knochenzement, herstellen.

Wichtig ist, auf genügend Weichteilmaterial zur Deckung der oft großflächigen Fremdkörper zu achten. Lokalen Komplikationen konnten wir mit chirurgischen Maßnahmen (1mal Abszeßausräumung, 1mal plastische Deckung durch einen Schwenklappen) begegnen. Mögliche lokale Komplikationen sind u. E. kein Hinderungsgrund für die palliative Metastasenchirurgie.

In 2 Fällen ist nach unserem Wissen ein Lokalrezidiv aufgetreten. In Zukunft wird ein methotrexathaltiger Knochenzement zur Verfügung stehen. Es ist zu hoffen, daß Lokalrezidive dadurch weiter reduziert werden können und eine z. Z. kontrovers diskutierte postoperative Bestrahlung dem Patienten erspart werden kann.

Der geschilderte Fall 3 soll belegen, daß es auch möglich ist, statt Knochenzement autologe Knochen zum Wiederaufbau des Defektes zu verwenden, ohne daß über längere Zeit ein Lokalrezidiv eintritt, obwohl nur intraläsional vorgegangen wurde. Über größere Erfahrungen mit dieser Art des Vorgehens ist jedoch nie berichtet worden, so daß aus einem Fall keine Therapieempfehlung gemacht werden soll.

Die Lebenserwartung nach Auftreten von Knochenmetastasen ist abhängig von der Histologie des Primärtumors. Mittlere Überlebenszeiten schwanken je nach Krankengut von 6 Monaten [16] bis 15,4 Monaten [10]. Die durchschnittliche Überlebenszeit der bereits verstorbenen Patienten von 6,0 Monaten wird sich noch bessern, da 3 Patienten noch leben. Jedoch wird durch die palliative Metastasenchirurgie die Lebenserwartung nicht wesentlich verlängert.

Dagegen konnte unsere Untersuchung zeigen, daß die operative Therapie einen deutlichen Einfluß auf die Behandlungsergebnisse hat. Eine Reduzierung der Morbidität, einhergehend mit einer Besserung der Lebensqualität, war in fast allen Fällen möglich. Unser wichtigstes Ziel, die Erhaltung, Verbesserung oder Wiederherstellung der Gehfähigkeit wurde bei allen Patienten erreicht. Es genügt, den Tumorpatienten zumindest schmerzarm in seiner

Familie wieder einzugliedern, das Fortführen einer notwendigen Therapie des Primärtumors zu ermöglichen oder auch nur die Pflege des Patienten zu erleichtern.

Literatur

1. Adler CP (1983) Knochenkrankheiten. Thieme, Stuttgart
2. Burri C, Frommer A, Hauke G, Schulte J (1982) Tumoren von Becken und Hüften. In: Wolter D (Hrsg) Osteolysen – Pathologische Frakturen. Thieme, Stuttgart
3. Burri C, Rüter A, Schulte J (1979) Beckenrekonstruktion bei Tumoren und Metastasen des Acetabulums. Z Orthop 117:495
4. Dahmen G, Heise U (1985) Alloplastischer Beckenteilersatz mit Hüftgelenk und proximalem Femur. Z Orthop 123:265
5. Ewerbeck V (1992) Die operative Behandlung von Wirbelsäulenmetastasen. (In diesem Band, S 77–110)
6. Fidler M (1973) Prophylactic internal fixation of secondary neoplastic deposits in long bones. Br Med J I:341
7. Friedl W (1992) Die chirurgische Therapie von Skelettmetastasen und pathologischer Frakturen der unteren Extremität. (In diesem Band, S 171–189)
8. Friedl W, Krebs H (1988) Die operative Stabilisierung pathologischer Frakturen. Versicherungsmedizin 4:104
9. Friedl W, Ruf W, Krebs H (1986) Funktionelle Ergebnisse nach konservativer und operativer Therapie pathologischer Frakturen bei malignen Erkrankungen. Langenbecks Arch Chir 368:185
10. Harrington KD (1982) New trends in the management of lower extremity metastases. Clin Orthop 169:53
11. Harrington KD (1986) Impending pathological fractures from metastatic malignancy. Evaluation and management. In: American Academy of Orthopedic Surgeons: Instructional course lectures, Vol 35. AAOS, Park Ridge/IL
12. Hipp JA, McBroom RJ, Cheal EJ, Hayes WX (1989) Structural consequences of endosteal metastatic lesions in long bones. J Orthop Res 7:828
13. Isler B (1990) Chirurgische Maßnahmen bei metastatischen Läsionen des Extremitäten- und Beckenskeletts. Unfallchirurgie 93:449
14. Kolles H (1986) Die Bedeutung der Knochenmetastasierung in der Onkologie. Ergebnisse einer retrospektiven Landesstudie von 1967 bis 1982. Med. Diss., Homburg/Saar
15. Mutschler W, Burri C (1987) Die chirurgische Therapie von Beckentumoren. Chirurg 58:724
16. Welch CE (1936) Pathological fractures due to malignant disease. Surg Gynecol Obstet 62:735

Chirurgische Therapie von Skelettmetastasen und pathologischen Frakturen der unteren Extremität

W. Friedl

Pathologische Frakturen und drohende pathologische Frakturen der unteren Extremität stellen immer eine akute Operationsindikation dar. Wegen der durchschnittlich kurzen Lebenserwartung dieser Patienten – in unserem Krankengut 10,8 Monate –, muß zur Erhaltung der Lebensqualität eine sofortige belastungsstabile Situation wiederhergestellt werden. Gelingt dies nicht, kommt es zu einem entscheidenden Funktionsverlust, der mit Gehunfähigkeit, Schmerzen und einer entsprechenden Einschränkung der Lebensführung einhergeht.

Wegen der kurzen Lebenserwartung der Patienten können auch nur Verfahren zur Anwendung kommen, die nicht auf eine sowieso fragliche natürliche Heilung der Fraktur bauen [7], sondern die verlorene Stabilität des Skelettabschnittes sofort ersetzen. Man muß dabei immer berücksichtigen, daß die dem Ereignis folgenden Monate sicherlich die bei weitem besten der verbliebenen Lebenszeit der Patienten sein werden. Leider können wir nur in seltenen, glücklichen Ausnahmefällen mehrjährige Überlebenszeiten feststellen. Dennoch muß bei der Durchführung der primären operativen Therapie auch diesen Verläufen Rechnung getragen werden und daher ein frühes lokales Rezidiv mit der Gefahr einer Instabilität der durchgeführten Osteosynthese vermieden werden [10].

Es gibt keine Prädilektionsstelle für Knochenmetastasen. Die Inzidenz von Knochenmetastasen zeigt eine direkte Korrelation mit der Durchblutung des entsprechenden Skelettabschnittes. Sie ist daher im Bereich spongiöser Knochen, wie der Wirbelsäule und im Bereich des Markraumes langer Röhrenknochen, am höchsten (Abb. 1). Die Inzidenz von pathologischen Frakturen unterscheidet sich davon jedoch grundlegend. Die Frakturen treten am häufigsten in den biomechanisch am meisten belasteten Skelettabschnitten auf. Daher ist die untere Extremität, und hier insbesondere das proximale Femurende, die häufigste Lokalisation pathologischer Frakturen (Abb. 2). Dies resultiert aus der Körpergewichtsbelastung und der hohen, zur Balance des Teilkörpergewichtes notwendigen Kraft der Abduktormuskulatur.

Die Inzidenz von Knochenmetastasen im Krankengut unserer unfallchirurgischen Abteilung seit 1972 ist in Abb. 3 dargestellt. Sie zeigt eine erhebliche Inzidenzzunahme der chirurgischen Therapie pathologischer Frakturen seit 1986. Bei 2/3 der Patienten handelt es sich um eingetretene pathologische

Frakturen bei Metastasen. Nur bei 10% handelt es sich um primäre Knochentumoren und Lymphome.

Während in den Jahren bis 1982 das Mammakarzinom als Primärtumor weitgehend im Vordergrund stand, ist in den letzten Jahren eine zunehmende Inzidenz von Bronchialkarzinomen und Hypernephrometastasen festzustellen (Abb. 4a, b).

Die angewandten Operationsverfahren sind in Abb. 5a, b dargestellt. Während im Zeitraum bis 1982 radikal resezierende Verfahren mit voller primärer Belastungsstabilität, wie Tumorprothese und Doppelplattenverbundosteosynthese, nur bei einem kleinen Teil der Patienten durchgeführt wurden, wurden diese beiden Operationsverfahren in den letzten Jahren bei nahezu 2/3 der Patienten mit pathologischen Frakturen der unteren Extremität eingesetzt [4, 5, 6, 8].

Für das therapeutische Vorgehen bei Patienten mit Knochenmetastasen erscheint die Analyse der Überlebensdauer wesentlich. Die durchschnittliche Überlebensdauer der bis 1982 behandelten Patienten betrug 10,8 Monate (Abb. 6). Die Überlebenszeit der Patienten mit drohender pathologischer Fraktur ist wesentlich günstiger als bei Patienten mit eingetretener pathologischer Fraktur (Abb. 7).

Die Untersuchung der Funktion bei der Entlassung und zum Nachuntersuchungszeitpunkt zeigt ebenfalls wesentlich günstigere Ergebnisse bei den Patienten mit drohenden pathologischen Frakturen. Während bei Patienten mit drohenden pathologischen Frakturen primär 94% und bei der Nachuntersuchung 61% höchstens leichte Einschränkungen aufwiesen, war der entsprechende Anteil der Patienten mit eingetretenen pathologischen Frakturen nur 46% bzw. 8% (Abb. 8a, b) [2, 3].

Dies kommt vor allem auch bei der Analyse der Gehfähigkeit zum Ausdruck. Zum Zeitpunkt der Nachuntersuchung waren 97% der Patienten mit drohender pathologischer Fraktur selbständig gehfähig. Dagegen waren nur 31% der Patienten nach bereits eingetretener pathologischer Fraktur selbständig gehfähig. Betreffend der Schmerzangabe unterscheiden sich die Angaben sowohl zum Zeitpunkt der Entlassung wie bei der Nachuntersuchung nicht wesentlich [1, 2].

Wenn die Behandlungsergebnisse der zwei wesentlichen Operationsverfahren der Implantation von Tumorprothesen und der gelenkerhaltenden Metastasenresektion und Doppelplattenverbundosteosynthese verglichen werden, zeigt sich, daß die Mobilisation, die Beschwerden sowie die Komplikationsrate bei der gelenkerhaltenden Doppelplattenverbundosteosynthese wesentlich günstiger sind (Abb. 9a–c).

Während 50% der Patienten mit Tumorprothesen Komplikationen erleiden, betrifft dies nur knapp 12% der Patienten mit der gelenkerhaltenden Metastasenresektion und Doppelplattenverbundosteosynthese. Die bei weitem häufigste Komplikation stellen dabei Luxationen der Prothese durch die unphysiologische Fixation der Abduktormuskulatur an dem metallischen Prothesenschaft (Abb. 10).

In der Folge möchte ich unser therapeutisches Konzept bei den verschiedenen Metastasenlokalisationen darstellen. Bei metastatischem Befall oder pathologischer Fraktur im Bereich des Femurkopfes, des Schenkelhalses oder der pertrochanteren Region ist nur eine Resektion des proximalen Femurendes und Tumorprothesenimplantation sinnvoll. Bei alleiniger Hüftgelenkresektion und Implantation einer Hüftgelenkprothese besteht ein hohes lokales Rezidivrisiko mit der Gefahr einer erneuten Instabilität und Notwendigkeit einer sekundären Operation (Abb. 11). Die Verwendung der Tumorprothesen bietet jedoch – wie dargestellt – ein hohes Risiko einer Prothesenluxation, insbesondere in den ersten postoperativen Monaten (Abb. 12a, b).

Wir bevorzugen daher, wann immer möglich, eine gelenkerhaltende Resektion der Metastase im Gesunden durchzuführen und stabilisieren durch Implantation einer Doppelplattenverbundosteosynthese. Zur Übertragung der medialen Druckkräfte wird eine intramedulläre, S-förmig gebogene Unterschenkelplatte und zur Übertragung der lateralen Zugkräfte eine Kondylenplatte verwendet, wie im Operationsschema in Abb. 13a ersichtlich ist.

Bei der experimentellen Untersuchung dieser Osteosynthese wurde eine identische Belastbarkeit mit der nichtosteotomierter Kontrollfemora gefunden (Abb. 13b). Die Verwendung biomechanisch unzureichender Osteosynthesen birgt die Gefahr eines Implantatermüdungsbruches, wie in dem nächsten Beispiel dargestellt. Es kam hier bei nichterkanntem biomechanischen Fehler auch bei einer erneuten Osteosynthese in gleicher Form zu einem neuerlichen Versagen der Osteosynthese (Abb. 14).

Die Doppelplattenverbundosteosynthese kann ab dem Unterrand des Trochanter minor im subtrochanteren Bereich bis weit in den distalen Femurbereich eingesetzt werden. Wir wenden die Doppelplattenverbundosteosynthese sowohl bei drohenden pathologischen Frakturen – wie in diesem Beispiel dargestellt – als auch bei eingetretenen pathologischen Frakturen an (Abb. 15a, b).

Bei einem Patienten war 1 Jahr vorher eine pathologische subtrochantere Fraktur rechts aufgetreten. Bei erneuter pathologischer subtrochanterer Femurfraktur links wurde auch auf der Gegenseite eine Doppelplattenverbundosteosynthese durchgeführt (Abb. 16a, b).

Bei weiter distaler Lokalisation der Metastase wird die Doppelplattenverbundosteosynthese umgekehrt in das distale Femurende implantiert (Abb. 17a, b). Bei langstreckiger Resektion kann zur Erhöhung der Stabilität der Osteosynthese eine Spreizung und Kompressionskraft zwischen den beiden Platten durch Schrauben und Muttern ausgeübt werden.

Nur bei weit distaler Lokalisation der Metastase mit Befall der distalen Femurmetaphyse muß eine Resektion des distalen Femurendes und Implantation einer Kniegelenktumorprothese erfolgen. Diese kann maßangefertigt oder durch eine Modularsystemprothese ersetzt werden (Abb. 18a–c).

Eine alleinige Nagelung ohne Metastasenresektion bietet nur eine vorübergehende und ungenügende Stabilität. Sie sollte daher nur zur Pflegeerleichterung bei Patienten mit weit fortgeschrittenem Tumorleiden durchgeführt werden [9, 11].

Im proximalen Femurbereich sollte anstelle der Ender-Nagelung der kurze Verriegelungsnagel/Gamma-Nagel verwendet werden (Abb. 19a, b). Im Femurschaftbereich kann eine Marknagelung, am besten in Form einer Verriegelungsnagelung, erfolgen (Abb. 20a, b).

Die Probleme der alleinigen intramedullären Stabilisierung sind im nächsten Beispiel deutlich erkennbar. Bei diesem Patienten mit isolierter Hypernephrommetastase war nur eine Lagerungsstabilität gegeben. Dennoch kam es innerhalb von wenigen Wochen zu einer Implantatperforation im Bereich des Schenkelhalses. Es wurden daher eine Resektion der Metastase sowie eine Doppelplattenverbundosteosynthese durchgeführt (Abb. 21a, b).

Auch im Bereich der Tibia sollte – wann immer möglich – ein gelenkerhaltender Eingriff in Form einer Doppelplattenverbundosteosynthese durchgeführt werden. Im Bereich der proximalen Tibiametaphyse wird dies in Form einer Doppel-T-Plattenverbundosteosynthese durchgeführt. Im Bereich des Tibiaschaftes werden zwei gerade Tibiaplatten verwendet. Wegen der Enge des intramedullären Raumes müssen hier beide Platten extramedullär appliziert werden (Abb. 22a, b). Metastasen der distalen Tibia sind sehr selten. Die Therapie besteht in einem prothetischen Ersatz oder einer Verbundosteosynthese mit Arthrodese des OSG.

In allen Fällen, in denen eine Resektion der Metastase nicht im Gesunden erfolgen konnte, muß eine zusätzliche lokale Strahlentherapie und ggf. eine zusätzliche systemische Behandlung erfolgen.

Ich möchte den Beitrag mit dem Hervorheben von drei Therapieprinzipien beenden:

- Bei pathologischen oder drohenden pathologischen Frakturen der unteren Extremität sollte immer eine sofortige belastungsstabile Versorgung erfolgen.
- Die Metastasenresektion sollte im Gesunden erfolgen, um ein lokales Rezidiv und eine Zusatztherapie zu vermeiden.
- Es ist immer eine genaue biomechanische Analyse der Fraktur erforderlich.

Unter Berücksichtigung dieser Prinzipien ist eine wesentliche Verbesserung der Lebensqualität der Patienten erreichbar.

Literatur

1. Beals RK, Lawton GD, Snell WE (1971) Prophylactic internal fixation of the femur in metastatic breast cancer. Cancer 28:1350–1354
2. Fidler M (1973) Prophylactic internal fixation of secondary neoplastic deposits in long bones. Br Med J I:341–343
3. Friedl W, Ruf W, Krebs H (1986) Funktionelle Ergebnisse nach konservativer und operativer Therapie pathologischer Frakturen bei malignen Erkrankungen. Langenbecks Arch Chir 386:185–196
4. Friedl W, Ruf W, Mischkowsky T (1986) Die Doppelplattenverbundosteosynthese bei subtrochanteren pathologischen Frakturen. Chirurg 57:713–718

5. Ganz R, Fernandez D (1973) Die Behandlung pathologischer Frakturen bei Metastasen. Ther Umsch 30:307–309
6. Harrington KD, Sim FH, Enis JE, Johnston JO, Dick HM, Gristina AC (1976) Methylmethacrylate as an adjunct in internal fixation of pathological fractures. Experience with three hundred and seventy-five cases. J Bone Joint Surg 58 A:1047–1055
7. Hecht L, Beck H, Hecht-Zilch E (1979) Knochenmetastasen. Diagnostik, Therapie, Prognose. Med Klin 74:349–352
8. Lane JM, Sculco TP, Zolan S (1980) Treatment of pathological fractures of the hip by endoprothetic replacement. J Bone Joint Surg 62 A:954–959
9. Langendorff HU, Knopp W, Jungbluth KH, Schöttle H (1980) Ergebnisse der Stabilisierung pathologischer Frakturen im Femurschaftbereich mit dem Verriegelungs-nagel. Aktuel Traumatol 10:287–291
10. Shnell WE, Beals RK (1964) Femoral metastases and fractures from breast cancer. Surg Gynecol Obstet 119:22–24
11. Zickel RE, Mouradian WH (1976) Intramedullary fixation of pathological fractures and lesion of the subtrochanteric region of the femur. J Bone Joint Surg 58 A:1061–1066

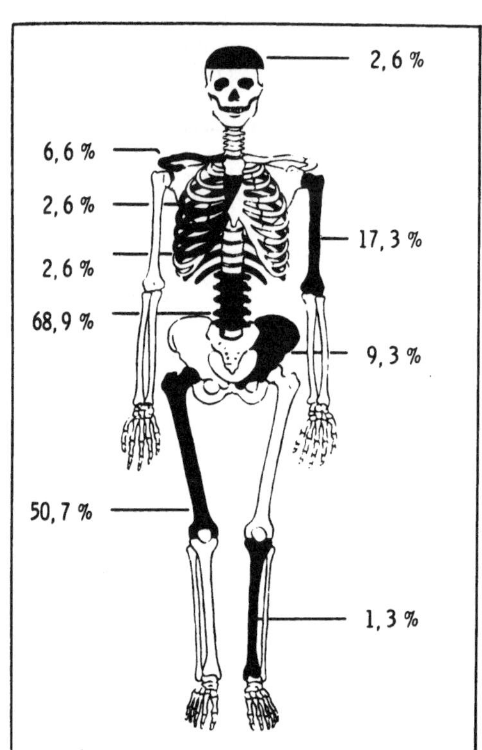

Abb. 1. Verteilung der Knochenmetastasen. (Nach [7])

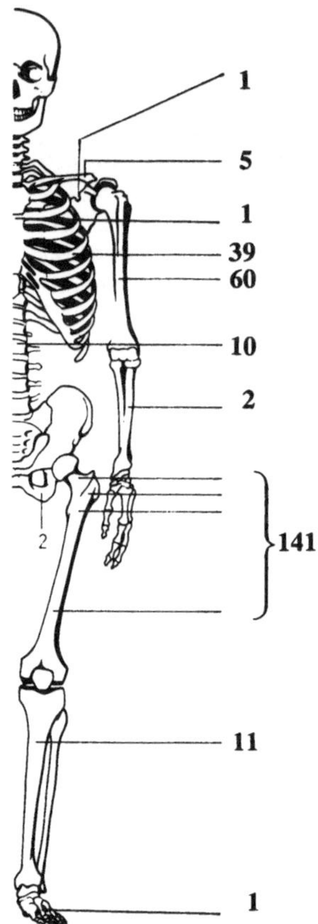

Abb. 2. Verteilung der pathologischen Frakturen im Krankengut
der Chirurgischen Universitätsklinik Heidelberg von 1972–1987

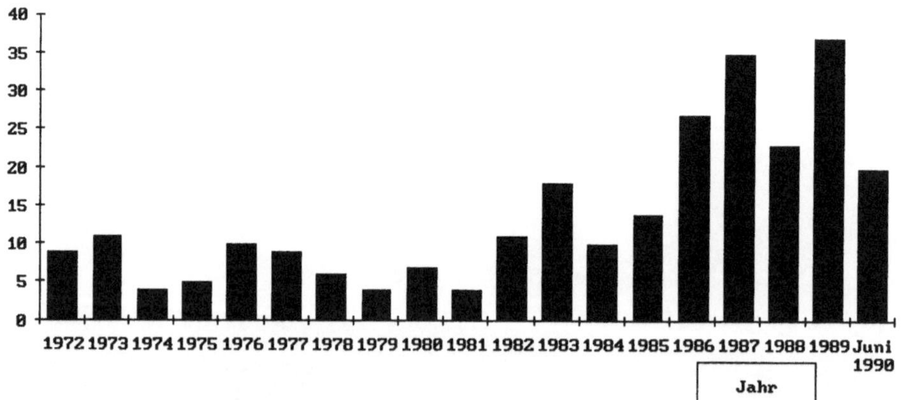

Abb. 3. Anstieg der Inzidenz pathologischer Frakturen im Krankengut der Chirurgischen
Universitätsklinik Heidelberg seit 1972

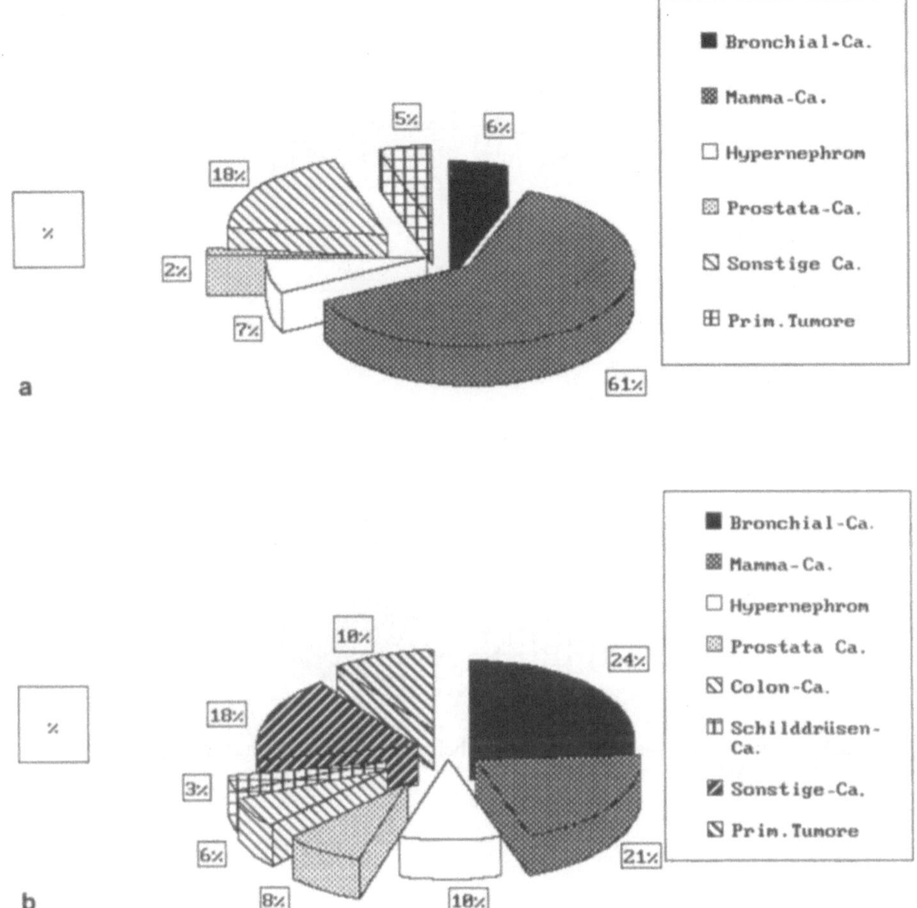

Abb. 4a, b. Primärtumoren als Ursache pathologischer Frakturen durch Knochenmetastasen. **a** 1972–1982, **b** 1985–1989

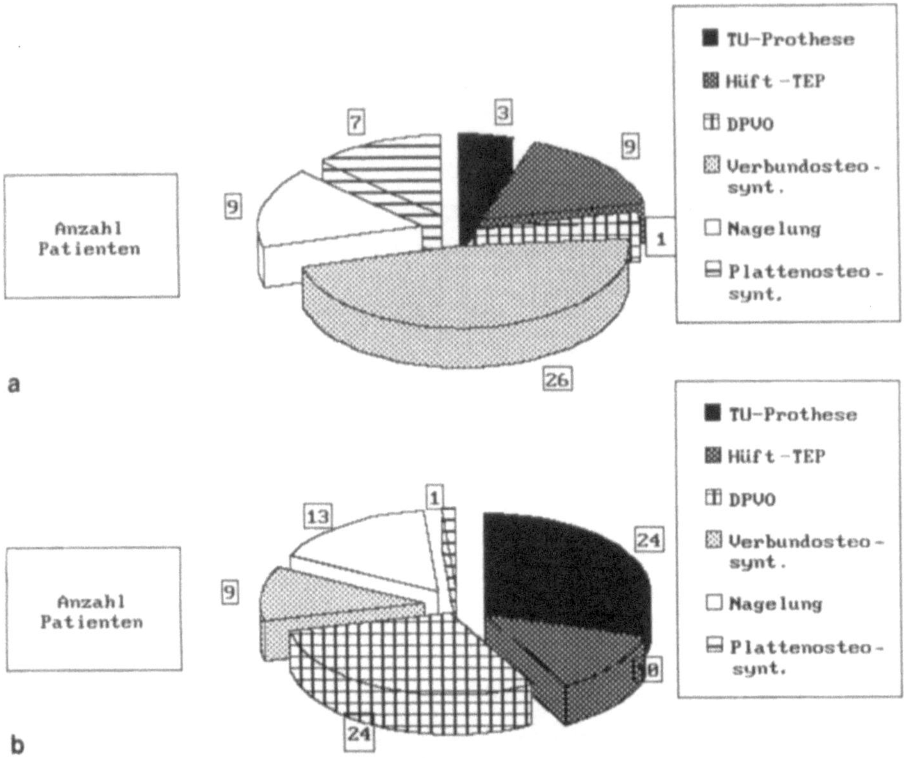

a

b

Abb. 5 a, b. Angewandte Operationsverfahren bei pathologischen Frakturen. **a** 1972–1982, **b** 1985–1989, (n = 55)

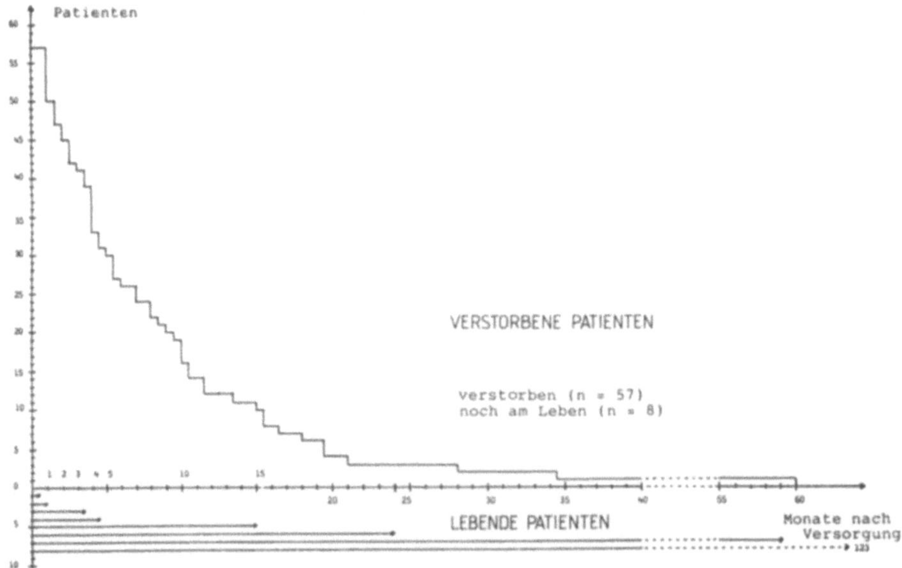

Abb. 6. Absterberate der Patienten mit pathologischen Frakturen

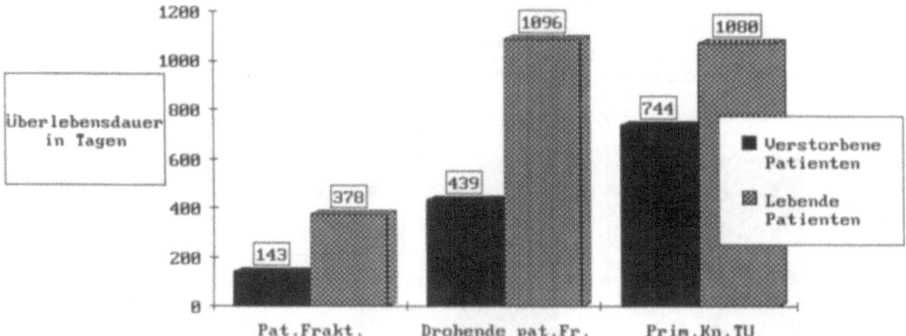

Abb. 7. Überlebenszeit der Patienten mit eingetretener und drohender pathologischer Fraktur (1985–1989)

a

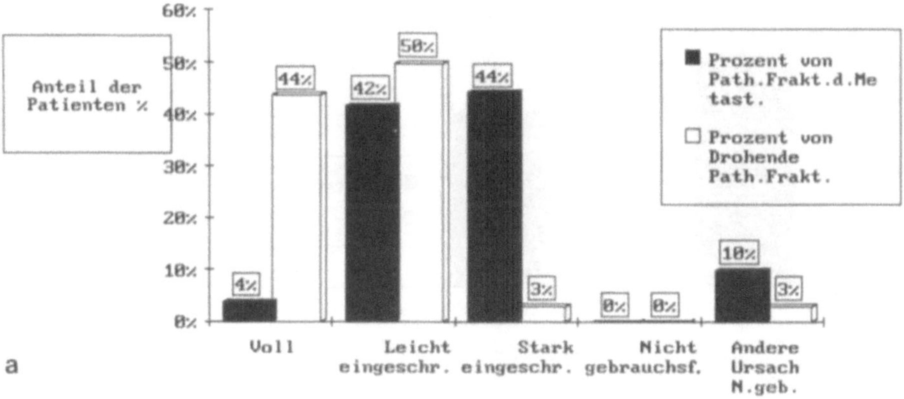

b

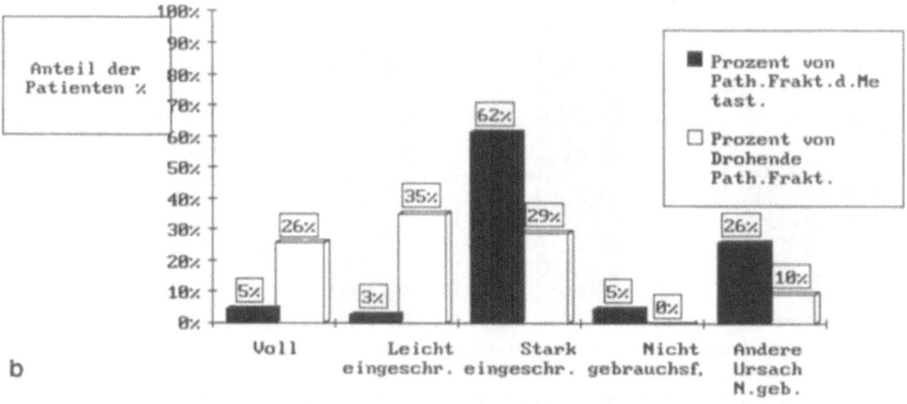

Abb. 8a,b. Funktionelle Ergebnisse bei Patienten mit drohenden und eingetretenen pathologischen Frakturen. **a** zum Entlassungszeitpunkt, **b** bei der Nachuntersuchung (1985–1989)

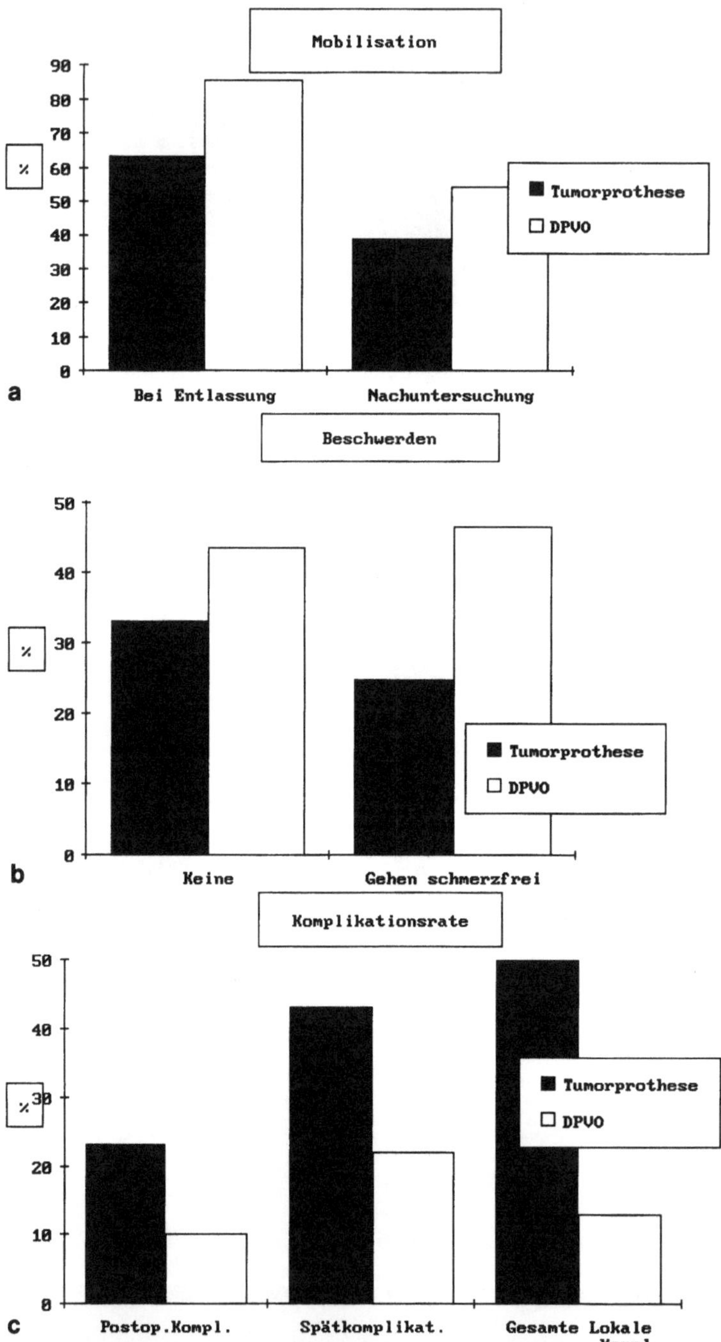

Abb. 9a–c. Behandlungsergebnisse nach Tumorprothesenimplantation des Hüftgelenkes und Doppelplattenverbundosteosynthese des Femurs. **a** Mobilisation, **b** Beschwerden, **c** Komplikationsrate

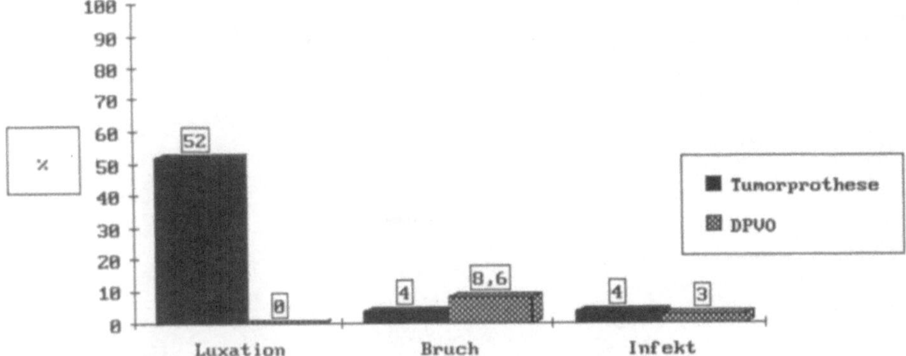

Abb. 10. Komplikationsart nach Tumorprothesenimplantation und Doppelplattenverbund-osteosynthese (1985–1990)

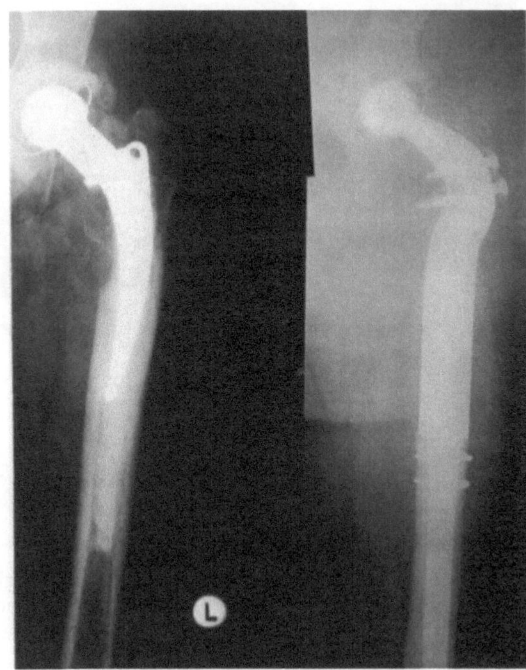

Abb. 11. Lokalrezidiv nach unzureichender Resektion einer pathologischen Schenkelhals-fraktur und Implantation einer normalen Hüftgelenktotalprothese und postoperativer Strahlentherapie

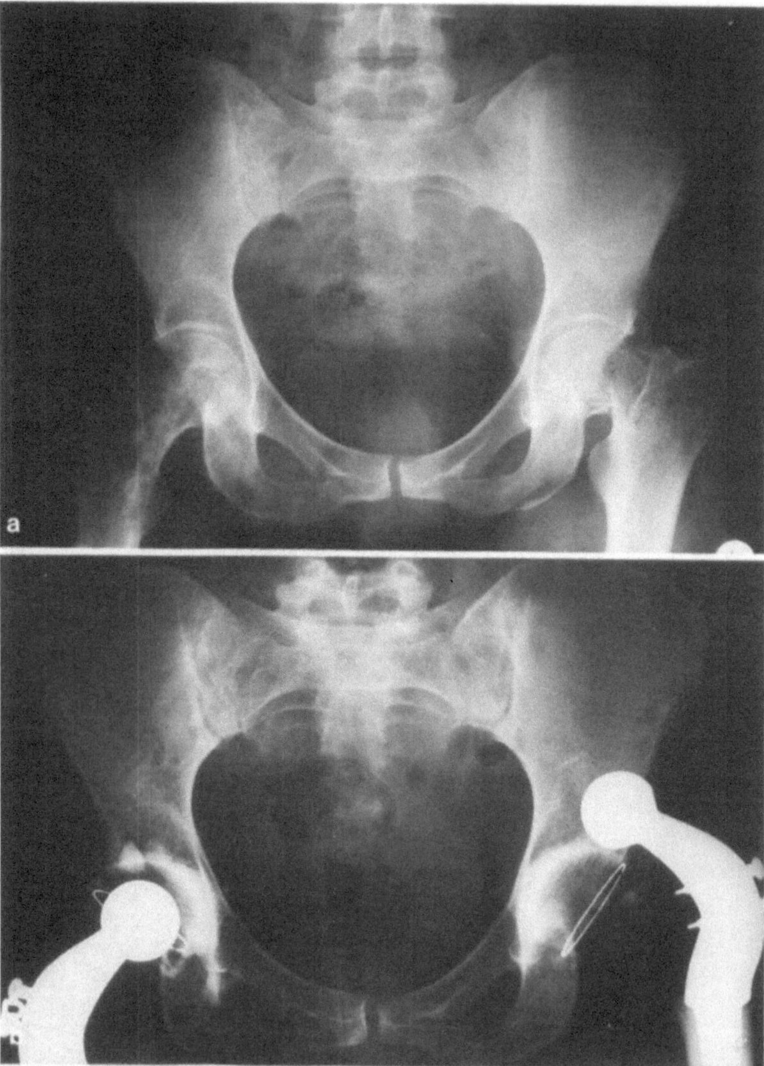

Abb. 12 a, b. Versorgung einer eingetretenen pathologischen Schenkelhalsfraktur und drohenden pertrochanteren Femurfraktur (**a**) durch Tumorprothesenimplantation. Komplikation postoperativ durch aufgetretene Prothesenluxation (**b**)

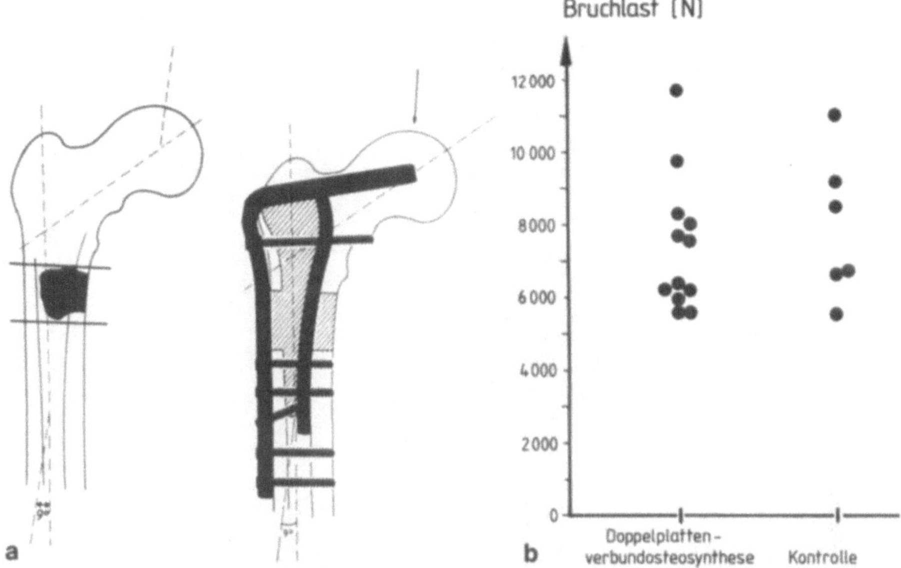

Abb. 13 a, b. Doppelplattenverbundosteosynthese. **a** schematische Darstellung der Osteosynthese, **b** experimentelle Untersuchung der Belastbarkeit nach subtrochanterer Resektion und Doppelplattenverbundosteosynthese

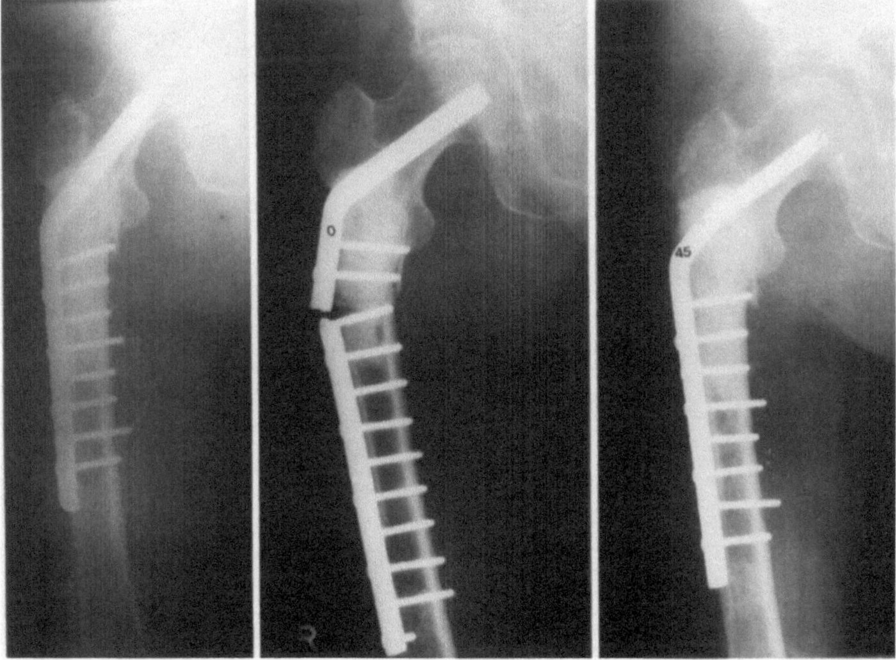

Abb. 14. Auftreten eines Ermüdungsbruches bei Verwendung einer einfachen Plattenverbundosteosynthese im Bereich des proximalen Femurendes

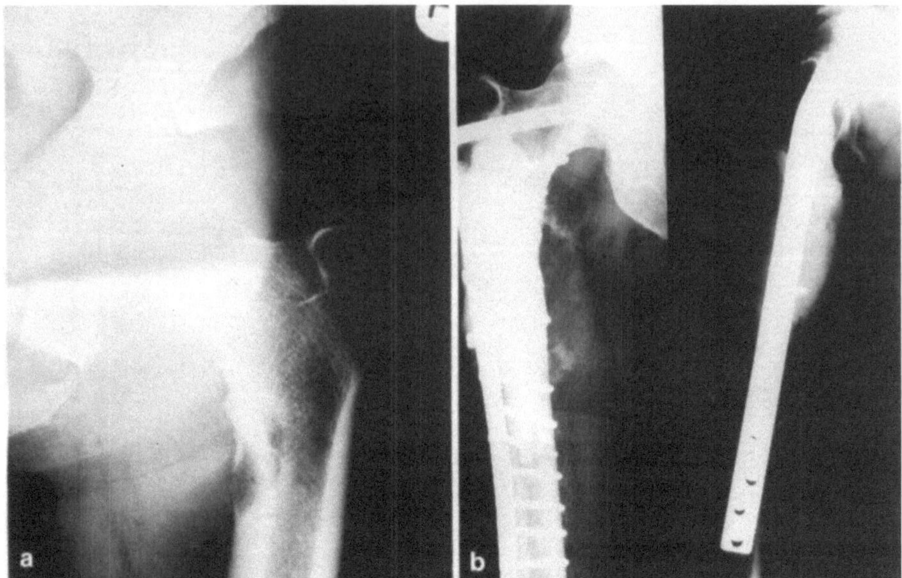

Abb. 15a, b. Doppelplattenverbundosteosynthese bei drohender pathologischer subtrochanterer Femurfraktur

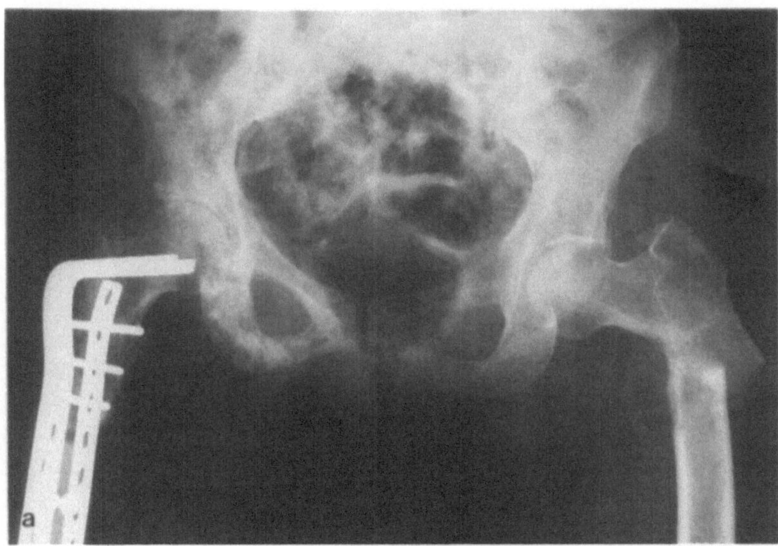

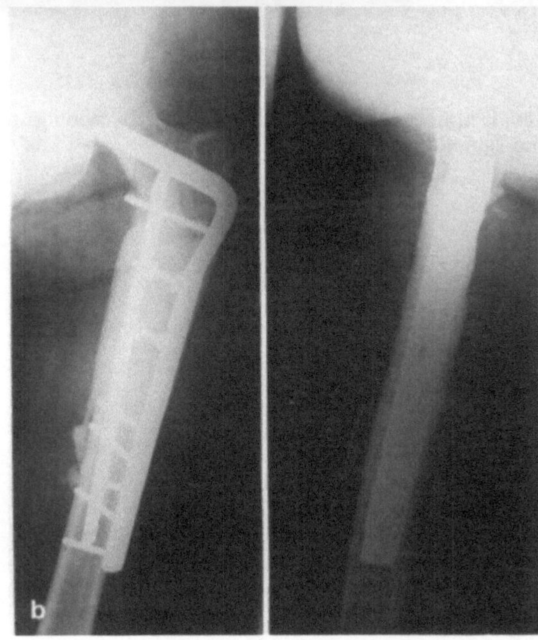

Abb. 16a, b. Einsatz der Doppelplattenverbundosteosynthese bei eingetretener pathologischer subtrochanterer Femurfraktur links (**b**) und stattgehabter pathologischer proximaler Femurfraktur rechts vor 1 Jahr (**a**)

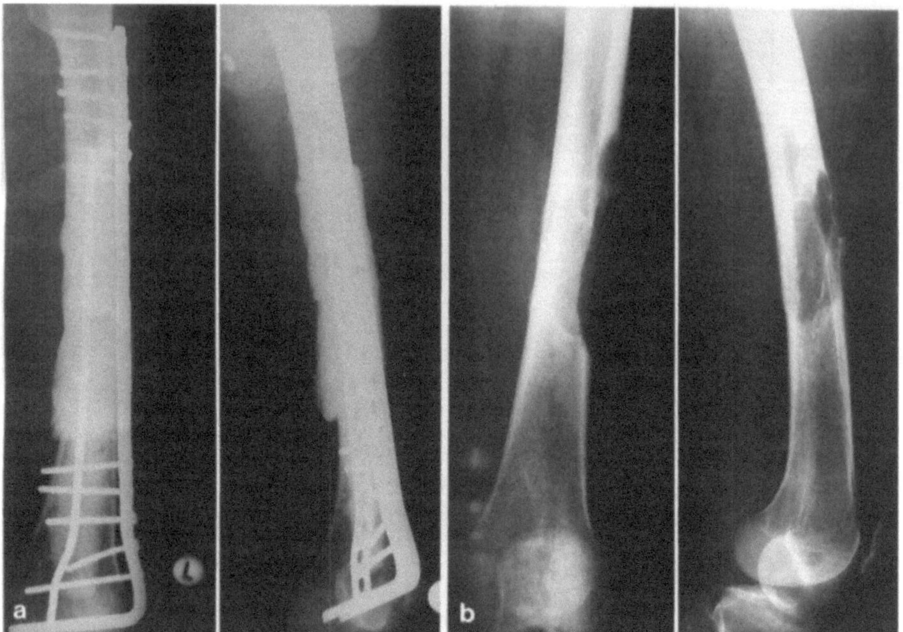

Abb. 17a, b. Anwendung der Doppelplattenverbundosteosynthese bei distalen Femurschaft- und suprakondylären Femurfrakturen

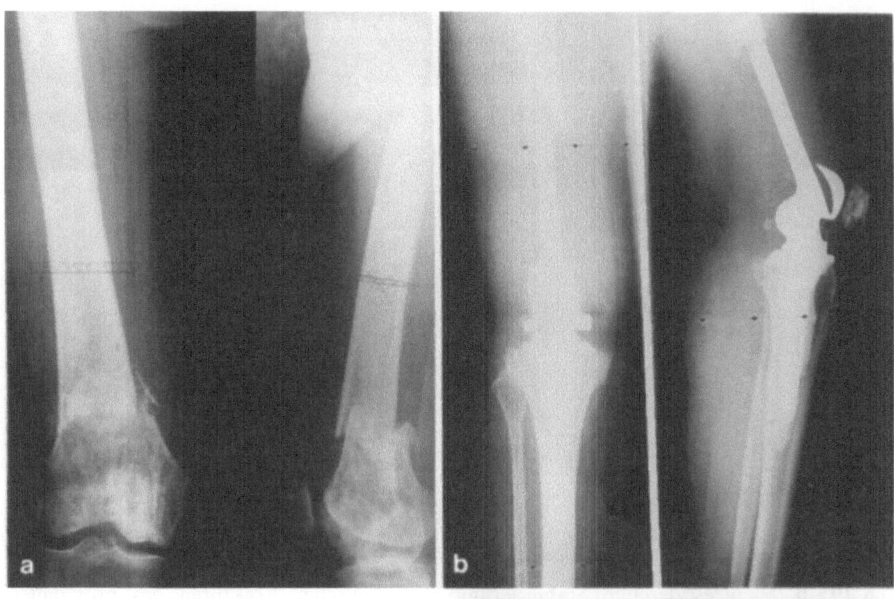

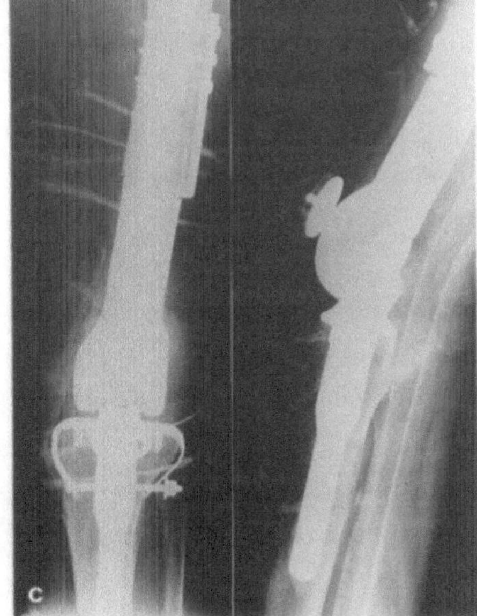

Abb. 18a–c. Prothetische Versorgung bei distalem metastatischem Femurbefall. **a** pathologische suprakonyläre Fraktur mit Kondylenbefall, **b** Resektion und Implantation einer individuell angefertigten Kniegelenktumorprothese, **c** Resektion und Implantation einer Modullarsystemprothese

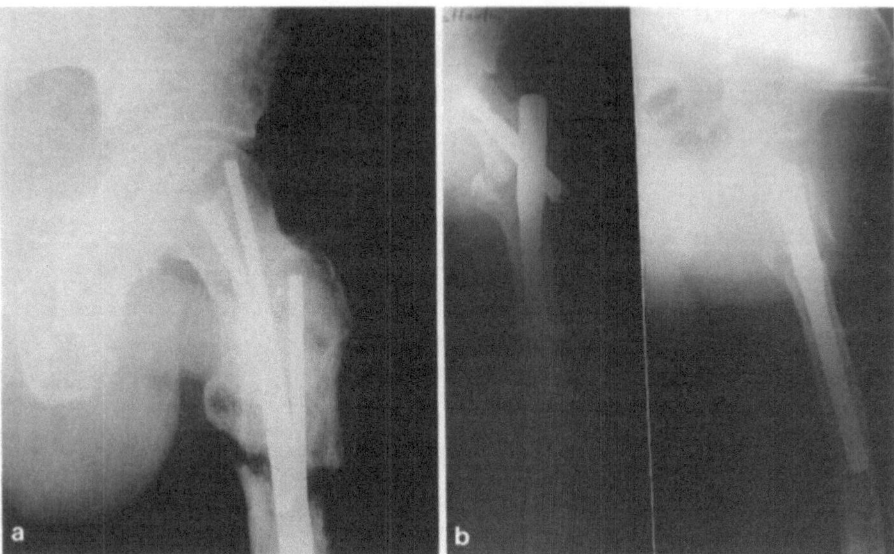

Abb. 19a, b. Nichtresezierende Stabilisierung pathologischer Frakturen des proximalen Femurendes. **a** Ender-Nagelung, **b** Gamma-Nagelung

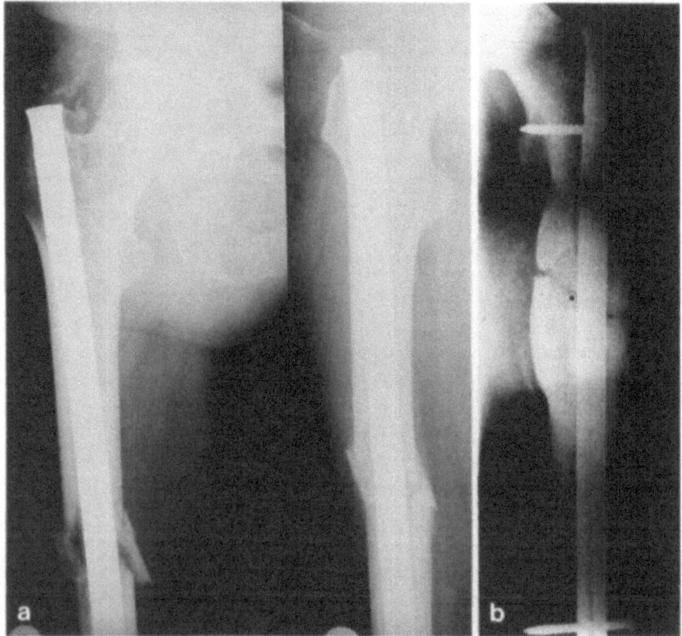

Abb. 20a, b. Nichtresezierende Schienung pathologischer Frakturen des Femurschaftes. **a** einfache Marknagelung, **b** Verriegelungsnagelung

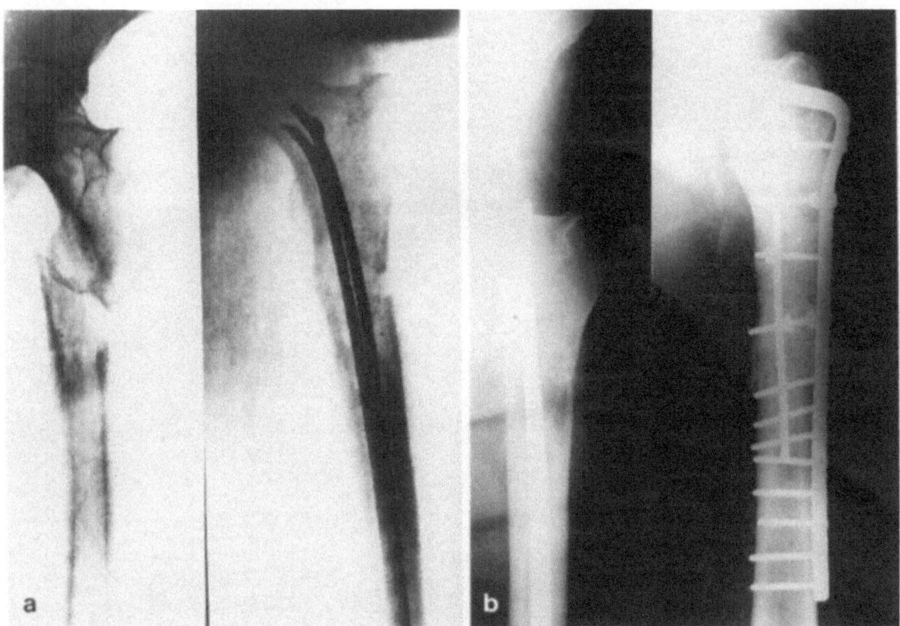

Abb. 21 a, b. Primäre Stabilisierung einer subtrochanteren Femurfraktur durch intramedulläre Nagelung. Frühe Dislokation und Notwendigkeit zur sekundären Metastasenresektion und Doppelplattenverbundosteosynthese bei isolierter Hypernephrommetastase

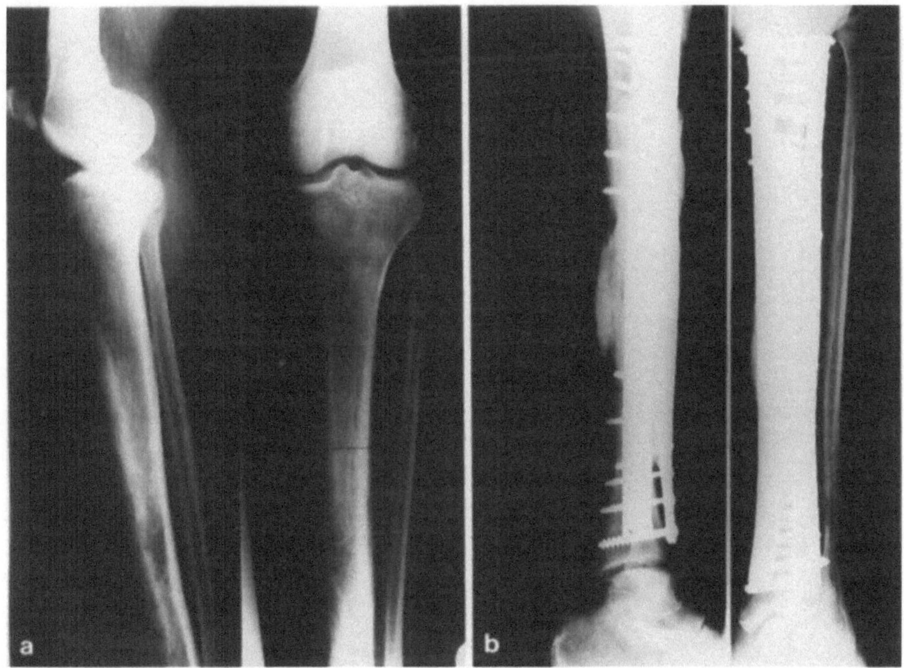

Abb. 22 a, b. Stabilisierung einer drohenden pathologischen Tibiafraktur durch Resektion und Doppelplattenverbund-Osteosynthesenimplantation

Chirurgische Therapie von Metastasen des proximalen Femurs und Azetabulums

W. MUTSCHLER, D. SABO und M. SCHULTE

Das Skelett stellt die zweit- bzw. dritthäufigste Lokalisation von Fernmetastasen maligner Tumoren dar. Diese Organotropie wird einerseits durch die vorgegebenen Abflußwege der Tumoren und durch die organspezifisch hohe Durchblutung und damit die hohe Zahl der im Zielorgan ankommenden Tumorzellen, andererseits durch chemotaktische Faktoren und andere z.T. noch spekulative Wechselbeziehungen zwischen Markraumzellen, Knochenzellen und Tumorzellen erklärt [1, 7, 16]. Über 80% der Skelettmetastasen entfallen auf das Mammakarzinom, das Prostatakarzinom, das Bronchial- und Nierenkarzinom als Primärtumor. Der häufigste Manifestationsort im Skelettsystem ist die Wirbelsäule, es folgen die proximalen Anteile der langen Röhrenknochen. Nach Dominok u. Knoch [4] sind im Becken 4,7%, im Femur 10,4 % der Skelettmetastasen lokalisiert. Wann und wie soll eine Therapie dieser Metastasenmanifestation durchgeführt werden?

Prinzipiell müssen wir von einem palliativen Therapieansatz ausgehen. Die vorrangigen Ziele der Therapie sind somit nicht die radikale Tumorentfernung, sondern Schmerzlinderung, Erhaltung oder Wiederherstellung der Stabilität des Beckens sowie des proximalen Femurs und damit Erhaltung seiner Funktion, Verbesserung der Lebensqualität oder wenigstens eine Erleichterung der Pflege [8, 15, 18].

Eine *absolute Operationsindikation* sehen wir bei der pathologischen Fraktur. Durch das Weiterwachsen des Tumors heilen pathologische Frakturen unter der konservativen Therapie nicht aus, und so nehmen die Schmerzen, die Immobilität und sekundäre Komplikationen in Abhängigkeit von der Zeit zu. Auch bei der sog. drohenden pathologischen Fraktur halten wir eine Operation für sinnvoll. Nach Fidler [6] steigt die Inzidenz der pathologischen Frakturen auf 61 % an, wenn 50–75% der Kortikalis im Röntgenbild als destruiert beurteilt werden. Dies trifft für das Femur als hochbelasteten Röhrenknochen besonders zu.

Eine *relative Operationsindikation* mit der Alternative einer lokalen Strahlentherapie besteht bei einer Kortikalisdestruktion unter 50%, bei Tumorwachstum oder Tumorrezidiv unter systemischer Therapie und – seltener – zur invasiven Diagnostik. *Kontraindikationen* liegen bei moribunden Patienten vor, bei denen eine Narkose nicht mehr zumutbar ist und deren Überlebenszeit unter 4 Wochen liegt. Außerdem kann es bei diffuser Metastasierung eines

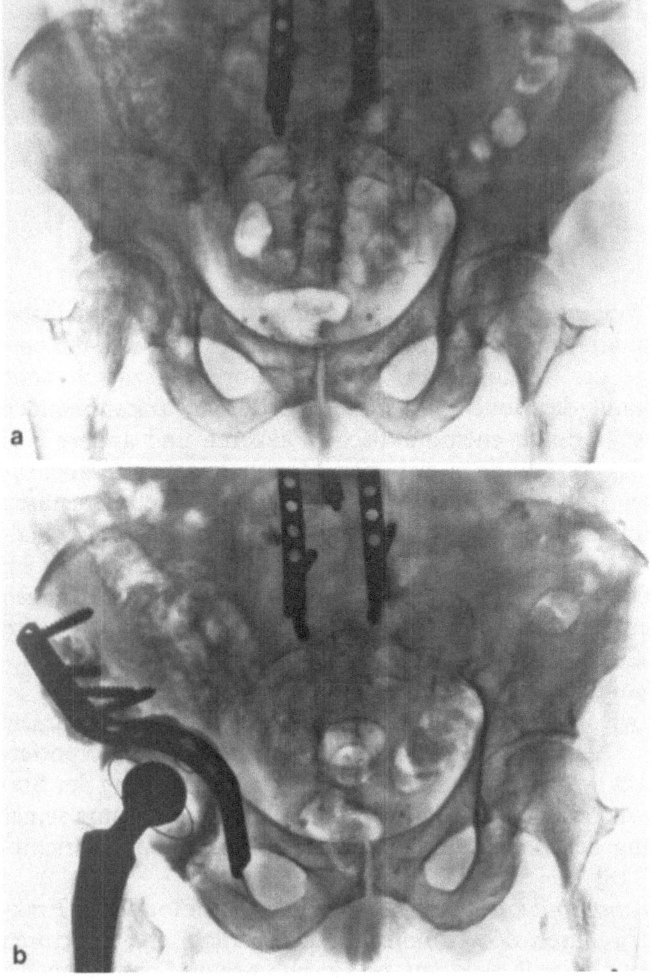

Abb. 1a, b. Multipel ossär metastasiertes Mammakarzinom nach Wirbelsäulenstabilisierung und mit Befall des Schenkelhalses und Azetabulums. **a** präop. Röntgenaufnahme; **b** postop. Röntgenaufnahme nach Tumorresektion, Azetabulumaufbau mit Platte und Knochenzement, Implantation einer Standard-Hüftgelenkendoprothese

kompletten Skelettabschnittes technisch unmöglich sein, eine ausreichende Stabilität zu erreichen.

Pathologische Frakturen werden so früh als möglich operiert. Bei dieser Notsituation wird durch eine extensive Diagnostik wertvolle Zeit verloren, auch ändert das Wissen um den Primärtumor nichts an der operativen Technik. Bei relativer Operationsindikation verfahren wir anders. Hier steht das interdisziplinäre onkologische Konsil im Vordergrund, bei dem ein gemeinsamer Therapieplan festgelegt wird.

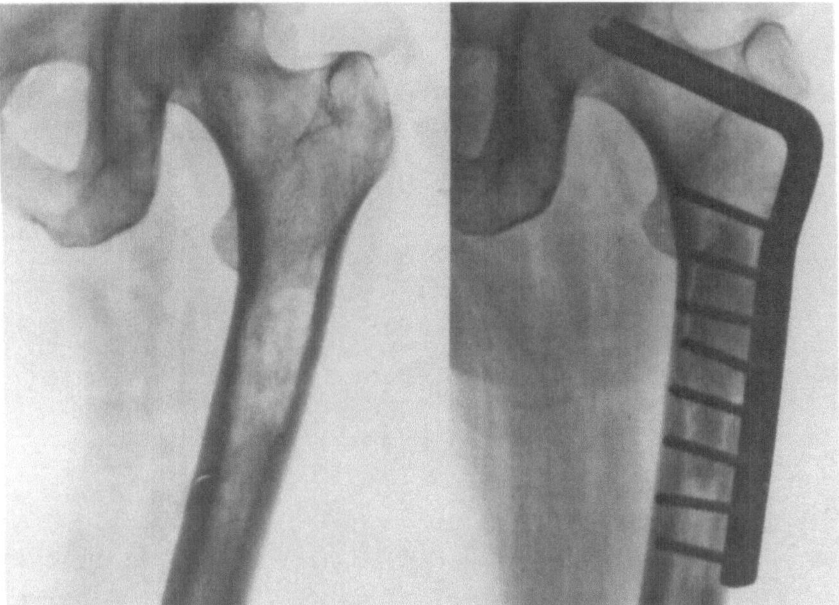

Abb. 2. Subtrochantäre Metastase eines Mammakarzinoms. Tumorausräumung, Stabilisierung mit Winkelplatte und Knochenzement

Die *Operationstechnik* geht von der möglichst marginalen Tumorresektion [5] aus, an die sich als Osteosynthese- oder Aufbauverfahren die Verbundosteosynthese und die verschiedenen Formen der Hüftgelenkendoprothesen vom Standardmodell bis zur Tumorprothese anschließen.

Im einzelnen setzen wir die Operationsverfahren wie folgt ein:

1) Sitzt die Metastase im Schenkelhals, genügt die Schenkelhalsresektion und die Implantation einer Standard-Totalendoprothese für das Hüftgelenk.
2) Greift die Metastase auf die umliegenden Weichteile und das Azetabulum über, muß meist eine aufwendige Pfannenrekonstruktion des Hüftgelenks, z.B. mit zementierten Pfannendachschalen, vorgenommen werden (Abb. 1). Mit der Azetabulumresektion unter Abstützung der Prothese am Os ileum oberhalb der Resektionslinie durch eine sog. Sattelprothese haben wir keine Erfahrung.
3) Bei Lokalisation der Metastase im per- und subtrochantären Bereich kann die Verbundosteosynthese mit dynamischer Hüftschraube, Winkelplatte oder angepaßter Oberschenkelplatte und die Auffüllung des ausgeräumten Bezirkes mit Knochenzement eingesetzt werden (Abb. 2). Die Alternative ist die Totalendoprothese mit langem Schaft. (Abb. 3).
4) Hat die Metastase die umliegenden Weichteile infiltriert und den Trochanter major zerstört, ist die Indikation zur Implantation einer Tumorprothese gegeben (Abb. 4).

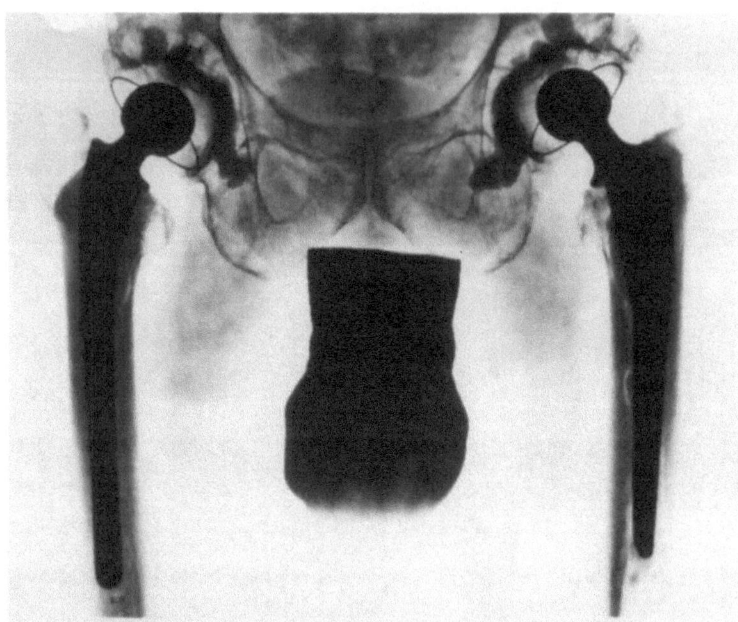

Abb. 3. Multiples Myelom mit Befall des Beckens und beider Femora, pathologische Schenkelhalsfraktur links (postop. Röntgenaufnahme nach Implantation von 2 Standardprothesen mit langem Schaft)

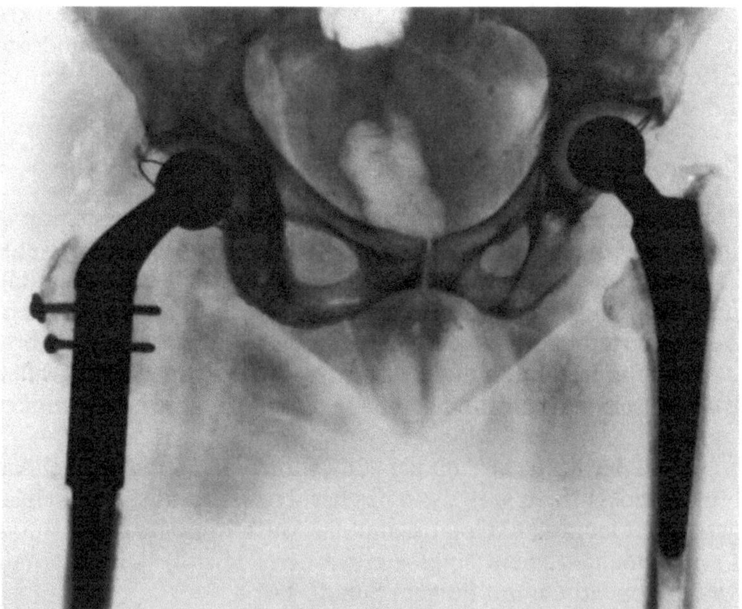

Abb. 4. Implantation einer Tumorprothese (Krückstockprothese) mit Trochanterrefixation nach Burri [2] im rechten Hüftgelenk und einer Standardprothese im linken Hüftgelenk

5) Bei Befall der pertrochantären Regionen des Femurschaftes können nach Ausräumung und Ausbohren des Femurschaftes, z. B. mit Hilfe des Marknagelinstrumentariums, langschäftige Prothesen, nach Resektion des gesamten proximalen Femurendes entsprechend lange Tumorprothesen (Krückstockprothesen) eingesetzt werden (Abb. 4). Dabei ist darauf zu achten, daß nach Resektion von mehr als 30 % der gesamten Femurlänge eine laterale Zuggurtungsplatte die Frühauslockerung der Prothese verhindert [3]. Einen totalen Femurersatz mit einem entsprechendem Modularsystem haben wir bisher noch nicht durchgeführt, eine erprobte Alternative ist hier die Verriegelungsmarknagelung.

Eigene Ergebnisse

Seit 1978 wurden alle Patienten, die in unserer Klinik an Skelettmetastasen operiert wurden, systematisch erfaßt und in Zusammenarbeit mit dem Tumorzentrum Ulm, den umliegenden Krankenhäusern und den Hausärzten der Region nachbetreut. Wenn hier nur über die chirurgische Therapie berichtet wird, so soll doch bewußt bleiben, daß bei allen Patienten die chirurgische Therapie durch eine prä- oder postoperative interdisziplinäre Absprache in ein onkologisches Gesamtkonzept eingefügt wurde. Dieses richtete sich nach dem Primärtumor, dem Zustand des Patienten, seinem Metastasierungsgrad und der nachbetreuenden Instanz [8]. Die eingeschlagenen Therapien waren daher entsprechend vielfältig. Die postoperative Bestrahlung als lokale Zusatzmaßnahme wurde nur in wenigen Fällen durchgeführt.

Von 466 Patienten mit Skelettmetastasen wurden 38 am Azetabulum und 128 am proximalen Femur operiert. 85mal war eine pathologische Fraktur die Operationsindikation, in 81 Fällen die große Osteolyse mit drohender Fraktur. Bei 5,6 % der Patienten enthüllte erst die pathologische Fraktur den Primärtumor, bei der Mehrzahl der Patienten (56 %) lag zwischen der Diagnose des Primärtumors und der Manifestation der Skelettmetastase ein Zeitraum von 1 – 3 Jahren. Häufigster Primärtumor war das Mammakarzinom ($n = 67$), gefolgt von urogenitalen Tumoren ($n = 37$), Schilddrüsenkarzinomen ($n = 10$), Bronchialkarzinomen ($n = 8$), 13 sonstigen Karzinomen und 20, auch nach der histologischen Aufarbeitung, unbekannten Primärtumoren. 11 Patienten mit Myelomen und Lymphomen, die operationstaktisch wie Metastasen behandelt wurden, vervollständigten diese Serie.

31 der Patienten waren unter 50 Jahre alt, 100 Patienten zwischen 50 und 70 Jahren, 35 Patienten über 70 Jahre.

Tabelle 1 schlüsselt die bei den 166 Patienten vorgenommenen 192 Eingriffe auf. Bei 29 Operationen traten Frühkomplikationen ein, in erster Linie Luxationen der Prothesen ($n = 20$), revisionbedürftige Hämatome ($n = 3$), 3 Protheseninfekte, 2 Weichteilinfekte und bei 1 Patienten eine Nervenläsion sowie Infekt. Als Spätkomplikationen waren 1 Prothesenlockerung und 2 Femurschaftfrakturen zu beobachten.

Tabelle 1. Operative Eingriffe

	Azetabulum	Proximaler Femur
Standardprothese	27	33
Tumorprothese	5	46
Verbundosteosynthese	2	50
Biopsie, Tu-Ausräumung	6	5
Sonstige Reeingriffe	5	11
Exartikulation/Amputation	1	1

Die Therapie dieser Komplikationen umfaßte die geschlossene ($n = 12$) oder offene ($n = 5$) Reposition der Prothese, den sekundären Prothesenwechsel ($n = 3$), den Implantatwechsel von Platte auf Prothese ($n = 1$), 7 Weichteilrevisionen und 1 Amputation. Bei 1 Patientin mit Prothesenluxation wurde keine weitere Therapie vorgenommen; sie verstarb innerhalb der ersten Wochen ebenso wie 3 weitere Patienten nach dem Reeingriff mit persistierendem Infekt. 1 Protheseninfekt blieb mit chronischer Fistelung bestehen. 27 der 32 lokalen Komplikationen konnten folglich beherrscht werden. Damit ließ sich die Rate der verbleibenden lokalen Komplikationen unter 3 % halten.

19 Patienten verstarben innerhalb des ersten postoperativen Monats an kardiorespiratorischer Insuffizienz ($n = 8$), Multiorganversagen ($n = 2$), Tumorkachexie ($n = 4$), pulmonalen oder zerebralen Metastasen ($n = 3$) und mit unbekannter Ursache ($n = 2$).

Von den verbleibenden 147 Patienten wurden 68 Patienten voll gehfähig, 20 Patienten benutzten am Ende des ersten postoperativen Monats 1 Stock, 33 Patienten 2 Krücken. Am Gehwagen waren 5 Patienten mobilisierbar. Nicht gehfähig wurden 2 Patienten. Bei 19 Patienten können wir keine sicheren Angaben machen.

Die Überlebenszeit der bis zum 1. 10. 1990 verstorbenen 130 Patienten ließ sich wie folgt ermitteln: 19 Patienten verstarben im ersten postoperativen Monat, weitere 57 Patienten innerhalb der ersten 6 Monate, 27 zwischen dem 6. und 12. Monat, 20 im 2. postoperativen Jahr. Nur 7 Patienten lebten länger als 2 Jahre. Die 36 derzeit lebenden Patienten beobachten wir zwischen 1 Monat und mehr als 10 Jahren.

Während der Nachsorgezeit traten bei 3 Patienten lokale Rezidive auf, die eine Reoperation erforderlich machten: Bei 2 Patienten mit Ovarialkarzinom und implantierter Prothese wurde deshalb eine Tumorreduktion vorgenommen; die Patientinnen verstarben nach 9 bzw. 24 Monaten. Bei 1 Patienten mit unbekanntem Primärtumor und Verbundosteosynthese wurde eine Reosteosynthese des Femur vorgenommen, die bis zum Tode nach 12 Monaten belastungsstabil blieb.

Diskussion und Schlußfolgerungen

Verfolgt man die Behandlungskonzepte für Skelettmetastasen in den letzten 30 Jahren, ist ab den 70er Jahren ein deutlicher Trend zum aktiven chirurgischen Vorgehen festzustellen. Auch wenn der Therapieansatz beim metastasierten Tumor nur palliativ sein kann, wurde in großen Serien gezeigt [7, 14, 15, 18], daß vor allem beim akuten spinalen Kompressionssyndrom und der pathologischen Fraktur die chirurgische Therapie am ehesten die in der Einleitung genannten Behandlungsziele erreicht. Neben der Sicherung der Belastungsstabilität und der Bewegungs- und Schmerzfreiheit kann durch ein operatives Vorgehen auch die lokale Tumorkontrolle weitgehend erzielt werden.

Diskutiert wird heute weniger die Operationsindikation, sondern mehr die Frage des Operationszeitpunktes und der Verfahrenswahl. Es besteht dabei Übereinstimmung, daß eine Amputation selten gerechtfertigt und notwendig ist und daß die herkömmlichen Osteosyntheseverfahren zur Frakturbehandlung für die Metastasenchirurgie nicht geeignet sind [1]. Gerade am proximalen Femur und im Hüftgelenk ist eine Belastungsstabilität nur durch Verbundosteosynthesen [11, 13] oder durch Endoprothesen [2] zu erlangen.

Beide Verfahren genügen dem Anspruch, rasch durchzuführende Verfahren zu sein und eine primäre Belastung zu erlauben. Mit beiden Verfahren werden über 80 % der Patienten wieder gehfähig [14, 17]. Unterschiede bestehen in der lokalen Tumorkontrollrate und in der lokalen Komplikationsrate. So weisen Windhager et al. [17] nach, daß die Rezidivhäufigkeit nach intralesionaler Tumorentfernung – und die Verbundosteosynthese ist ein intralesionales Verfahren – über 50 % beträgt. Nach extralesionaler Resektion und Implantation einer Prothese beläuft sich das lokale Rezidivrisiko nur auf 15 %. In unserer Serie waren Rezidive, die zum Reeingriff führten, sehr viel seltener. Wir führen dies weniger auf eine andere Operationstechnik als vielmehr auf die kurze Überlebenszeit der Patienten zurück, die an der Grunderkrankung selbst oder einer anderen Metastasenmanifestation verstarben. Eine obligate postoperative lokale Nachbestrahlung oder die Implantation von methotrexathaltigem Knochenzement [1] führen wir deshalb nicht durch. Auch nach Windhager et al. [17] hat eine niedrigere lokale Rezidivrate keinen Einfluß auf die Überlebenszeit, weshalb die Indikation zur extraläsionalen Tumorresektion nur bei zu erwartender guter Prognose gestellt werden sollte.

Dies geschieht auch im Hinblick auf die höhere lokale Komplikationsrate nach endoprothetischem Ersatz am proximalen Femur und Azetabulum. Im Vordergrund stehen die Prothesenluxation und das erhöhte Infektrisiko. Die bei unserer Serie aufgetretenen Komplikationen und Häufigkeiten stimmen dabei mit den in der Übersicht von Heisel et al. [9] mitgeteilten Erfahrungen überein. Ursache für die Prothesenluxation ist die nach einer Trochanterresektion fehlende Trochanterzügelung des Femurs, die teilweise notwendige Resektion der hier ansetzenden Muskulatur und der lange Hebelarm bei den Tumorprothesen. Auch mit einer Refixation des Muskelmantels [2] an die Prothese über entsprechende Verbindungselemente [2] oder Ösen und die

Implantation einer Brunswick-Schnapppfanne ist die Luxationstendenz nicht vollständig zu beheben. Wir sind daher dazu übergegangen, die Patienten 10 Tage in der Spreizschiene zu lagern und sie erst nach Beginnen der Vernarbung zu mobilisieren. Eine dauerhaft bessere Fixation der Muskulatur ist evtl. auch mit dem Einsatz oberflächenbeschichteter Prothesenschäfte zu erwarten.

Das höhere Infektrisiko führen wir mit auf das hohe Alter der Patienten und die verminderte Abwehrkraft bei reduziertem Allgemein- und Ernährungszustand zurück.

Die Wahl des Operationsverfahrens – Verbundosteosynthese oder Endoprothese – sollte nach unserer Auffassung mehr als bisher von der Tumorlokalisation und Ausdehnung abhängig gemacht werden. Die hierzu in der Einleitung genannten Kriterien sind u. W. bisher noch nicht so klar definiert worden.

Wann soll operiert werden? Es ist bekannt, daß nach eingetretenen pathologischen Frakturen sowohl das lokale als auch das allgemeine Risiko ansteigen [1, 6, 11, 12]. Daraus leiten wir ab, daß bereits die drohenden pathologischen Frakturen eine Indikation zur Operation darstellen und in der onkologischen Nachsorge vermehrtes Augenmerk auch auf sog. kleine Osteolysen zu richten ist, wenn sie ihren Sitz in den (belasteten) langen Röhrenknochen haben.

Welche Patienten sollen operiert werden? Betrachtet man die auch aus unseren Patientendaten ersichtliche hohe perioperative Sterblichkeit und die geringe Überlebenszeit von durchschnittlich nicht mehr als 10 Monaten [7, 10, 11], stellt sich die Frage, ob nicht zuviele Patienten mit zu geringer Lebenserwartung der Belastung einer Operation unterzogen werden. Nach den Erfahrungen aus den 60er Jahren mit der konservativen Therapie von pathologischen Frakturen, die in wenigen Wochen zur dauernden Bettlägerigkeit mit hohem Schmerzmittelverbrauch, Dekubitus und erheblichem Pflegeaufwand und letztendlich zum Tode führt, stellen wir gerade am coxalen Femurende die Operationsindikation sehr weit und setzen nur Narkosefähigkeit und eine voraussichtliche Überlebenszeit von wenigstens 4 Wochen voraus. Selbst bei dauernd bettlägerigen Patienten sind die letzen Lebenswochen damit wesentlich erträglicher zu gestalten.

Insgesamt haben uns die Fortschritte in der Alloarthroplastik des Hüftgelenks mit der Entwicklung von Tumorprothesen für proximales Femur und Azetabulum und die Entwicklung der Verbundosteosynthese Möglichkeiten an die Hand gegeben, die auch bei der infausten Prognose der Patienten mit Skelettmetastasen für einen gewissen Zeitraum Bewegungsfähigkeit und damit Lebensqualität gewährleisten.

Literatur

1. Arbeitsvorlagen 12. Symposium des Deutsch-Österreichisch-Schweizerischen Arbeitskreises für Osteologie. Heidelberg 4. 10. 1990
2. Burri C, Nadjafi AS (1973) Totalprothesen bei Metastasen im Hüftgelenk. Helv Chir Acta 40:225

3. Claes L, Burri C, Mutschler W, Rüter A (1983) The stability of different tumor protheses of the proximal femur. Proceedings 2. Int. Workshop on the design and application of tumor prostheses for bone and joint reconstruction. Wien 1983
4. Dominok G, Knoch HG (1977) Knochengeschwülste und geschwulstähnliche Knochenerkrankungen. VEB Fischer, Jena
5. Enneking WF (1983) Limb salvage in musculoskeletal oncology. Churchill Livingstone, New York
6. Fidler M (1981) Incidence of fracture through metastases in long bones. Acta Orthop Scand 52:623
7. Galasko CSB (1986) Skeletal metastases. Butterworths, London
8. Heimpel H, Herfarth C, Schreml W (1980) Metastasen. Huber, Bern
9. Heisel I, Schmitt E, Mittelmeier H (1983) Indikation und Ergebnisse des alloarthroplastischen Hüftgelenkersatzes mit der „Krückstock"-Endoprothese. Aktuel Traumatol 13:164
10. Kramer W, Gaebel G, Stuhldreyer G, Heitland W (1987) Ergebnisse der Behandlung pathologischer Frakturen langer Röhrenknochen. Unfallchirurgie 13:22
11. Kurock W, Sennerich T, Issendorff W-D von (1989) Versorgung pathologischer Femurfrakturen bei malignen Knochentumoren und Skelettmetastasen. Langenbecks Arch Chir 374:291
12. Lies A, Rehm J (1984) Pathologische Frakturen am Hüftgelenk. Aktuel Traumatol 14:79
13. Muhr G, Tscherne H (1981) Operative Behandlung bei Knochemetastasen. Chirurg 52:16
14. Mutschler W, Burri C (1982) Ergebnisse der Behandlung bei Tumoren und Metastasen am Becken und proximalen Femur. Langenbecks Arch Chir 358:403
15. Mutschler W (1989) Therapie von Knochenmetastasen. In: Rothmund (Hrsg) Metastasenchirurgie. Thieme, Stuttgart
16. Weiss L (1985) Principles of metastasis. Academic Press, Orlando
17. Windhager R, Ritschl P, Rokus U, Kickinger W, Braun O, Kotz R (1989) Die Rezidivhäufigkeit von intra- und extraläsional operierten Metastasen langer Röhrenknochen. Z Orthop 127:402
18. Wolter D (1982) Osteolysen – Pathologische Frakturen. Thieme, Stuttgart

Chirurgische Behandlung von Skelettmetastasen im Bereich der oberen Extremität *

W. Becker

Knochenmetastasen im Bereich der oberen Extremität sind relativ selten. Dies hängt zusammen mit der geringen Menge hämatopoetischen Knochenmarkes in dieser Region, da Karzinommetastasen dieses Milieu bevorzugen. Dementsprechend finden sich Metastasen in absteigender Reihenfolge der Häufigkeit nach an folgenden Skelettabschnitten: Wirbelsäule, Becken, proximales Femur, Schädel, Rippen und erst an 6. Stelle der proximale Humerus [5] (Tabelle 1). Weiter distal gelegene Skelettabschnitte werden noch seltener be-

Tabelle 1. Verteilung der Skelettmetastasen nach Lokalisationen.
(Nach [5])

- Wirbelsäule
- Becken
- proximales Femur
- Schädel
- Rippen
- proximaler Humerus

troffen, allerdings sind die sog. Akrometastasen, also solche der Hände und Füße, doch nicht so selten wie gemeinhin oft angenommen wird. Kerin [11] hat eine ganze Reihe zusammengestellt, wovon 81 die distalen Phalangen, 43 die Metacarpalia betrafen und 46 die Carpalia. Metastasen der Fingerphalangen stammen zum größten Teil aus der Lunge, von wo aus sie direkt in die Peripherie abgeschwemmt werden können. Im übrigen ist eine Umgehung des Lungenfilters nur über einen Septumdefekt vorstellbar bzw. durch Sekundärmetastasierung aus einer Lungenmetastase. Lombardi u. Amadio [13] berichten darüber hinaus, daß außer der Lunge auch Tumoren der Halsregion in die Hände metastasieren, während an den Füßen eher Tumoren des Uterus Absiedlungen setzen. Akrometastasen an den Händen waren in der Mayo Clinic Serie doppelt so häufig wie an den Füßen. Die Bevorzugung der Wirbelsäule hat ihre Ursache in der besonderen Venensituation mit dem mächtigen

* Zwei Fälle wurden freundlicherweise von der Orthopädischen Universitätsklinik Heidelberg (Dir. Prof. Dr. H. Cotta) zur Verfügung gestellt.

Abstromgebiet über die Wirbelvenen, welches mit dem System der V. cava konkurriert.

Die Behandlung der Metastasen an der oberen Extremität erfolgt traditionell eher konservativ mit Schienen und Orthesen, vor allem in der Vorstellung, daß eine Abstützfunktion der Arme in der Regel nicht vorrangig sei. Dementsprechend wird die Indikation zu aktiverem Vorgehen dann vermehrt gesehen, wenn infolge von Schwächung der unteren Gliedmaßen die Arme für Abstützfunktionen gebraucht werden. Eine pathologische Fraktur wird in der Regel schon eher eine Operationsindikation abgeben, obwohl auch einige Frakturen, insbesondere solche osteoplastischer Ausprägung, ausheilen können. Das vordringliche Ziel jeder Metastasentherapie muß sein, Schmerzen zu nehmen, die Funktion nach Möglichkeit zu erhalten oder wiederherzustellen und notfalls wenigstens die Pflege zu erleichtern. Es geht vor allem darum, diesen Patienten in ihrer Spätphase der Krankheit das Leiden möglichst zu erleichtern und sie wenn möglich nicht aus ihrem sozialen Kontakt herauszureißen.

Insofern ist es wichtig, sich ein ungefähres Bild über die prospektive Überlebenszeit nach dem Auftreten von Knochenmetastasen zu machen, welches vor allem von der jeweiligen Histologie abhängig ist (Tabelle 2). So haben die Patienten mit Lungenkarzinomen mit Abstand die schlechteste Prognose mit einer Überlebenszeit von durchschnittlich nur 3,6 Monaten. Dennoch soll nach allgemeiner Erfahrung eine Wiederherstellung der Integrität des Skelettsystems angestrebt werden, wenn die erwartete Überlebenszeit wenigstens 3 Monate beträgt. Patienten mit Metastasen von Niere, Brust und Prostata haben zunehmend längere Überlebenszeiten von 11,8, 22,8 und schließlich 29,3 Monaten nach der Statistik von Harrington [7], die an 375 Patienten mit Metastasen gewonnen wurde. Bei diesen Überlegungen ist von Bedeutung, daß durch die Verbesserung der Strahlen- und Chemotherapie mehr Patienten mehr Metastasen über längere Zeiträume erleben. Metastasen treten in der Regel multipel auf bzw. werden es rasch. An einem Autopsiegut wurden lediglich 9% solitäre Metastasen gefunden im Vergleich zu 75% primär multipler Knochenmetastasierung [19]. Derartige solitäre Absiedlungen sind allerdings besonders vom Nierenzellkarzinom bekannt, die daher onkologisch radikal anzugehen sind. Marcove et al. [14] haben 1972 über Langzeitverläufe bei solitären Metastasen des Nierenzellkarzinoms berichtet, bei denen von 59 Fällen nach 3 Jahren noch 45% überlebten, nach 5 Jahren 34% und nach 10 Jahren immerhin noch 18%.

Tabelle 2. Durchschnittliche Überlebenszeiten. (Nach [7])

Lunge:	3,6 Mo.
Niere:	11,8 Mo.
Brust:	22,8 Mo.
Prostata:	29,3 Mo.

Die Verbundosteosynthese bei Frakturen oder drohenden Frakturen des Humerus wird seltener durchgeführt, nicht nur weil sie seltener vorkommen – auf die geringere Masse an hämatopoetischem Mark wurde bereits hingewiesen, wie auch auf die weniger bedeutsame tragende Funktion –, sondern auch wegen der entsprechenden Einschätzung. Die Überbrückung muß großzügig erfolgen (Abb. 1), da der Knochen meist ausgedehnt befallen ist. Bei zu knapper Dimensionierung wird sonst die Osteosynthese rasch ausbrechen.

Die postoperative Bestrahlung muß dieses Risiko möglichst eindämmen. Dabei ist wichtig zu wissen, daß durch die Verbundosteosynthese keine Beeinträchtigung der Bestrahlung erfolgt [10]. Es ist zu beachten, daß etwa 30% der Dosis durch die Metallarmierung abgeschirmt wird [18]. Die physikalische Beschaffenheit des Palakos wird durch Strahlendosen, wie sie therapeutisch angewandt werden, nicht verändert. Eine Zerstörung setzt erst bei Dosierungen in mehreren Zehnerpotenzen der üblichen Dosis ein. Nach Bonarigo u. Rubin [2] ist allerdings zu bedenken, daß die Chondrogenese durch die Strahlenwirkung mehr geschädigt wird, als die Osteogenese, was insofern Bedeutung gewinnt, als die zwangsläufig einsetzende Kallusbildung bei einer instabilen Osteosynthese erheblich gestört ist, während die für die stabile Osteosynthese charakteristische primäre Knochenbruchheilung weniger irritiert wird. Die von Galasko [6] vermutete Störung der Frakturheilung durch Einwirkung des Methylmethacrylats aufgrund seiner Hitzewirkung ist überschätzt worden, wie wir inzwischen aus den Beobachtungen im Zusammenhang mit den Knochenzementplomben bei primären Knochentumoren wissen, bei denen sogar eine deutliche Anregung periostaler Knochenneubildung zu beobachten ist. Die physiologische Knochenbruchheilung der Metastasenregion ist unterschiedlich, je nachdem ob osteolytische oder osteoplastische Metastasen vorliegen, wobei sie nur bei osteoplastischen oder gemischten überhaupt erwartet werden darf.

Von besonderer Bedeutung für die Planung des chirurgischen Vorgehens bei Metastasen ist die Abschätzung des Frakturrisikos, da natürlich die alleinige Bestrahlung eine deutlich geringere Morbidität schafft. Prüfstein und Endziel aller Arbeit am Krebsproblem ist doch immer wieder der Kranke selbst hat K. H. Bauer in seinem Werk „Das Krebsproblem" 1949 betont [1]. In diesem Sinne darf eine patientenorientierte Behandlungsstrategie diesem keinesfalls eine überflüssige Therapie zumuten, so daß möglichst exakte Kriterien für die Operationsindikation gesucht werden müssen. Chao et al. [4] sehen ein 50%iges Frakturrisiko, wenn die Läsion 3 cm übersteigt und mehr als 50% der Zirkumferenz umfaßt. Sie sehen die Frakturgefahr als erheblich an, wenn die Zirkumferenz zu 75% betroffen ist. Nach dem Schmerz hat sich Galasko [6] in seiner Schätzung gerichtet und angenommen, daß schmerzhafte Metastasen generell frakturgefährdet seien. Mirels [15] hat kürzlich einen Versuch unternommen, das Frakturrisiko aufgrund einer leicht durchführbaren Analyse einiger wichtiger Daten zu bestimmen. Er hat hierzu ein Graduierungssystem entwickelt, welches zunächst einmal den verschiedenen variablen Faktoren eine Gewichtung zuordnet, wobei die peritrochantere Region den höchsten Gefährdunggrad 3 aufweist, die Schmerzen unterschieden werden in

Tabelle 3. Abschätzung des Frakturrisikos. (Nach [15])

Variable	1	2	3
Lokalisation	obere Extr.	untere Extr.	peritrochanter
Schmerz	gering	mäßig	funktionell
Struktur	osteoplastisch	gemischt	osteolytisch
Ausdehnung	unter 1/3	1/3–2/3	über 2/3

geringe, milde und solche die sich unter der Funktion verstärken. Osteolytische und osteoplastische sowie gemischte Metastasen werden ebenfalls in die Einteilung nach 1–3 hereingenommen und schließlich die Ausdehnung nach bis zu 1/3, 1/3–2/3 und über 2/3. Auf diese Weise kann eine Gradeinteilung zwischen 4 und 12 erstellt werden (Tabelle 3). Mirels hat nach dieser Einteilung unter Einsatz dreier unabhängiger Beobachter eine hohe und reproduzierbare Vorhersagewahrscheinlichkeit für das Eintreten einer Fraktur erzielen können (Tabelle 4): danach beträgt das Frakturrisiko bei Grad 7 nur 5% und rechtfertigt somit keine prophylaktische Osteosynthese. Bei Grad 8 steigt das Risiko auf 15% an. Mirels spricht bei Grad 8 von einem Dilemma, da keine präzise Empfehlung gegeben werden kann. Sicherlich sollte man in dieser Konstellation andere klinische und individuelle Faktoren zur Entscheidungsfindung heranziehen. Bei einem Punktwert von 9 beträgt die Frakturwahrscheinlichkeit bereits 33%, und man sollte in dieser Situation unabhängig von anderen Faktoren die Indikation zur Osteosynthese stellen. Die prophylaktische Stabilisierung bedeutet für den Patienten einen wesentlich kleineren Eingriff, als die Versorgung der eingetretenen Fraktur, mit geringem Risiko und kurzer Hospitalisationszeit. In der Aufstellung von Mirels spiegelt sich auch die klinische Beobachtung wider, daß die obere Extremität bei sonst gleicher Klinik nur zur Hälfte vom Frakturrisiko der unteren Extremität bedroht ist und nur zu einem Drittel der der pertrochanteren Region. Die Abb. 2 zeigt eine gemischt osteoplastisch-osteolytische Metastasierung eines Prostatakarzinoms, bei dem bei geringen Schmerzen und einer Ausdehnung von über 2/3 ein Punktwert von 7 erreicht wird, das Frakturrisiko also bei etwa 5% liegt. Unter diesen Umständen besteht keine Indikation zur prophylaktischen Stabilisierung. Treten jedoch Schmerzen hinzu, dann wird über den Punktwert 8 die relative und bei starken Schmerzen die absolute Operationsindikation erreicht.

Die von Maurice Müller [16] bereits 1962 eingeführte Verbundosteosynthese hat sich verständlicherweise aus den Erfahrungen und Anforderungen der Unfallchirurgie heraus entwickelt und sich daher vor allem an der Wiederher-

Tabelle 4. Relevanz der Graduierung nach Mirels für die Indikation zur prophylaktischen Stabilisierung

7 (5% Frakturrisiko) und weniger:	keine Indikation
8 (15% Frakturrisiko):	unsicher, individuell
9 (33% Frakturrisiko) und mehr:	eindeutige Indikation

stellung der Gehfähigkeit messen lassen. Frühzeitig wurde das Verfahren hier übernommen: Krebs [12] hat über die Behandlung in Heidelberg und Henche et al. [9] über die Anwendung in Basel berichtet. Die Analyse von 375 Metastasenbehandlungen durch Harrington et al. [8] ergab, daß 94% der vor der Fraktur noch gehfähigen Patienten auch nachher wieder gehfähig wurden, was gegenüber der Fixation ohne Zementverbund [17] eine wesentliche Verbesserung darstellte. Mit diesem Verfahren konnten nur 52% der Patienten wieder auf die Beine gebracht werden. Burri u. Rüter [3] streben bei solitären Metastasen eine Kontinuitätsresektion an, bei der sie am belasteten Knochen zusätzlich noch eine Spongiosaplombe empfehlen. Nur bei multiplen Metastasen empfehlen sie die einfache Verbundosteosynthese. Es sollte allerdings bedacht werden, daß im Stadium eines metastasierten Krebsleidens vor allem auch Zeit gewonnen werden muß und deshalb lange Rehabilitationszeiten zu vermeiden sind. Die Kontinuitätsresektion sollte deshalb nur dann durchgeführt werden, wenn sie mit einer raschen Mobilisierung verbunden werden kann.

Neuere Arbeiten aus der Mayo Clinic [21] (Tabelle 5) lassen den Trend erkennen, mehr prophylaktische Stabilisierungen durchzuführen. In einem Krankengut von 166 Verbundosteosynthesen erfolgten diese immerhin in einem Drittel der Fälle bei drohender Fraktur. Betrachtet man allerdings die Zahlen für Humerus und Femur getrennt (Tabelle 6), so wird erkenntlich, daß beim Femur die Anzahl der Indikationen bei drohender Fraktur über 50% betrug, während sie beim Humerus kaum 25% erreichte. Dies bedeutet, daß man offenbar immer noch unter dem traditionellen Einfluß der Nichtbehandlungsbedürftigkeit von Metastasen der oberen Extremität am Humerus immerhin hat 35 Frakturen entstehen lassen. Es kann angenommen werden, daß ein großer Teil der Patienten mit einer prophylaktischen Stabili-

Tabelle 5. Verteilung und Häufigkeit von Verbundosteosynthesen in der Mayo Clinic 1976–1983. (Nach [21])

166	Verbundosteosynthesen, davon
	2/3 bei Fraktur
	1/3 bei drohender Fraktur
120	Femur
46	Humerus

Tabelle 6. Mayo Clinic Serie (s. Tabelle 5): zu zögerliche Indikation zur Prophylaxe am Humerus! (Nach [21])

Mayo Clinic 1976–1983: 166 Verbundosteosynthesen

Femur	Fraktur	drohende Fraktur
120	71	49
Humerus		
46	35	11

sierung besser behandelt gewesen wäre. Die Verplattung mit Palacos kann an dem relativ kleinen Knochen gelegentlich schwierig sein (Abb. 3 und 4). Deshalb zieht Pritchard [20] am Humerus die Marknagelung vor (Abb. 5 und 6). Er legt großen Wert darauf, die Nagelspitze am Akromion zu versenken. Die Marknagelung oder auch gekreuzte Rush-pins, wenn es sich um eine Lokalisation am distalen Humerus handelt, erscheint sicherer als die Verplattung mit Palakos, da in dem relativ kleinen Knochen rasch die Substanz zur Verankerung aufgebraucht ist.

Humerusmetastasen sind häufig gelenknah lokalisiert (Abb. 7), was zusätzlich die Einsatzmöglichkeit der Verbundosteosynthese (Abb. 8) einschränkt. Aus diesem Grunde stellt sich sehr oft die Indikation zum Gelenkersatz, wobei sich die isoelastische Prothese nach Morscher bewährt hat (Abb. 9).

Bei sehr ausgedehnten Zerstörungen müssen eventuell speziell anzufertigende Prothesen (Abb. 10) eingesetzt werden. Eine speziell angefertigte Prothese mit einem isoelastischen Anteil und einer Metallverbindung zum distalen Humerusrest wurde anläßlich einer Metastasenresektion in Heidelberg eingesetzt – das Bild (Abb. 11) verdanke ich der Heidelberger Klinik.

Der distale Humerus ist seltener betroffen, aber auch hier wird man eher Gelenkprothesen einsetzen müssen, wie z. B. hier eine auf dem Modell einer GSB-Ellenbogenprothese aufgebaute Spezialanfertigung (Abb. 12).

Bei den Unterarmknochen kann man entweder eine Verbundosteosynthese durchführen (Abb. 13 und 14), in besonderen Fällen ist aber auch eine ersatzlose Resektion möglich.

Die seltenen Metastasen der Akren können durch Amputation oder Strahlresektion angegangen werden, ein Aufbau kommt hier in der Regel nicht in Betracht, denn es geht, wie Morscher schon 1976 sagte, vor allem darum, Lebensqualität zu erhalten, und dies in einem Minimum an Hospitalisationszeit, damit den ohnehin vom Tode gezeichneten Menschen ein möglichst langes Verbleiben in ihrem sozialen Umfeld ermöglicht wird.

Literatur

1. Bauer KH (1949) Das Krebsproblem. Springer, Berlin Göttingen Heidelberg
2. Bonarigo BC, Rubin P (1967) Nonunion of pathologic fracture after radiation therapy. Radiology 88:889–898
3. Burri G, Rüter A (1977) Die chirurgische Behandlung von Knochenmetastasen. In: Burri C, Betzler M (Hrsg) Knochentumoren. Aktuelle Probleme in Chirurgie und Orthopädie, Bd 5. Huber, Bern
4. Chao EYS, Sim FH, Shives TC, Pritchard DJ (1988) Management of pathologic fracture. In: Sim FH (ed) Diagnosis and management of metastatic bone disease. A multidisciplinary approach. Raven Press, New York
5. Copeland MM (1970) Metastases to bone from primary tumors in other sites. Proc Nat Canc Conf 6:743–756
6. Galasko CSB (1974) Pathologic fractures secundary to metastatic cancer. J R Coll Surg Edinb 19:351–362
7. Harrington KD (1981) The management of acetabular insufficiency secondary to metastatic malignant disease. J Bone Joint Surg 63:653–664

8. Harrington KD, Sim FH, Ennis JE, Johnston JO, Dick HM, Gristina AG (1976) Methylmethacrylate as an adjunct in internal fixation of pathologic fractures: experience with three hundred and seventy-five cases. J Bone Joint Surg 58:1047–1055
9. Henche HR, Stadler J, Müller W, Morscher E (1976) Operative Behandlung pathologischer Frakturen. Orthopäde 5:172–179
10. Hymmen U, Wieland C (1971) Bestrahlung von malignen Knochenveränderungen nach orthopädischen Maßnahmen. Strahlentherapie 141:146–150
11. Kerin R (1983) Metastatic tumors of the hand. A review of the literature. J Bone Joint Surg 65:1331–1335
12. Krebs H (1978) Management of pathologic fractures of long bones in malignant disease. Arch Orthop Traum Surg 92:133–137
13. Lombardi RM, Amadio PC (1988) Acrometastases. In: Sim FH (ed) Diagnosis and management of metastatic bone disease. A multidisciplinary approach. Raven Press, New York
14. Marcove RC, Sadrieh J, Huvos AG, Grabstald H (1972) Cryosurgery in the treatment of solitary or multiple bone metastases from renal cell carcinoma. J Urol 108:540–547
15. Mirels H (1989) Metastatic disease in long bones. A proposed scoring system for diagnosing impending pathologic fractures. Clin Orthop 249:256–264
16. Müller ME (1963) Kunstharze in der Knochenchirurgie. Helv Chir Acta 30:121
17. Murray JA, Parrish FF (1974) Surgical management of secundary neoplastic fractures about the hip. Orthop Clin North Am 5:887–901
18. Peltier LF, Nice CM jr (1951) Irradiation of bone lesions in the presence of metallic intramedullary fixation. Radiology 56:248–250
19. Petasnick JP (1977) Metastatic bone disease. In: Ranniger K (ed) Handbuch der medizinischen Radiologie, Bd V/Teil 6: Bone tumors. Springer, Berlin Heidelberg New York
20. Pritchard DJ (1988) Lesions of the humerus. In: Sim FH (ed) Diagnosis and management of metastatic bone disease. A multidisciplinary approach. Raven Press, New York
21. Yazawa Y, Frassica FJ, Chao EYS, Pritchard DJ, Sim FH, Shives TC (1990) Metastatic bone disease. A study of the surgical treatment of 166 pathologic humeral and femoral fractures. Clin Orthop 251:213–219

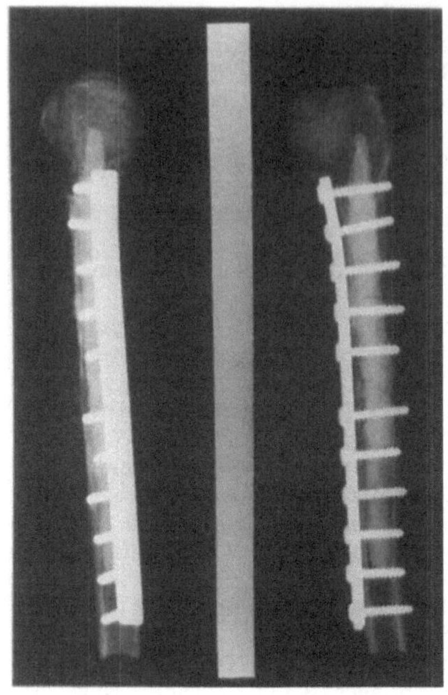

Abb. 1. Verbundosteosynthese am Humerus muß ausgiebig erfolgen (Fall aus der Orthop. Univ.-Klinik Heidelberg)

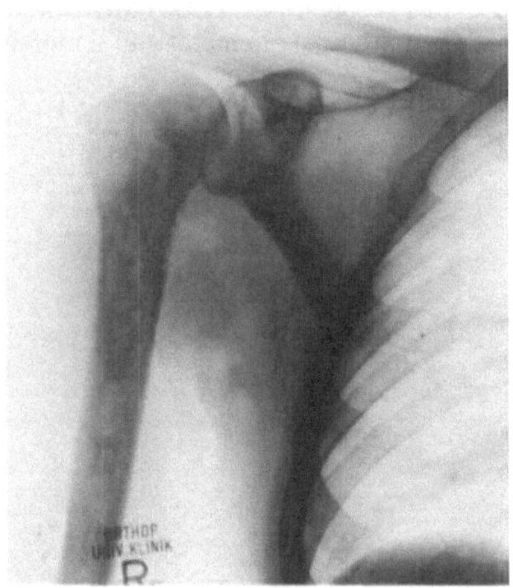

Abb. 2. Nach Mirels Graduierungssystem hängt die Operationsindikation für diese Prostatametastase einzig am Ausmaß der Schmerzen. (Erläuterung s. Text)

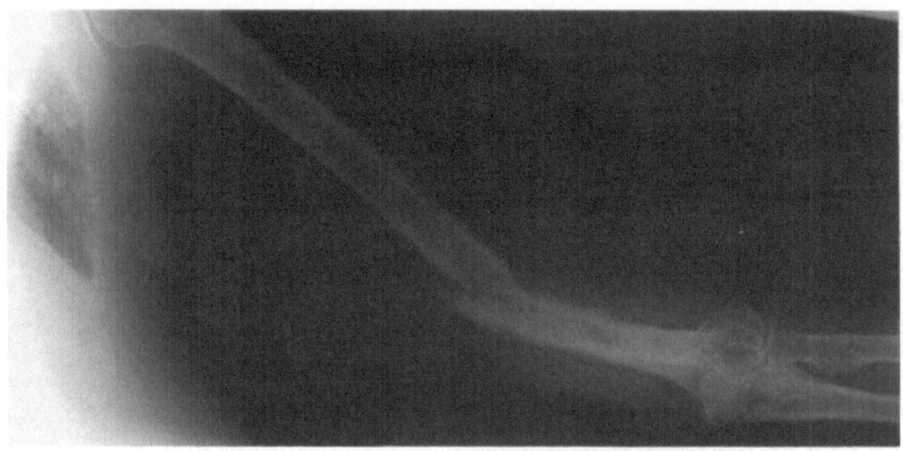

Abb. 3. Im relativ engen und kleinen Humerus ist die Verbundosteosynthese oft nur schwer unterzubringen

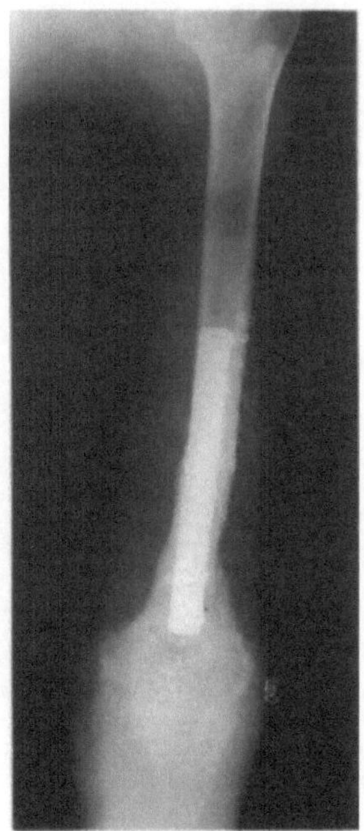

Abb. 4. Zustand nach Verbundosteosynthese mit Platte und Refobacinplacos

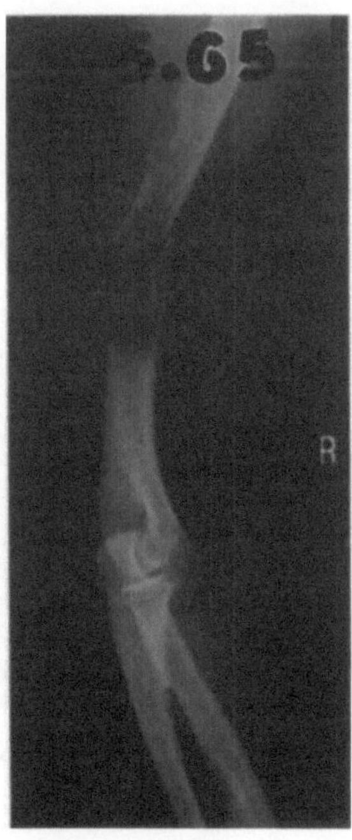

Abb. 5. Diaphysär liegendes Myelom

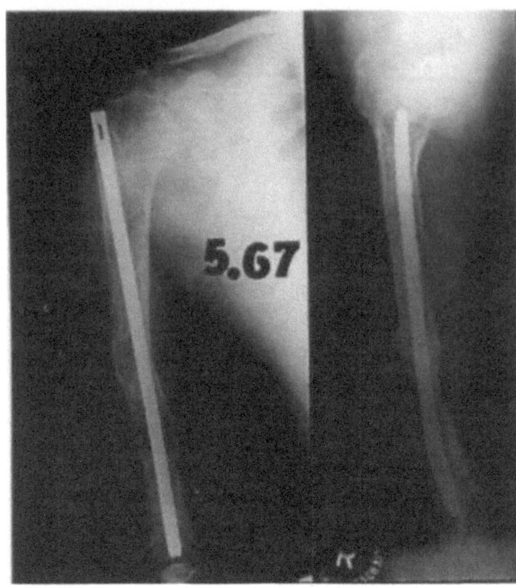

Abb. 6. Zustand nach Verbundosteo-synthese mit Küntscher-Nagel. Distal ist es nach 2 Jahren zu einer erneuten Tumorprogredienz gekommen

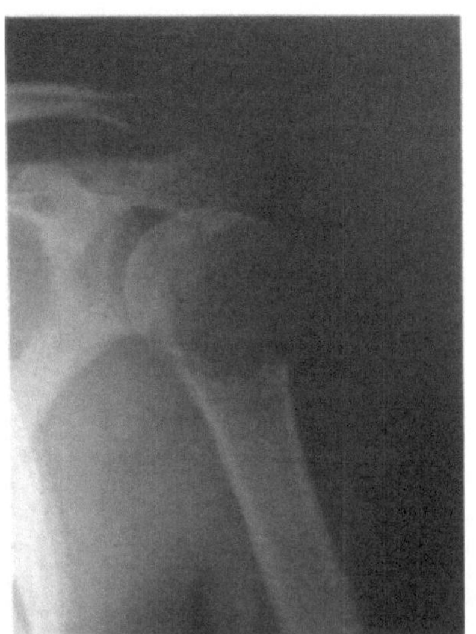

Abb. 7. Viele Metastasen liegen gelenknah oder metaphysär

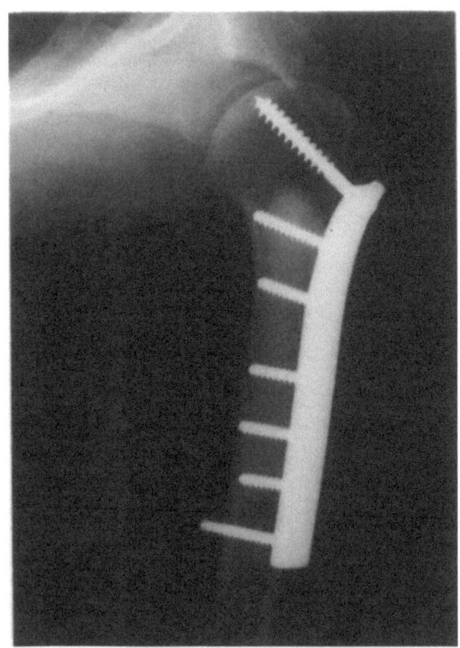

Abb. 8. Klassische Verbundosteosynthese nur selten möglich

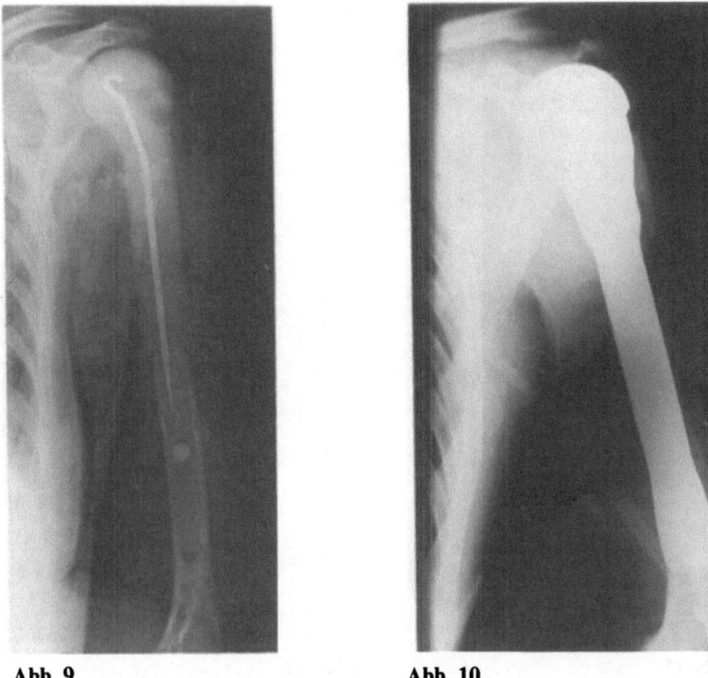

Abb. 9   **Abb. 10**

Abb. 9. Isoelastische Prothese in verschiedenen Größen erhältlich

Abb. 10. Spezialangefertigte Humerusprothese zum Ersatz des größten Teils des proximalen Humerus. Ansatz mit Konusüberwurf über distalen Stumpf

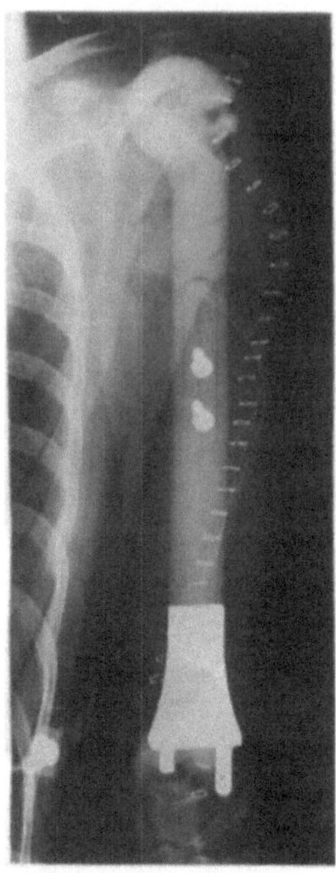
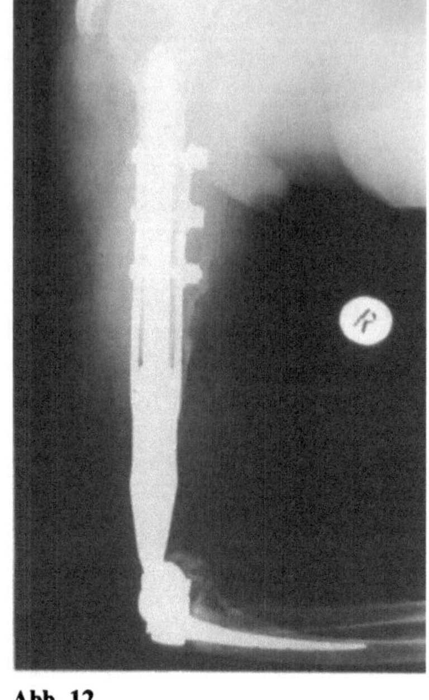

Abb. 11   **Abb. 12**

Abb. 11. Spezialangefertigte Humerusprothese zum Ersatz des größten Teils des proximalen Humerus. Ansatz am distalen Stumpf über im Kondylus verankerte Metallstifte. (Fall aus der Orthop. Univ.-Klinik Heidelberg)

Abb. 12. Spezialangefertigte Prothese auf der Basis eines GSB-Ellenbogengelenks zur Überbrückung eines distalen Humerusdefekts

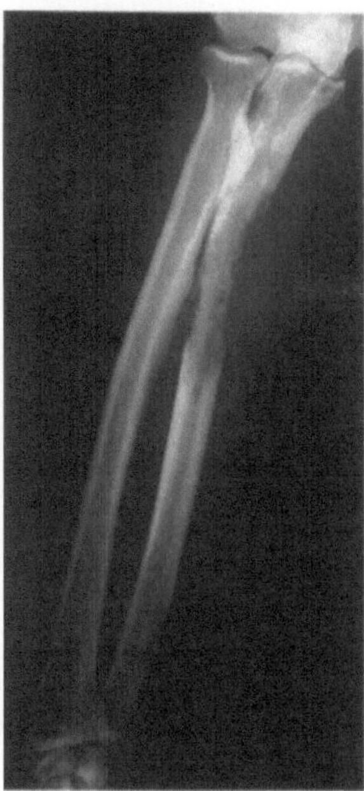

Abb. 13. Bronchialkarzinommetastase der proximalen Ulna

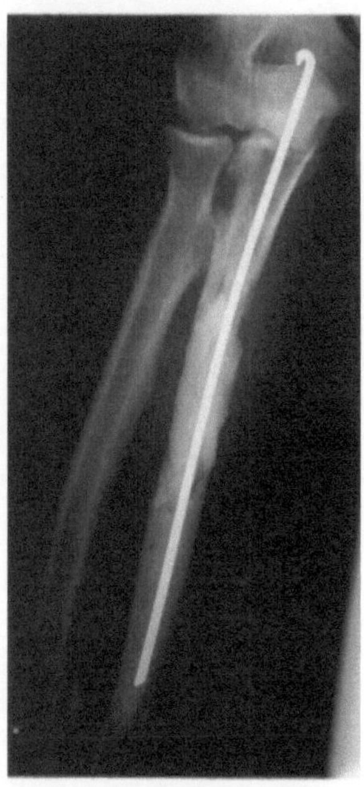

Abb. 14. Verbundosteosynthese über Rush-pin mit Refobacin-Palacos

Zur operativen Behandlung von Metastasen im Bereich des Gesichtsschädels

K. KRISTEN

Wenn in der Mund-Kiefer-Gesichtschirurgie Fragen der Tumormetastasierung angesprochen sind, wird darunter überwiegend die Absiedlung eines Mundschleimhautkarzinoms oder Kiefermalignoms nach kaudal in die regionären Lymphknoten und – als Fernmetastase – in andere Körperregionen verstanden: Das präoperative Tumorstaging und die TNM-Klassifikation sind dafür Beleg. Hierüber gibt es ansehnliche Dokumentationen und Therapierichtlinien, die Initiativen des Deutsch-Österreichisch-Schweizerischen Arbeitskreises für Tumoren im Kiefer-Gesichtsbereich (DÖSAK) dürfen in diesem Zusammenhang gewürdigt sein.

Ganz anders die Ausgangssituation, die das heutige Symposium für mein Fachgebiet bereithält: Metastasen von Organtumoren in den Bereich des Gesichtsschädels stellen zwar eine morphologische Entität dar, es handelt sich aber um ausgesprochene Raritäten. Dabei muß berücksichtigt werden, daß der Anteil des Mundschleimhautkrebses am gesamten Geschwulstkrankengut in unserem Lande ohnehin nur etwa 4–5% beträgt [4]. Aber national und inter-

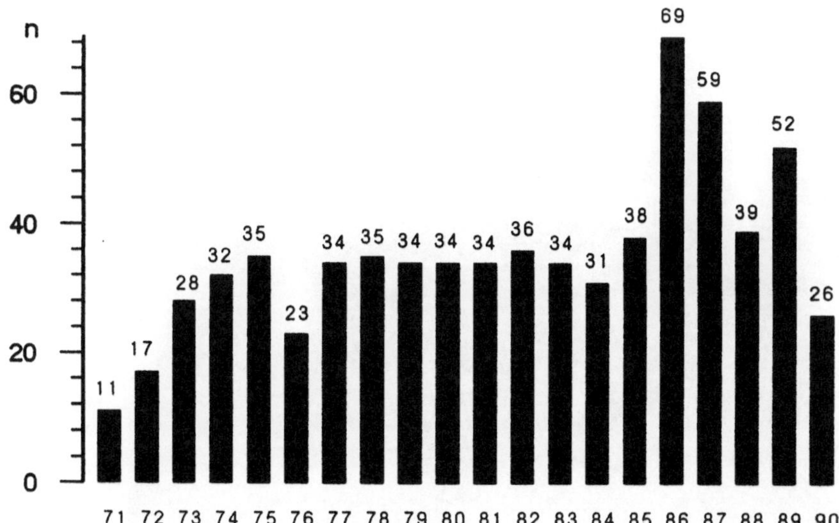

Abb. 1. Primäre Malignome im MKG-Bereich ($n = 701$) (1.7.1971–30.6 1990) UMZK-Klinik Heidelberg

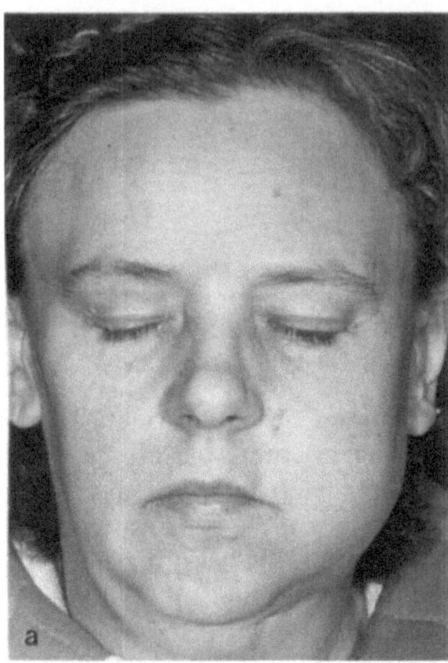

Abb. 2a–c. Metastase eines Schilddrüsen-karzinoms linker Kieferwinkel (a) mit epulisartiger Neubildung enoral (b) und ausgeprägter Osteolyse des aufsteigenden Unterkieferastes (c)

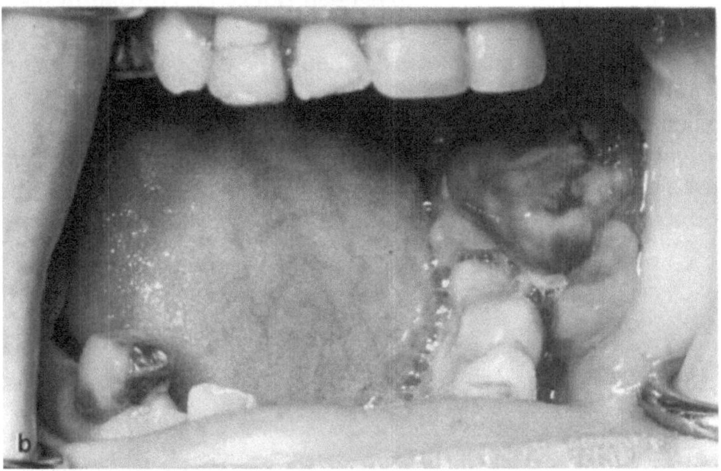

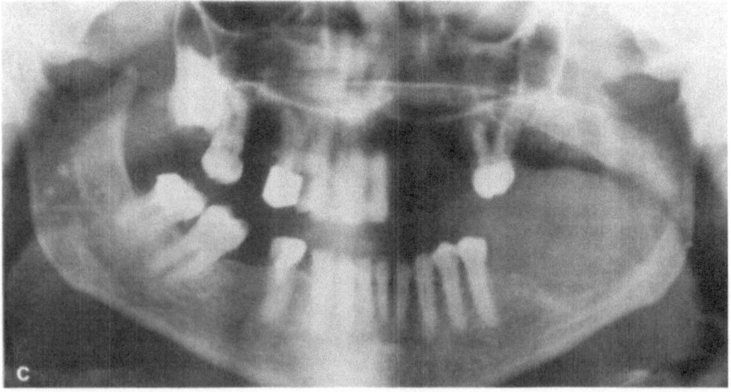

national ist die Freuqenz der Mundschleimhautkarzinome im Ansteigen, wobei sich der Krebs der Kieferregion zunehmend zu den jüngeren Jahrgängen verschiebt (Abb. 1).

Im Schrifttum über Kiefermetastasen prävaliert die kasuistische Einzelmitteilung mit entsprechenden Literaturdiskussionen, wobei Mathis [7] schon 1956 den oftmals anekdotenhaften Charakter einzelner Fallberichte gerügt hatte, der diese für eine Statistik wenig brauchbar mache. Immerhin hat kürzlich mein Athener Fachkollege Zachariades [16] aus insgesamt 204 Publikationen der Weltliteratur 274 metastasierende Tumoren in Mandibula und Maxilla zusammentragen können.

Aus Gründen der historischen Fachbezogenheit darf zunächst Schmorl [13] erwähnt werden, der auf der Sitzung der Gesellschaft für Natur- und Heilkunde am 18. 12. 1909 in Dresden über die Metastase eines Mammakarzinoms in die Pulpahöhle eines Backenzahnes berichtet hatte. In die Amtszeit meines Lehrers R. Ritter fielen die Heidelberger Publikationen (1957) von Pfeifer [11] über die Metastase eines Hypernephroms in die Mundhöhle und von Lehnert [5] über eine Chorionepitheliommetastase an den Oberkiefer. Aus meiner Kölner Tätigkeit erinnere ich an Metastasen eines Bronchialkarzinoms und eines Prostatakarzinoms, jeweils in den Kieferwinkelbereich. In allen 4 Fällen konnte erst aus dem pathologischen Befund des oralen Tumors der Primärtumor ermittelt werden. Seither besteht im klinischen zahnärztlichen Unterricht das Postulat – und dies kann auch als Empfehlung an interessierte Ärzte gelten – daß jede exzidierte Epulis, also jede periphere Granulationsgewebswucherung, dem Pathologen zur morphologischen Aufarbeitung übergeben werden muß.

Um nun ganz auf den Inhalt dieses Symposiums einzuschwenken, grenze ich mein Thema weiter ein und berichte im folgenden nur über 31 Fälle von *ossären Metastasen*, wenngleich diese bisweilen mit Weichteilexophyten vergesellschaftet waren (Abb. 2a–c). Das Durchschnittsalter dieser Patienten lag bei 62 Jahren (Abb. 3).

Die Einordnung der metastatischen Tumoren erfolgte nach morphologischen Kriterien, d.h. die Identität von Metastase und Primärtumor mußte eindeutig erbracht sein. Tumoren des blutbildenden Systems blieben unberücksichtigt. An dieser Stelle sei dem Pathologischen Institut unserer Universität unter Herrn Prof. Otto und seinem Amtsvorgänger Herrn Prof. Doerr für die pathologische Befunddokumentation gedankt.

In unserem Krankengut beobachteten wir 6mal eine Metastasierung in den Oberkiefer, 25mal war die Mandibula von der Tumorabsiedlung betroffen, und zwar meist hinter dem Eckzahnbereich, was auch mit der internationalen Literatur übereinstimmt. In derselben ist auch überwiegend auf das Vorhandensein roten Knochenmarkes im rückwärtigen Mandibularabschnitt für das Zustandekommen einer Metastase abgehoben: die dünnwandigen Gefäßkanäle würden geeignete Stationen für die Ansiedlung und Proliferation neoplastischer Emboli liefern [15], die Metastasierung also auf dem Blutwege erfolgen.

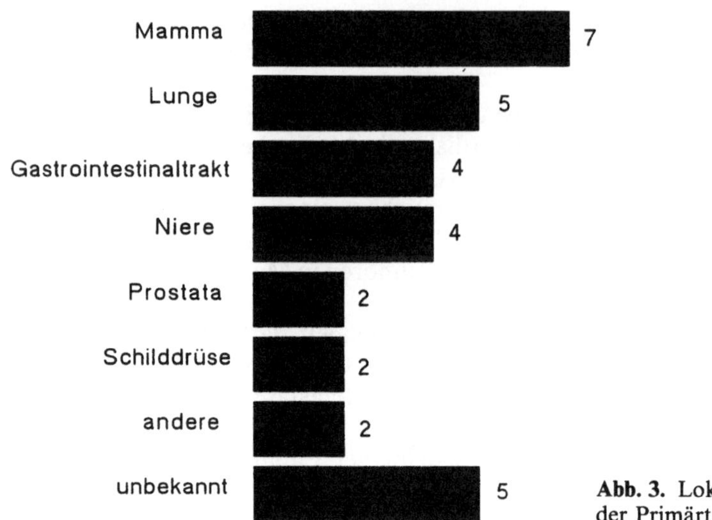

Abb. 3. Lokalisation der Primärtumoren ($n = 31$)

Hinsichtlich der klinischen *Symptomatik* der Kiefermetastasen kann die von Zöller u. Singer [17] aus unserer Klinik an 8 Fällen beschriebene Symptomentrias auch in dem erweiterten Krankengut bestätigt werden: neben der Knochenauftreibung und Weichteilschwellung vor allem als Frühsymptom die Gefühlsstörung im Endausbreitungsgebiet des N. mandibularis, das sog. Vincent-Symptom in der Unterlippe. Die Metastase folgt offensichtlich dem mandibulären, neurovaskulären Bündel [2].

Zur *Diagnostik* von Kiefermetastasen gilt die konventionelle Röntgendiagnostik als Standardverfahren. Als Screeningmethode hat sich die Knochenszintigraphie bewährt. Die Computertomographie kann für die Therapieplanung wichtig sein. Daß die Sonographie eine ideale Ergänzung zum Orthopantomogramm in der Erkennung und Verlaufskontrolle ossärer Destruktionen der Mandibula sein kann, verdanken wir einer Arbeitsgruppe um Mende [8] (Radiologische Univ.-Klinik).

In der *Therapie* der Kiefermetastasen sind wir auf eine enge interdisziplinäre Zusammenarbeit angewiesen, wie sie für unseren Raum im Onkologischen Arbeitskreis des Tumorzentrums Heidelberg/Mannheim seit Jahren gewährleistet ist.

Da die Metastasentherapie von vielen Faktoren abhängig ist und überwiegend palliativen Charakter hat, kann hier keine Kaskade brillanter operativer Einzelaktionen demonstriert werden, zumal Radiologie und Chemotherapie nicht nur in den eigenen Fällen in der Metastasenbehandlung eine entscheidende Rolle spielten.

Nach der in allen 31 Fällen durchgeführten Biopsie konnten wir bei 12 Fällen durch operative Maßnahmen im Sinne einer Knochenresektion temporäre Besserungen erreichen oder die ohnehin kurze Überlebenszeit erträglicher gestalten (Abb. 4a–d und 5a–d). Eine 3jährige Überlebensrate, wie

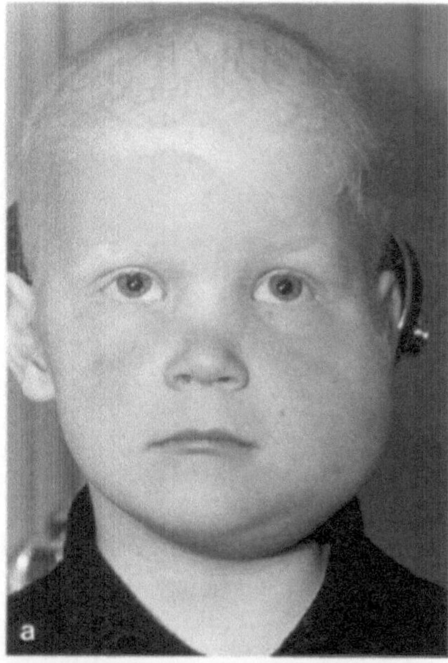

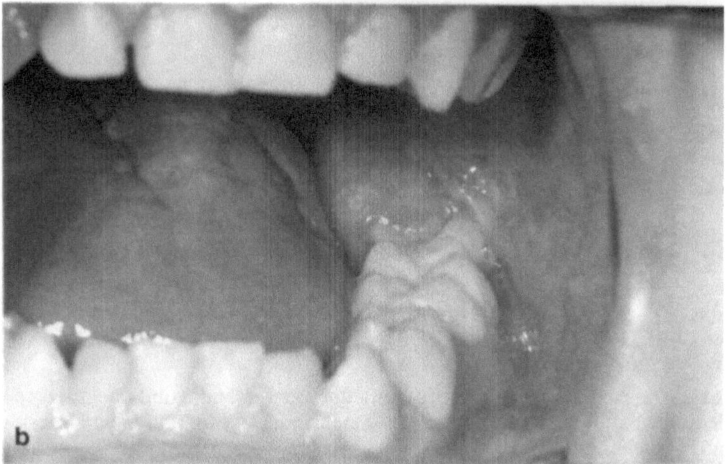

Abb. 4a–d. Unterkiefermetastase eines Wilms-Tumors bei einem 6jährigen (**a** und **b**)

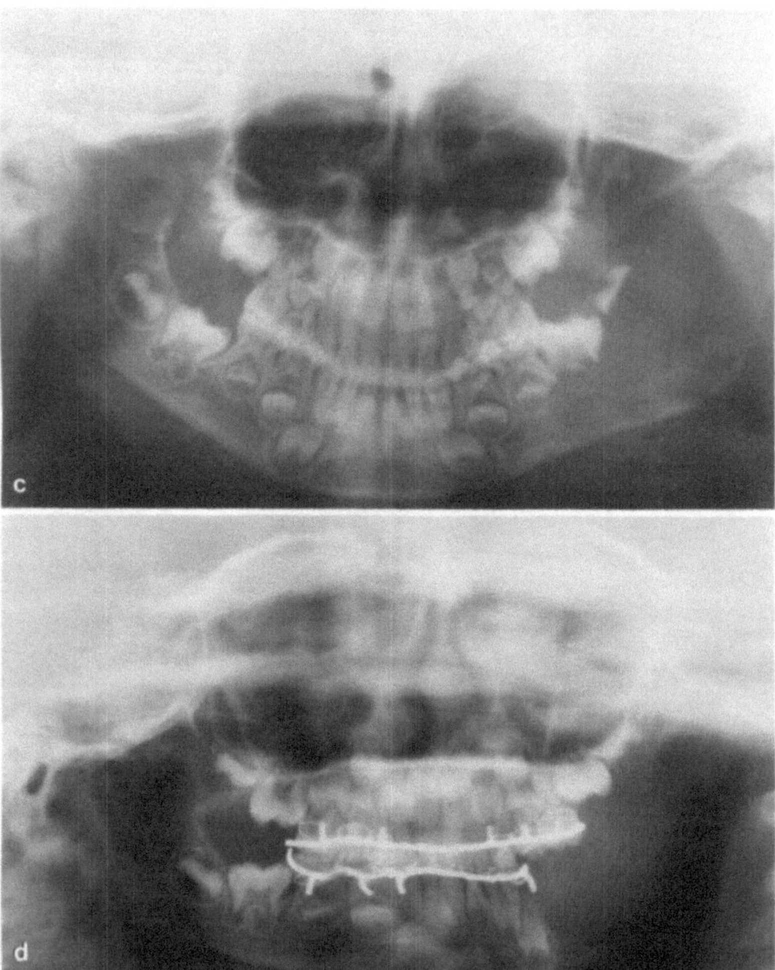

Abb. 4. c, d. 3 Jahre nach Entfernung der rechten Niere und nachfolgender Chemotherapie. Röntgenbefunde in Panoramaaufnahmetechnik vor (**c**) und nach Unterkieferresektion links mit Schienung der Kiefer (**d**)

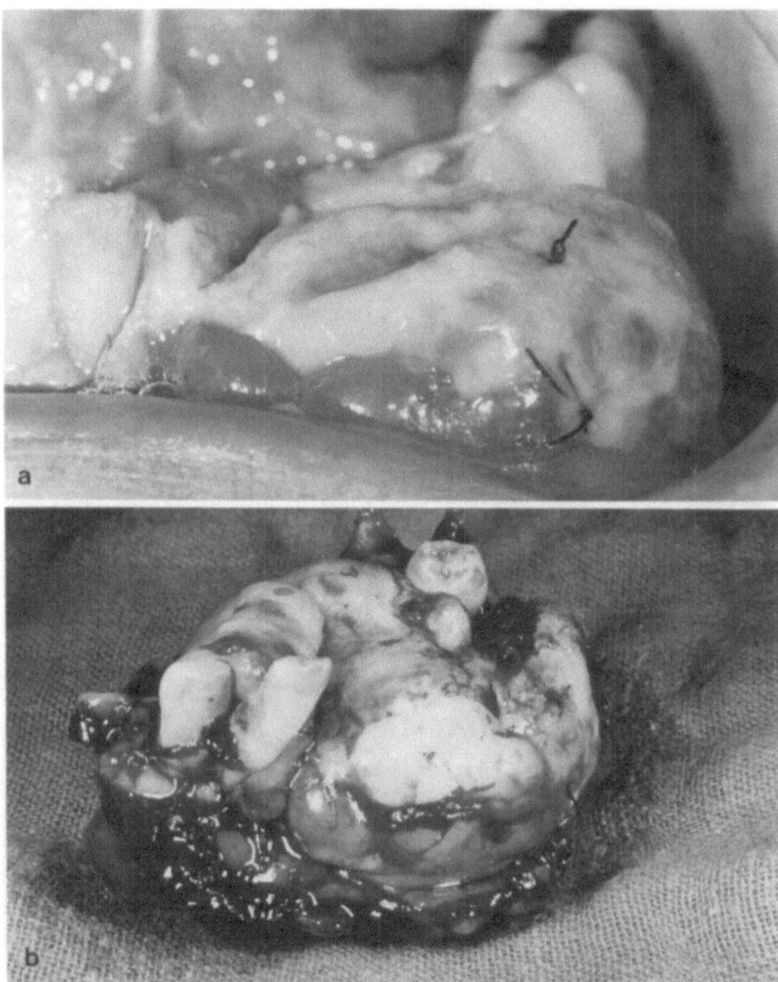

Abb. 5a–d. Metastase eines Bronchialkarzinoms in den Unterkiefermittelbereich (**a**), der bei dem 50jährigen von submandibulär reseziert wurde (**b**)

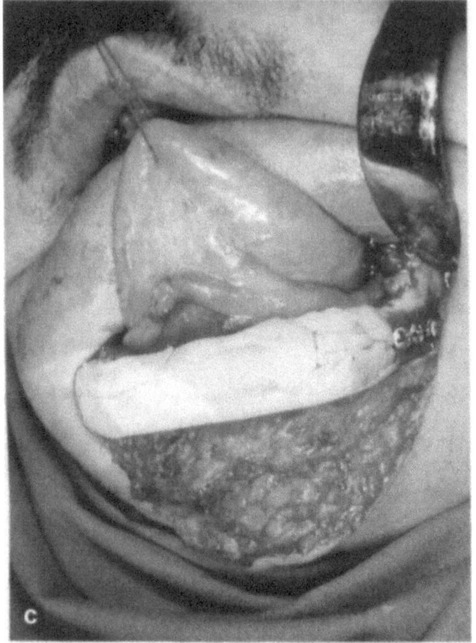

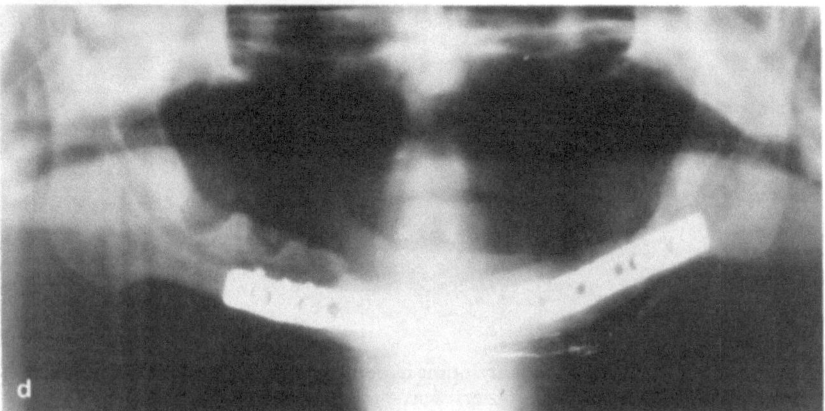

Abb. 5. c, d. Der entstandene Knochendefekt ist mittels Überbrückungsplatte und Palacos stabilisiert (**c** und **d**)

sie Löwicke u. Teuber [6] im Leipziger Krankengut gesehen hatten, war in unseren Fällen leider nicht gegeben.

Zusammenfassung

Metastasen von Organtumoren in den Kieferbereich sind zwar selten, mit zunehmender Tumorfrequenz und verfeinerter Diagnostik dürfte die Inzidenz jedoch im Ansteigen begriffen sein und im internationalen Vergleich bei etwa 2% liegen (Tabelle 1).

Tabelle 1. Inzidenz von Metastasen im MKG-Bereich

Autoren	Anzahl der primären Malignome	Anzahl der Metastasen (%)
Berg (1936)	600	7 (1,7)
Meyer u. Shklar (1965)	2400	25 (1,0)
Momma (1973)	1450	29 (2,0)
Salomon (1975)	408	13 (3,2)
Grätz et al. (1990)	200	18 (9,0)
Kristen (1990)	701	31 (4,4)
Gesamt	5759	123 (2,1)

Aus dem Krankengut der Heidelberger Klinik für Mund-Kiefer-Gesichtschirurgie während 19 Jahren (1971–1990) konnten unter 701 primären Malignomen des knöchernen Kiefer-Gesichtsbereiches 31 metastatische Tumoren eruiert werden (4,4%), über deren Diagnostik und Therapie berichtet wird. In 12 Fällen waren größere operative Maßnahmen – Knochenresektionen, Hemimandibulektomie – indiziert.

Als Synopsis der Heidelberger Kasuistik kann die Feststellung des Chirurgen Schildberg [12] auch für die Kieferchirurgie bestätigt werden: „Die Behandlung der Metastasen kann eine legitime Aufgabe sein, auch wenn eine Heilung ausgeschlossen ist."

Literatur

1. Berg A (1936) Metastatische Kiefertumoren. Wien Klin Wochenschr 49:970
2. Götzfried HF, Eggert JH (1983) Malignom – Speziell Hypernephrommetastasen im Kiefer- und Gesichtsbereich. Österr Z Stomat 80:442–450
3. Grätz WK, Sailer HF, Makek M (1990) Ossäre Metastasen in Ober- und Unterkiefer. Dtsch Z Mund Kiefer Gesichtschir 14:122–131
4. Koch H (1974) Karzinome der Mundhöhle. Westdeutscher Verlag, Opladen
5. Lehnert KH (1957) Ein Beitrag zur Kasuistik der Mundhöhlentumoren: Metastase eines Chorionepithelioms. Dtsch Zahn Mund Kieferheilk 26:291
6. Löwicke G, Teuber S (1987) Fernmetastasen im Unterkiefer. Dtsch Z Mund Kiefer Gesichtschir 11:316–318

7. Mathis H, Kornrumpf E (1956) Metastasierung in die Kieferknochen und deren Weichteilbedeckung. Dtsch Zahnärztl Z 11:1374–1382
8. Mende U, Rieden K, Weischedel V, Braun A, Ewerbeck V, Zöller J (1989) Sonographische Diagnostik von Tumoren des Stütz- und Bindegewebes. Picker Aktuell 13:3–13
9. Meyer I, Shklar G (1965) Malignant tumors metastatic to the mouth and jaws. J Oral Surg 20:350
10. Momma W-G (1973) Freuqenz und Histologie bei Metastasierung in den Kiefer-Gesichtsbereich. ZWR 82:76–79
11. Pfeifer H (1957) Über Metastasen des Hypernephroms in die Mundhöhle. Dtsch Zahnärztl Z 12:1186–1189
12. Schildberg FW (1987) In: Chirurgische Behandlung von Tumormetastasen. Melsunger Med Mitt Bd 58: Im „Vorwort"
13. Schmorl CH (1910) Krebsmetastase in der Pulpahöhle eines Backenzahnes. Münch Med Wochenschr 57:605
14. Solomon MP (1975) zit. nach Zachariades
15. Stockdale CR (1959) Metastatic carcinomas of the jaws secondary to primary carcinoma of the breast. Oral Surg 12:1095
16. Zachariades N (1989) Neoplasms metastatic to the mouth, jaws and surrounding tissues. J Craniofac Surg 17:283–290
17. Zöller J, Singer R (1984) Metastasen maligner Tumoren im Bereich der Kiefer. Dtsch Z Mund Kiefer Gesichtschir 8:415–420

Das funktionelle Ergebnis nach chirurgischer Therapie von Skelettmetastasen unter besonderer Berücksichtigung der Lebensqualität

P. WUISMAN

Einleitung

Die chirurgischen Anforderungen, die heute an die Behandlung von Metastasen gestellt werden, haben stark zugenommen. Lokalrezidive, Komplikationen und Nebenwirkungen während und nach dem chirurgischen Eingriff sollten minimiert werden, Langzeitremissionen dagegen sind eines der Behandlungsziele. Dies bedeutet z. B. im Bereich der Extremitäten, daß in vielen Fällen auf eine Amputation verzichtet werden kann, da die modernen chirurgischen Techniken neben einer hohen Rezidivfreiheit auch gute Chancen für lokale Rekonstruktionsmöglichkeiten bieten. Im Bereich der Wirbelsäule kann durch das direkte Angehen des Tumors (ventrale Ausräumung und Stabilisierung) eine sofortige Dekompression, Stabilisierung und Belastungsstabilität erreicht werden.

Diese Darstellung soll dazu dienen, die klinischen Ergebnisse von 58 Patienten, wobei die Verbundosteosynthese ein wesentlicher Bestandteil der palliativen Behandlung ist, auf das funktionelle Ergebnis unter Berücksichtigung der Lebensqualität hin zu analysieren.

Krankengut und Untersuchungsmethoden

An der Orthopädischen Universitätsklinik Münster wurden Patienten mit Metastasen des Skelettes, bei denen eine Verbundosteosynthese durchgeführt wurde, retrospektiv (Zeitraum 1974–1988) auf das funktionelle Ergebnis hin analysiert. Nur Patienten, bei denen komplette Unterlagen bezüglich des prä-, peri- und postoperativen Verlaufes vorlagen, wurden in die Studie aufgenommen. Insgesamt konnten wir 58 Patienten auswerten (Tabelle 1). Bei 46 Patienten handelte es sich um eine Verbundosteosynthese der Wirbelsäule und bei 12 Patienten um eine Verbundosteosynthese der Extremitäten.

Bei den operierten Wirbelsäulenläsionen handelte es sich in 13 Fällen um einen Primärtumor mit Metastasen (12 Plasmozytome und 1 Chordom) und bei 33 Fällen um Wirbelsäulenmetastasen (13 Mammakarzinome, 3 Bronchialkarzinome, 3 Hypernephrome, 3 Schilddrüsenkarzinome, 2 Prostatakarzinome und 1 Spindelzellsarkom, 1 Leiomyosarkom, 1 Plattenepithelkarzi-

Tabelle 1. Verbundosteosynthese ($n = 58$; Zeitraum 1974–1988)

	Wirbelsäule		Gliedmaßen	
	ventral	dorsal		
HWS	5	4	Femur	4
BWS	17	2	Tibia	2
LWS	18		Humerus	4
			Radius	2

Tabelle 2. Histologische Diagnose ($n = 58$; Zeitraum 1974–1988)

Wirbelsäule	No	Gliedmaßen	No
Plasmozytom	12	fibröse Dysplasie	1
Chordom	1	Chondrosarkom	1
Mammakarzinom	13	Mammakarzinom	4
Hypernephrom	3	Hypernephrom	2
Bronchialkarzinom	3		
Schilddrüsenkarzinom	3	Schilddrüsenkarzinom	1
Prostatakarzinom	2	Prostatakarzinom	2
Spindelzellsarkom	1		
Leiomyosarkom	1		
Plattenepithelkarzinom	1		
Adenokarzinom	6	Adenokarzinom	1

nom) (Tabelle 2). Bei 6 weiteren Patienten wurden histologisch Adenokarzinommetastasen festgestellt; der Primärtumor blieb unbekannt. Bei den Verbundosteosynthesen im Bereich der Extremitäten handelte es sich 2mal um eine Primärtumor (1 fibröse Dysplasie, 1 Chondrosarkom) und 10mal um Metastasen (4 Mammakarzinome, 2 Nierenkarzinome, 2 Prostatakarzinome, 1 Schilddrüsenkarzinom und 1 Adenokarzinom) (Tabelle 2).

Fast alle Patienten wurden entweder prä- oder postoperativ strahlen- und/oder chemotherapeutisch behandelt. Eine Indikation zu einer Verbundosteosynthese der Wirbelsäule oder der Gliedmaßen wurden u. a. bei pathologischen oder drohenden Frakturen, progressiven neurologischen Ausfällen, unerträglichen Schmerzen und bei Metastasen, die trotz hoher präoperativer Chemo- und/oder Radiotherapie nicht auf diese Therapie reagierten, gestellt. Kontraindikationen stellten eine ausgedehnte Metastasierung, ein gut auf Chemo- und/oder Radiotherapie reagierender Tumor und ein schlechter Allgemeinzustand dar.

Bei den betroffenen Patienten wurde ein extremitätenerhaltender und/oder ein gelenkerhaltender Eingriff gewählt, nachdem aufgrund pathologischer (Probeexzision) und diagnostischer (CT, NMR und/oder Szintigramm) Befunde ein lokalchirurgischer Eingriff mit Rekonstruktion durchführbar war. Die präoperative Abklärung der Wirbelsäulemetastasen bestand aus der klinischen, radiologischen und szintigraphischen Untersuchung. Lagen präopera-

Tabelle 3. Klinisch-neurologische Ergebniswertung nach Frankel et al. [3] und Fidler [2] für Wirbelsäulenmetastasen

	Punktwerte
– Kompletter sensorischer und motorischer Funktionsausfall	1
– Kompletter motorischer Funktionsausfall, sensorische Funktion intakt	2
– Motorische Funktion erhalten, keine Gehfähigkeit	3
– Motorische Funktion erhalten, Gehfähigkeit[a]	4
– Keine neurologischen Symptome, jedoch lebhafte Reflexe möglich	5
– Klinische Besserung aber nicht signifikant im Sinne eines Funktionsrückgewinns (kein Wechsel in die nächsthöhere Gruppe)	+

[a] Das Gehen kann durch nichtneurologische Faktoren, wie z. B. Schmerzen oder andernorts lokalisierte Metastasen, für den Patienten nicht möglich sein.

Tabelle 4. Klinische Ergebniswertung nach Enneking [1] für Weichteil- und Knochentumoren

Parameter	Beurteilung/Skala	Punktwerte
Bewegungsumfang	pro Region/1–4	sehr gut = 5
Schmerz	kein, leicht, mäßig, stark	gut = 3
Stabilität	pro Region/1–4	mäßig = 1
Deformität	pro Region/1–4	schlecht = 0
Kraft	IRS[a]/1–4	
Funktionelle Aktivität	normal, rekreativ, partielle Behinderung, totale Behinderung	
Akzeptanz	begeistert, zufrieden, akzeptiert, unzufrieden	

[a] International Rating System.

tiv neurologische Ausfälle vor, wurde durch ein Myelogramm und/oder ein CT bzw. MRI die exakte Höhenlokalisation bestimmt.

Als Kriterium einer klinischen Ergebniswertung haben wir für die Wirbelsäulenmetastasen die von Frankel [3] und Fidler [2] angewandte Einteilung durchgeführt (Tabelle 3). Die Ergebnisse der Behandlung der Metastasen im Bereich der Extremitäten wurden nach den Kriterien von Enneking [1] ausgewertet (Tabelle 4).

Ergebnisse

Die Behandlungserfolge lassen sich wie folgt aufteilen (s. Tabelle 5 und 6):

Von 20 Patienten (Punktwerte 1–3) mit einer Wirbelsäulenmetastase, die präoperativ nicht gehfähig waren, trat bei 15 Patienten (75 %) eine Rückbildung der Symptome ein, und es gelang, die Gehfähigkeit wieder herzustellen. Bei 5 von 26 (19,2 %) präoperativ gehfähigen Patienten (Punktwerte 4–5) traten postoperativ lokale Schmerzen auf. Im Gesamtkollektiv zeigten 30 von 46 Patienten (65,2 %) subjektiv und objektiv eine deutliche Besserung, unverändert war das Ergebnis bei 11 von 46 Patienten (23,9 %), und neue Symptome traten bei 5 von 46 Patienten (11,9 %) auf. Bei 2 Patienten entwickelte sich kurz nach der Operation ein kompletter sensorischer und motorischer Funktionsausfall. Im weiteren, postoperativen Verlauf ergab sich bei 3 Patienten nach ventraler Ausräumung und Stabilisierung die Notwendigkeit zum Wiedereingriff an der Wirbelsäule. Diese Patienten zeigten nach dem ventralen Eingriff

Tabelle 5. Auswertung der prä- und postoperativen Ergebnisse nach Frankel et al [3] und Fidler [2] für Wirbelsäulenmetastasen

Punktwerte	Präop.	Postop.	Pat.-Zahl
1	1	1	1
	1	1+	1
	1	4	7
2	2	3	1
3	3	1	1
	3	3+	1
	3	4	8
4	4	4	4
	4	4+	5
	4	5	4
5	5	4	3
	5	5	6
	5	5+	4

Tabelle 6. Auswertung der postoperativen Ergebnisse nach Enneking [1] für Weichteil- und Knochentumoren

Parameter/Punktwerte	sehr gut	gut	mäßig	schlecht
Bewegungsumfang	6/12	2/12	2/12	2/12
Schmerz	9/12		2/12	1/12
Stabilität	3/12	6/12	1/12	2/12
Deformität	7/12	3/12	2/12	
Kraft	4/12	4/12	3/12	1/12
Funktionelle Aktivität	6/12	3/12	1/12	2/12
Akzeptanz	8/12	2/12	1/12	1/12
Auswertung (Pat.-Zahl)	0 Pat.	5 Pat.	4 Pat.	3 Pat.

eine vorübergehende Besserung der Symptomatik, mußten jedoch wegen tumorbedingter Schmerzen (2 Patienten) oder Schmerzen wegen Implantatlockerung (1 Patient) erneut operiert werden.

Von den 46 Patienten verstarben mittlerweile 35 (76,1%). In 30 Fällen führten eine Tumorgeneralisation und Kachexie, 2mal eine Lungenembolie und 1mal ein Kreislaufversagen zum Tode. In 2 Fällen erlagen die Kranken einer nicht operationsbedingten Sepsis. Die mittlere Überlebenszeit betrug 1,8 Jahre, mit einer Streuung zwischen 6 Tagen und bisher 9,3 Jahren. Nach tumorspezifischer Aufschlüsselung ergab sich für Plasmozytome eine Überlebenszeit von 2,7 Jahre, für Metastasen von 10 Monaten.

Eine gelenk- und funktionserhaltende Operation konnte bei 9 von 12 (75%) Patienten mit einer Verbundosteosynthese durchgeführt werden. Bei 10 von 12 (83,3%) Patienten kam es zu einer Beschwerdefreiheit. Bei der Nachuntersuchung fanden wir eine Bewegungseinschränkung im benachbarten Gelenk bei 4 von 12 (33,3%) Patienten. Eine Deformität mit Funktionseinschränkung lag bei 2 von 12 (16,6%) Patienten vor. Nach einer intraläsionalen Exzision mit Palacosplatzhalter ergab sich bei 3 Patienten die Notwendigkeit zum wiederholten Eingriff. Bei 2 Patienten trat eine Implantatlockerung auf, und bei einem Patienten stellten wir die Indikation zu einer weiteren Operation wegen einer Fraktur durch Tumorwachstum.

Alle Patienten mit einer Verbundosteosynthese im Bereich der Extremitäten sind mittlerweile verstorben; die mittlere Überlebenszeit betrug 11 Monate (Streuung 21 Tage–2,5 Jahre). Ein Patient ist in der postoperativen Phase an einer Lungenembolie verstorben. Nach den Einteilungskriterien von Enneking [1] konnte das Ergebnis bei 5 Patienten (41,6%) als „gut", bei 4 Patienten (33,4%) als „mäßig" und bei 3 Patienten (25%) als „schlecht" gewertet werden.

Diskussion

Es wurden die Daten von 58 Patienten aus einem großen orthopädisch-onkologischen Krankengut ausgewertet, die mit einer Verbundosteosynthese behandelt worden waren.

Laut unserer Studie kann eine Verbesserung der Lebensqualität der Patienten mit einer nicht mehr radikal zu operierenden Metastase durch eine Verbundosteosynthese im Bereich der Wirbelsäule oder der Extremitäten erreicht werden.

Entscheidend für den betroffenen Patienten ist ein auf ihn zugeschnittenes Behandlungskonzept. Im Bereich der Wirbelsäule erreichten wir eine subjektive und objektive Verbesserung der Symptome bei 65,2% der Patienten. Die Wiederherstellung der Gehfähigkeit gelang bei 75,0% der bettlägerigen Patienten. Gleichgute Ergebnisse erreichten wir mit der Verbundosteosynthese der Extremitäten. Die Entscheidung über konservativ/operatives Vorgehen kann nur in enger Zusammenarbeit mit mehreren Fachdisziplinen erfolgen.

Nicht nur bei Patienten mit neurologischen Ausfallserscheinungen oder Frakturen, sondern auch bei Patienten, bei denen die Symptome noch nicht soweit fortgeschritten sind (drohende Frakturen, Schmerzen, Nicht-Ansprechen auf Strahlen- und/oder Chemotherapie), sehen wir eine Indikation zu einem operativen Eingriff zur Erhaltung der Lebensqualität. Die funktionellen Ergebnisse dieser Studie empfehlen dieses Vorgehen. Letztendlich sind bei diesen Metastasen früher oder später durch weiteres Tumorwachstum doch Ausfallserscheinungen bzw. Komplikationen (Frakturen) zu erwarten.

Zusammenfassend kann betont werden, daß die Verbundosteosynthese i. allg. zu einer dauerhaften Stabilität und Besserung der Lebensqualität führt bzw. extremitäten- und gelenkerhaltende Verfahren ermöglicht.

Literatur

1. Enneking WF (1987) A system for the functional evaluation of the surgical management of musculoskeletal tumors. In: Enneking WF (ed) Limb salvage in musculoskeletal oncology. Churchill Livingstone, Edinburgh, pp 5–19
2. Fidler MW (1986) Anterior dekompression and stabilisation of metastatic spinal fractures. J Bone Joint Surg 68 B:83–90
3. Frankel HG, Hancoek DO, Tlyslop G (1979) The value of posterial reduction in the initial management of closed injuries of the spine with paraplegia and tetraplegia. Paraplegia 7:179–192

Schlußwort

W. Friedl

An dieser Stelle soll ein zusammenfassendes Schlußwort gewagt werden. Über eine Reihe von Aspekten konnte Einmütigkeit erreicht werden; in anderen, insbesondere betreffend die Indikation zur Operation und die anzuwendenden Operationsverfahren bestehen jedoch unterschiedliche Bewertungen.

Auf dem Gebiet der Grundlagenforschung der Entstehung und des Wachstums von Knochenmetastasen scheinen sich für die Zukunft interessante Ansatzmöglichkeiten zu bieten. Es ist nicht bekannt, wieso eine relativ große Zahl von früh auftretenden Knochenmetastasen über lange Zeit klinisch stumm bleiben können, um zu einem späteren Zeitpunkt dann in eine schnelle Progression überzugehen. Während klinische Ansatzmöglichkeiten, um die Entwicklung von Knochenmetastasen zu verhindern, noch nicht bekannt sind, kann das Wachstum der Knochenmetastasen durch die Hemmung der Osteoklastenaktivität durch Bisphosphonate gebremst werden. Bei einer histologisch vollständigen osteolytischen Knochenstörung ist durch alle Therapieansätze nicht mit einer Knochenneubildung im Metastasenbereich zu rechnen.

Die Verteilung von Knochenmetastasen im Skelett entspricht nicht der Verteilung pathologischer Frakturen. Die Verteilung von Knochenmetastasen ist im wesentlichen abhängig von der Durchblutung des entsprechenden Skelettabschnitts und ist somit im Bereich spongiöser Knochenabschnitte, und insbesondere im Bereich aktiver Knochenmarkregionen, am höchsten. Im Bereich der Extremitäten ist eine erhebliche Frequenzabnahme von proximal nach peripher festzustellen. Der Unterschied ist jedoch eher noch größer als der Durchblutungsunterschied dieser Skelettabschnitte.

In der Diagnose der Lokalisation und Ausdehnung von Knochenmetastasen gewinnen heute Schnittbildtechniken, wie das Computertomogramm und insbesondere das Kernspintomogramm, zunehmende Bedeutung. Sie sind insbesondere im Bereich der Wirbelsäule, des Beckens oder des Schädels unerläßlich für eine adäquate Therapieplanung. Die Szintigraphie zeigt gegenüber der klassischen Röntgendiagnostik den Vorteil einer früheren Nachweisbarkeit von Knochenmetastasen.

Es besteht Einigkeit, daß im Bereich der langen Röhrenknochen bei eingetretener pathologischer Fraktur immer die Indikation zu einer primär operativen Behandlung gegeben ist. Auch bei drohenden pathologischen Frakturen, d. h. bei Auftreten von Beschwerden im Bereich einer Knochenmetastase, ist in der Regel die Indikation einer operativen Therapie gegeben.

Die günstigsten Indikationen stellen dabei solitäre oder singuläre Knochenmetastasen bei Extremitätenmetastasen dar. Große singuläre Knochenmetastasen sind insbesondere für das Hypernephrom und Schilddrüsenkarzinom typisch. Auch beim Mammakarzinom können jedoch relativ große einzelne Metastasen beobachtet werden. Diese Patienten weisen bei isoliertem knöchernem Metastasierungsmuster die langsamste Progredienz und günstigste Überlebensrate auf.

Im Bereich der Wirbelsäule ist die Situation weniger eindeutig, hier werden die Operationsindikationen unterschiedlich weit gestellt. Es ist jedoch zu vermuten, daß jeder behandelnde Arzt, der vor der Entscheidung über den einzuschlagenden therapeutischen Weg steht, ohnehin den in diesem Band ausformulierten „indikatorischen 11-Fragen-Katalog" berücksichtigt. Möglicherweise sind die Differenzen im klinischen Alltag weniger gravierend. Unbestritten bietet die ventrale operative Vorgehensweise insbesondere bei Vorliegen eines neurologischen Defizits Vorteile. Bei Patienten in reduziertem Allgemeinzustand wird jedoch auch in Zukunft die alleinige dorsale Stabilisierung eine wichtige und kaum ersetzbare Rolle spielen.

Die Indikation zur operativen Behandlung von Metastasen im Bereich des Beckenrings besteht fast ausschließlich nur bei azetabulärer Instabilität. In diesem Bereich ist die extraläsionale, kontinuitätsunterbrechende Metastasenresektion mit Ersatz durch eine Beckenteilprothese in Verbindung mit einer Hüftgelenksendoprothese mit einer hohen Komplikationsrate belastet. Sie bleibt wenigen Ausnahmefälle vorbehalten. In aller Regel ist die intraläsionale Metastasenausräumung mit anschließender Verbundosteosynthese zu bevorzugen. Metastasen im Bereich der nicht lastaufnehmenden Anteile des Beckens bedürfen mit wenigen Ausnahmen keiner operativen Therapie.

Knochenmetastasen im Bereich des Gesichtsschädels oder Neurocraniums sind relativ selten. Auch hier ist jedoch bei Auftreten von lokalen Komplikationen eine Rekonstruktion des Skeletts mit den heutigen technischen Möglichkeiten durchführbar.

Im Bereich des Femurs und der Tibia werden von den meisten Autoren primär vollbelastungsstabile Osteosynthesesysteme gefordert. Wann immer möglich sollten gelenkerhaltende Eingriffe in Form von Doppelplattenverbundosteosynthesen durchgeführt werden. Diese sind wesentlich kostengünstiger und zeigen erhebliche funktionelle Vorteile gegenüber Tumorprothesen. Bei gelenknahen Metastasenlokalisationen müssen jedoch Hüftgelenks- und Kniegelenksprothesen eingesetzt werden. Diese können als individuelle Anfertigungen oder als Baukastenprothesensysteme angewandt werden. Es sollte eine Resektion der Metastase im Gesunden angestrebt werden, um die Notwendigkeit einer postoperativen Strahlentherapie zu vermeiden. Dadurch kann der stationäre Aufenthalt dieser Patienten auf ein Minimum reduziert werden. Nur bei Patienten mit weit fortgeschrittenem Tumorleiden wird eine alleinige intramedulläre Schienung zur Frakturstabilisierung empfohlen. Dies sollte heute möglichst durch Verriegelungsnagelsysteme erfolgen, da sonst eine ausreichende Ruhigstellung und somit Schmerzlinderung und Pflegeerleichterung nicht erreicht werden kann.

Im Bereich der oberen Extremität sind Plattenverbundosteosynthesen ausreichend. Auch hier ist jedoch häufig die Indikation zu einer Prothesenimplantation im Bereich des proximalen Humerus, seltener im Bereich des Ellenbogens gegeben.

Die Strahlentherapie als primäre Behandlungsmaßnahme oder als Zusatztherapie nach einer vorausgegangenen operativen Behandlung spielt im Bereich der Wirbelsäule und des Beckens eine wesentlich größere Rolle als bei Metastasenlokalisation im Bereich des Extremitätenskeletts. Hier ist eine „radikale" Resektion der Metastase fast nie möglich.

Eine systemische Zusatztherapie bei Knochenmetastasen kann mit erheblichen Nebenwirkungen verbunden sein. Daher sollte diese unter Beachtung einiger seltener Ausnahmen erst beim Auftreten von Symptomen eingeleitet werden. Die günstigsten Therapiemöglichkeiten sind dabei bei dem Mammakarzinom durch eine antihormonelle Therapie gegeben.

Als ein neues Therapieverfahren erweist sich die Embolisation von Knochenmetastasen durch die interventionelle Radiologie. Die Embolisationsbehandlung kann sowohl als präoperative Maßnahme zur Vermeidung des Risikos einer erheblichen Blutung, insbesondere bei Hypernephrommetastasen im Bereich der Wirbelsäule oder des Beckens angezeigt sein. Sie kann jedoch auch bei großen Metastasen in Bereichen, die nur mit einer großen Morbidität einer operativen Therapie zugänglich sind – wie dem Os sacrum – als alleinige Behandlungsmaßnahme eingesetzt werden. Die Embolisation kann einzeitig oder auch in mehreren Schritten vorgenommen werden. Die Embolisation verspricht somit eine wesentliche Hilfe und Bereicherung in den lokalen Therapiemöglichkeiten bei Knochenmetastasen des Stammskeletts zu werden.

Die in der Einführung gestellte Frage, „was können wir, was dürfen wir in der chirurgischen Therapie von Knochenmetastasen?" kann daher so beantwortet werden:

Durch die Entwicklung zahlreicher neuer Operationstechniken und Implantate sowie der verbesserten perioperativen Therapie ist heute eine belastungsstabile Versorgung aller Skelettabschnitte möglich. Die Belastung durch den operativen Eingriff muß jedoch gegenüber der Belastbarkeit des Patienten ausreichend berücksichtigt werden.

Sachverzeichnis

Springer-Verlag und Umwelt

Als internationaler wissenschaftlicher Verlag sind wir uns unserer besonderen Verpflichtung der Umwelt gegenüber bewußt und beziehen umweltorientierte Grundsätze in Unternehmensentscheidungen mit ein.

Von unseren Geschäftspartnern (Druckereien, Papierfabriken, Verpackungsherstellern usw.) verlangen wir, daß sie sowohl beim Herstellungsprozeß selbst als auch beim Einsatz der zur Verwendung kommenden Materialien ökologische Gesichtspunkte berücksichtigen.

Das für dieses Buch verwendete Papier ist aus chlorfrei bzw. chlorarm hergestelltem Zellstoff gefertigt und im ph-Wert neutral.